Dr. med. Franziska Rubin

Meine sanfte

Medizin für einen guten Schlaf

Einschlaf- und Durchschlafstörungen natürlich behandeln

unter Mitarbeit
der Medizinjournalistin Gudrun Strigin

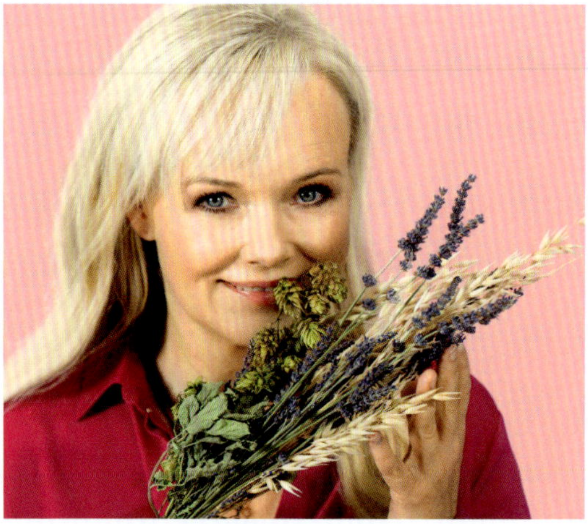

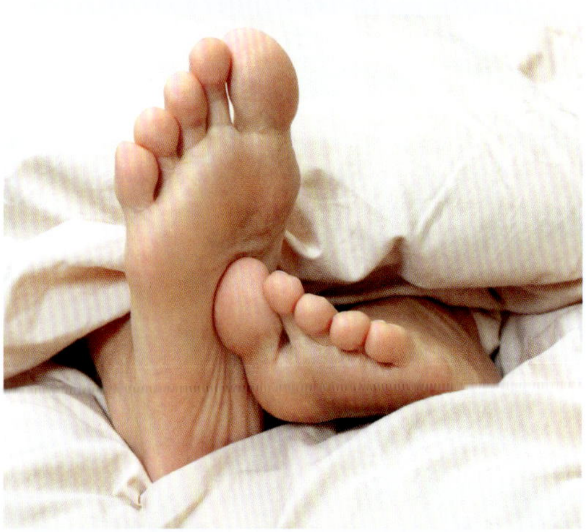

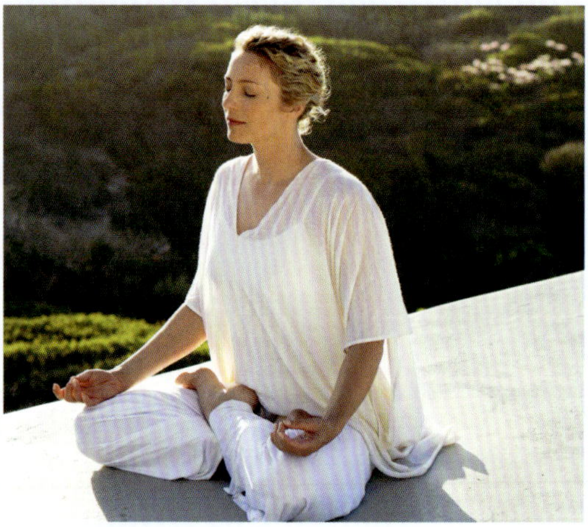

Inhalt

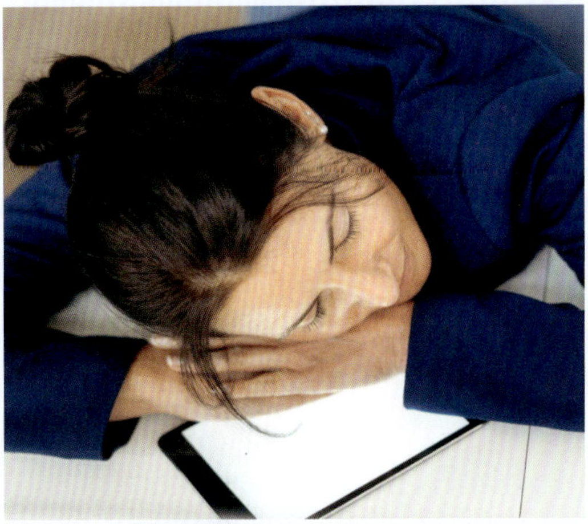

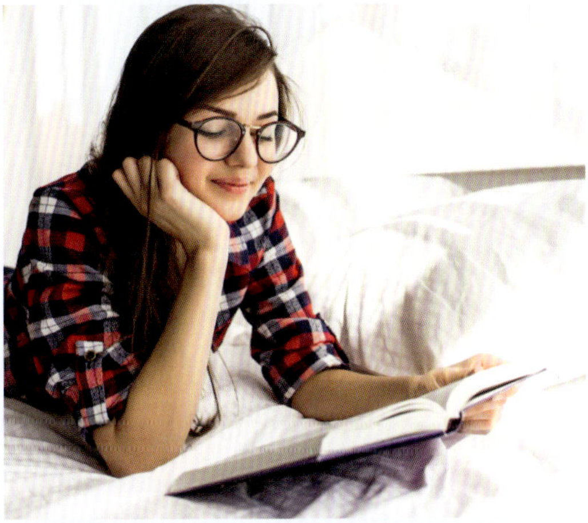

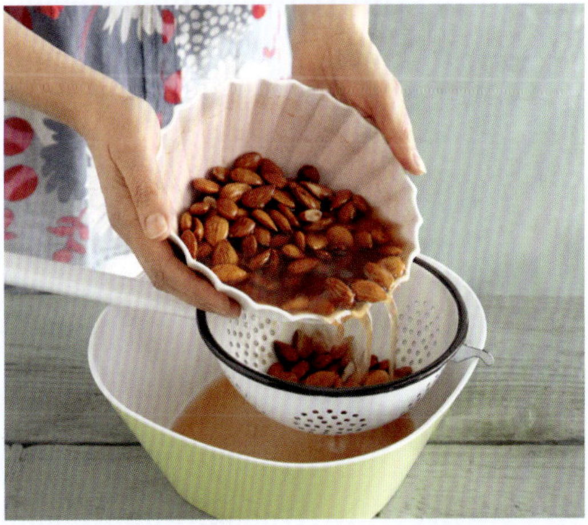

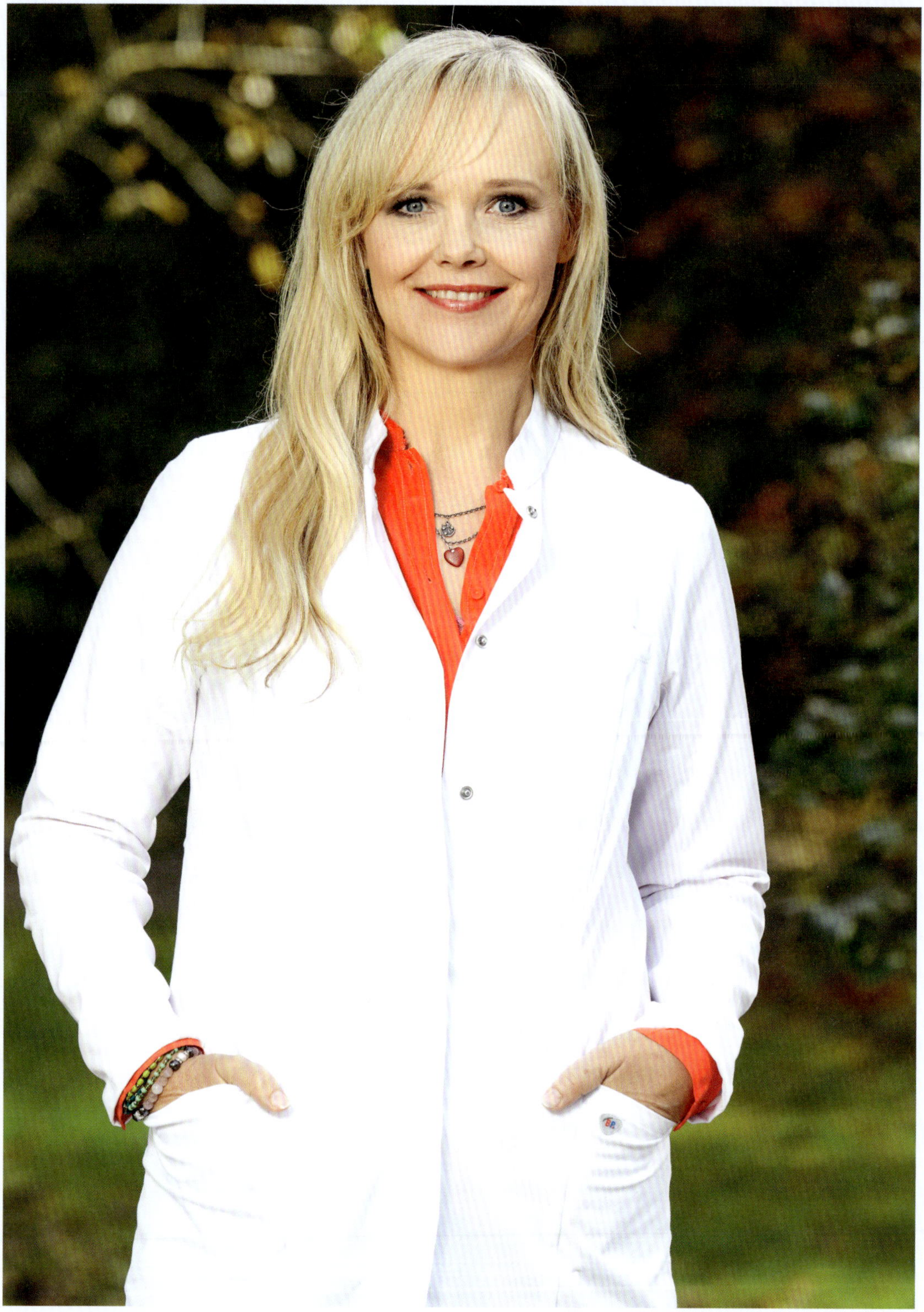

Liebe Leserinnen, liebe Leser!

Wer nicht richtig schlafen kann, fühlt sich „wie ein halber Mensch“, sagt man. Mit gutem Grund. Wir können uns nicht konzentrieren, sind schlapp, schlecht gelaunt und unsere inneren Organe arbeiten auch nicht richtig. Vor allem leidet das Immunsystem, wir regenerieren uns nicht mehr. Ganz gefährlich wirkt sich schlechter Schlaf aus, wenn man ungewollt wegnickt – besonders beim Autofahren. Schlafstörungen sind das derzeit häufigste Krankheitssymptom. Aber warum?

Das moderne Leben hat es in sich!

Im beruflichen Bereich lassen uns Termin- und Leistungsdruck, ständige Erreichbarkeit und Schichtarbeit nicht schlafen. Der moderne Rhythmus passt nur selten zur eigenen inneren Uhr. Zudem versuchen wir, so viel wie möglich an einem Tag zu erledigen, Entspannung ist kaum vorgesehen. Computer und Fernseher sind durch ihr blaues Licht eigentlich Wachmacher. Aber auch die drei S – Schmerzen, Schnarchen und Sorgen – lassen uns schlecht schlafen wie viele andere Ursachen auch.

Sanfte Selbsthilfe

Schlaftabletten helfen schnell, sind aber nichts für jeden Tag, sie machen irgendwann abhängig. Sich von Tabletten zu entwöhnen, ist eine echte Tortur. Was also tun?
Es gibt zahlreiche natürliche Einschlafhilfen, die dabei unterstützen, den Rhythmus wiederzufinden. Die Tipps in diesem Buch reichen von Störfaktoren aufspüren und vermeiden über veränderte Rituale, pflanzliche Medikamente und vielerlei Hausmittel aus der europäischen Naturheilkunde, eine andere Ernährung oder mehr Bewegung bis hin zu Ideen aus alten Medizinsystemen wie der traditionellen chinesischen Medizin und dem Ayurveda.
Jetzt müssen Sie nur noch herausfinden, welche Tipps zu Ihnen passen, damit Sie sich bald wieder jede Nacht gesund schlafen können. Und dann als „ganzer Mensch“ erholt und voller Tatendrang in einen neuen Tag starten.

Viel Freude dabei!

Ihre

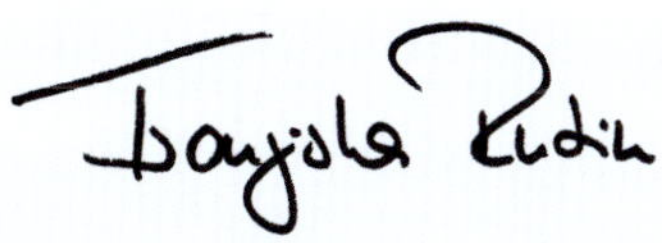

Kurioses und Wissenswertes rund um den Schlaf

Unser Schlaf steckt voller Skurrilitäten, aber auch Rätsel. So wissen wir bis heute nicht, warum wir gähnen. Aber wissen Sie zum Beispiel, wie viele Hausstaubmilben mit Ihnen das Bett teilen oder wie groß die Wahrscheinlichkeit ist, dass Sie aus selbigem fallen?

Weltrekord

Die längste Wachphase soll der 17-jährige Schüler Randy Gardner 1965 durchgehalten haben. Er blieb elf Tage ohne Schlaf. Warum wurde dieser Rekord bis heute nicht gebrochen? Das Guinness-Buch der Rekorde verzichtet inzwischen darauf, Rekorde aufzulisten, die lebensbedrohend sein könnten. Schlafentzug zählt dazu.

Aus der Traumwelt

Träume sind individuell, denn sie gründen auf Erlebnissen und Erfahrungen des eigenen Lebens. Männerträume beinhalten mehr Aggressivität als Frauenträume. Angst spielt beim Träumen eine große Rolle.

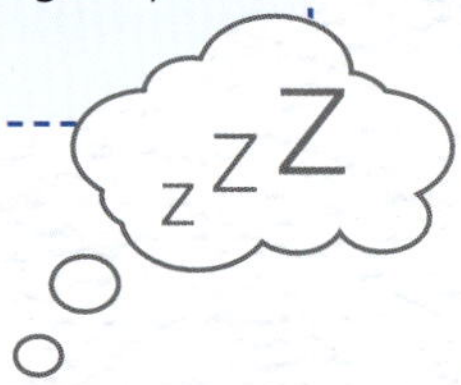

Kurioser Rechtsfall

Ein Beamter fiel in seiner Dienstzeit im Schlaf vom Stuhl und brach sich die Nase. Ein Gericht musste entscheiden, ob das ein Arbeitsunfall war, bei dem die Unfallversicherung eintreten musste. Das Urteil: Ein Arbeitsunfall ist es nur dann, wenn jemand infolge von Überarbeitung vom Schlaf übermannt vom Stuhl fällt.

➔ Wir können nur von den **Gesichtern** träumen, die wir schon einmal gesehen haben.

Frischgebackene Eltern verlieren in den ersten beiden Lebensjahren eines Kindes rund sechs Monate Schlaf.

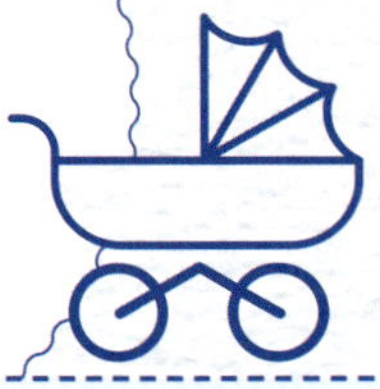

Schlafentzug führt zu einem ähnlichen Zustand wie ein Alkoholrausch. Der Leistungsabfall bei einem Schlafentzug von 24 Stunden ist vergleichbar mit einer Alkoholisierung von 0,8 Promille. Nicht umsonst heißt es auch „Schlaftrunkenheit".

Keine Plauderstunde

Reden im Schlaf? Das klingt gespenstisch, ist aber nicht dramatisch. Wir reden überwiegend wirres Zeug, weil die fürs Sprechen nötigen Muskeln im Schlaf entspannt sind. Was wir von uns geben, könnte im Zusammenhang mit Träumen stehen. Es ist aber nicht so, dass wir Geheimnisse ausplaudern. Im Gegenteil: Partner oder Partnerin sind genervt von nächtlichen Quasselstrippen.

Wovon handeln die **schlimmsten Träume?** Albtraum Nummer eins sind Stürze in die Tiefe. 37,3 Prozent der Menschen träumen davon.

Komische Zuckungen

Beim Einschlafen kommt es manchmal zu merkwürdigen Zuckungen. Die entstehen, weil wir entspannen. Ein minimaler Reiz ist der Auslöser dafür, dass ein Muskel sich bewegt. Die anderen Muskeln geraten außer Kontrolle und zucken mit. Das Ganze ist völlig harmlos.

Unsichtbare Bettgenossen

Sie sind so klein, dass wir sie mit bloßem Auge gar nicht sehen können. Zwischen 0,1 und 0,5 Millimeter groß krabbeln durchschnittlich 1,5 Millionen Hausstaubmilben unerkannt über unsere Matratzen. Zum Glück sind die Spinnentiere für die meisten Menschen harmlos. Wer allerdings eine Hausstauballergie hat, leidet unter dem Kot der winzigen Tiere.

Reine Lernsache

Nur Kinder fallen manchmal aus dem Bett. Deshalb lassen wir sie hinter Gittern schlafen. Später lernen sie von ganz allein, sich zu bewegen, ohne herauszukullern. Die Wahrscheinlichkeit, als Erwachsener aus dem Bett zu fallen, ist minimal. Sie liegt bei 1:2 Millionen.

Die **Anzahl der Träume,** die ein Mensch im Laufe des Lebens erlebt, liegt bei durchschnittlich 150 000.

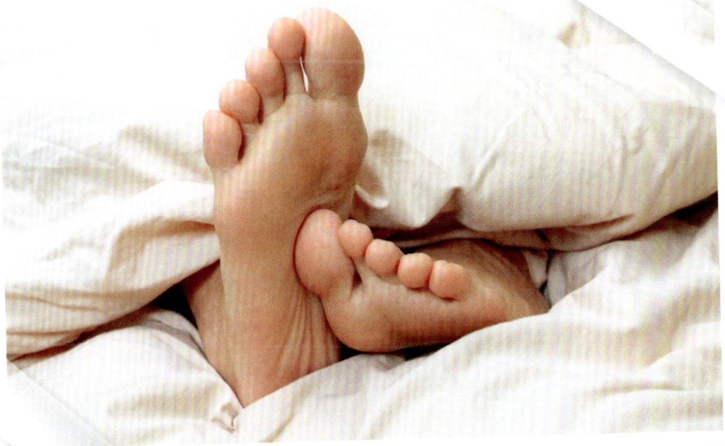

KAPITEL 1

Licht aus, Schlaf an!

Schön wär's. Obwohl bei beginnender Dunkelheit das Hormon Melatonin den Körper überschwemmt und dafür sorgt, dass wir allmählich müde werden, haben immer mehr Menschen Schlafprobleme. Denn mit der Dunkelheit ist es seit der Erfindung der Glühbirne so eine Sache. Und nicht nur damit. Die Industriegesellschaft hat viele Lebensbereiche verändert, mit erheblichen Auswirkungen auf den natürlichen Schlaf-wach-Rhythmus.

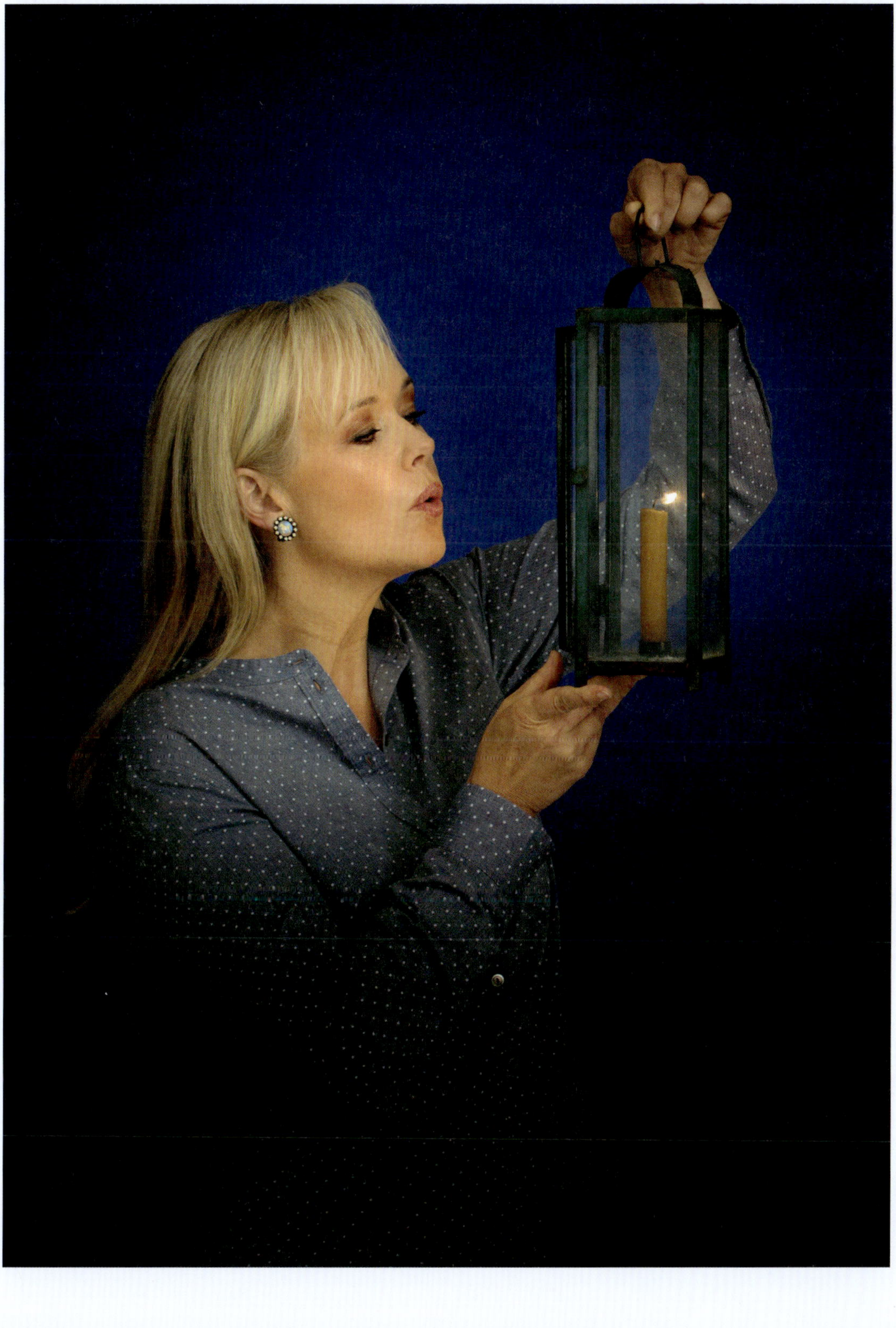

Sanfte Hilfe für einen guten Schlaf

Die moderne Gesellschaft verlangt immer mehr von uns. Wer im digitalen Zeitalter mithalten möchte, müsste eigentlich besonders gut schlafen. Doch das Gegenteil ist der Fall. Schlafräuber machen uns mehr denn je zu schaffen. Um zurück zu erholsamem, wunderbarem Schlaf zu finden, brauchen wir sanfte Hilfe ohne Nebenwirkungen. Die liefert zum Glück die Natur.

Haben Sie letzte Nacht gut geschlafen? Na ja, werden Sie wahrscheinlich sagen, geht so. Es könnte besser sein. Damit sind Sie in guter Gesellschaft. Kaum jemand ist mit seinem eigenen Schlafverhalten so richtig zufrieden. Manche würden gerne mehr schlummern und vor allem morgens länger im Bett bleiben. Andere gäben viel dafür, wenn sie abends schnell und unkompliziert im seligen Schlaf versinken könnten. Und wieder andere klagen: „Ich wache zwischendurch ständig auf" oder „Ich liege jede Nacht stundenlang wach und komme überhaupt nicht zur Ruhe".

Erholsamer Schlaf ist selten

Guter Schlaf ist selten geworden. Unser Alltag ist durchgetaktet. Wir sind fast immer und überall erreichbar. Zeit für Muße, Entspannung, Bewegung, gesunde Ernährung, Achtsamkeit und Selbstfürsorge bleibt kaum noch. Gerade deshalb wäre tiefer, erholsamer Schlaf eigentlich nötiger denn je. Es gibt kein besseres Mittel gegen Müdigkeit und Überforderung als Schlafen. Unser Lebensrhythmus, die innere Uhr, der Wechsel zwischen Tageslicht und Dunkelheit geben einen festen Rahmen vor. Unsere Hormone sorgen dafür, dass wir abwechselnd munter und müde werden. Unser Körper organisiert den Stoffwechsel entsprechend. Es ist alles wunderbar angelegt – und doch funktioniert das Schlafen nicht mehr von allein.

Schlafprobleme nehmen zu

In den letzten Jahren sind die Schlafstörungen bei Berufstätigen um 66 Prozent angestiegen. Sage und schreibe 80 Prozent der Erwerbstätigen sagen, dass sie mit Schlafproblemen zu kämpfen haben; fast die Hälfte klagt über Müdigkeit bei der Arbeit. Die Probleme reichen von leichten Einschlafschwierigkeiten oder nächtlichem Aufwachen bis zu schweren Schlafstörungen, die den Alltag so beeinträchtigen, dass die Betroffenen zu Schlaftabletten greifen. Die Zahl der Berufstätigen, die nachts nur noch mit Medikamenten zur Ruhe kommen, hat sich in den letzten Jahren verdoppelt.

Nachhilfe ohne Nebenwirkungen

Was kann jeder selbst tun, ohne gefährliche Risiken und Nebenwirkungen einzugehen? Viele, viele Antworten auf diese Frage finden Sie in diesem Buch. Die Ursachen für Schlafstörungen können sehr vielfältig sein – ebenso wie die Behandlungsmethoden. Guter Schlaf lässt sich leider nicht erzwingen, aber Sie können viel dafür tun, indem Sie sich selbst bei Ein- und Durchschlafstörungen natürlich behandeln. Und zwar nicht erst in den letzten Minuten vorm Schlafengehen, sondern indem Sie Ihr Leben grundsätzlich darauf ausrichten.
Alles, was wir im Alltag erledigen, hat Einfluss auf die Qualität der Nacht. Es gibt sanfte Hilfe, die von Entspannungsübungen, Hausmitteln,

der richtigen Ernährung und gezielter Bewegung über Rituale und Behandlungen gegen Schmerzen oder Krankheiten bis zu Wasseranwendungen für bessere Nächte reicht.
Suchen Sie sich eine Strategie, die zu Ihnen passt. Die genau auf Ihr Problem zutrifft und die Sie gerne anwenden, weil Sie merken, wie gut sie Ihnen tut. Vielleicht gehören Ihre Schlafschwierigkeiten dann schon bald der Vergangenheit an.

Rhythmen, Ruhe, Rituale

Wie hat sich unser Verhältnis zum Schlaf im Laufe der Zeit verändert? Was passiert nachts in unserem Körper, was wir gar nicht merken? Inwiefern unterscheiden Männer und Frauen sich beim Schlafen? Warum haben Schichtarbeiter es besonders schwer? Und wie nutze ich die Nacht zum Lernen, während ich mich entspanne? Im ersten Kapitel geht es um grundlegendes Wissen über die Wunder der Nacht. Erfahren Sie im zweiten Kapitel, wie Erlebnisse des Tages die Nachtruhe empfindlich stören können und wie Sie einen gesunden Rhythmus finden, um das zu verhindern. Unser Körper ist ein fantastisches Gebilde, das selbst im Schlaf auf Hochtouren arbeitet – und dafür seine Ruhe braucht. Auch unsere Ernährung hat einen großen Einfluss auf das Gelingen der Nacht. Wer das Richtige zur optimalen Zeit isst, kann dem Schlaf auf die Sprünge helfen. Was Sie dafür künftig im Kühlschrank haben sollten, steht ebenfalls in diesem Kapitel. Außerdem geht es um die segensreiche Fähigkeit, zur Ruhe zu kommen, um Rituale, Bewegung und um die Renaissance des Nickerchens. Vielleicht inspiriert dieses Buch Sie auch, über Ihre Ansprüche nachzudenken. Wir erwarten oft mehr, als die Natur für uns vorgesehen hat. Nächtliches Aufwachen ist zum Beispiel kein Drama, sondern gehört zu gesundem Schlaf.

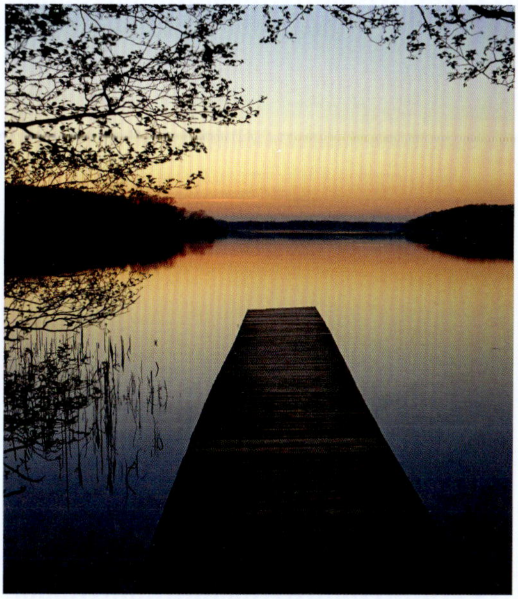

Die Natur wirkt entspannend auf uns Menschen und kann den guten Schlaf fördern.

Die Natur als Apotheke

Was bringt uns aus dem Takt? Und wie finden wir wieder hinein? Lernen Sie im dritten und vierten Kapitel natürliche Schlafhelferlein kennen, die ebenso einfach wie wirksam und frei von Nebenwirkungen sind. Was gibt es aus der grünen Apotheke oder der Homöopathie? Was hilft gegen Schnarchen, Zähneknirschen, Schmerzen, Jetlag und Co.? Wie kann ich trotz Erkältung schlummern? Wie gestalte ich mein Schlafmanagement bei Schichtarbeit oder bei der Pflege eines Angehörigen? Spezielle Tipps zum Umgang mit Schlafräubern gehören ebenfalls dazu, bevor es im fünften Kapitel um eine ganz besondere Methode für besseren Schlaf geht: um Wasseranwendungen, wie sie Sebastian Kneipp vor mehr als 130 Jahren erfand. Für ihn stand schon damals fest, was auch heute wieder topaktuell ist: Die Natur ist die allerbeste Apotheke.

Unser Schlaf im Wandel der Zeit

Schon immer wollten die Menschen Erkenntnisse über das Phänomen Schlaf gewinnen. Doch erst in den letzten 100 Jahren wurde das technisch möglich. In der Antike war der Schlaf als kleiner Bruder des Todes gefürchtet. Seit der industriellen Revolution bestimmen nicht mehr unsere Bedürfnisse, sondern Profit und Produktionsbedingungen die Schlafenszeiten.

Der Schlaf hat sich Jahrtausende dem Erkenntnisdrang der Menschen entzogen. Erst mit der Erfindung der EEG (Elektroenzephalografie) in den 1920er-Jahren wurde es möglich, Informationen über die Vorgänge im Gehirn zu gewinnen. Die EEG wird bis heute in der Schlafmedizin eingesetzt, mittlerweile jedoch um zahlreiche Diagnosemethoden ergänzt.

Hypnos, Morpheus und Somnus

Das Unerklärliche haben unsere Vorfahren gerne den Göttern in die Schuhe geschoben, so auch das Mysterium des Schlafs. Davon abgeleitete Begriffe begegnen uns heute noch in der Medizin. Die Griechen ernannten Hypnos (Schlaf) zum Gott des Schlafs, der in der Unterwelt wohnt und nie das Licht erblickt. Da Hypnos die Fähigkeit zugesprochen wurde, Götter und Menschen in Tiefschlaf zu versetzen, wurde von seinem Namen der Begriff „Hypnose" abgeleitet. Die EEG, die im Schlaflabor Hirnströme misst, heißt Hypnografie. Wenn auch der Schlaf für die alten Griechen ein Geheimnis gewesen sein mag, die schlaffördernde Wirkung von Mohn war es offenbar nicht. Denn Hypnos wird in der Mythologie oft mit Mohnzweigen oder -blüten dargestellt.

Jeder kennt die Redensart „in den Armen von Morpheus ruhen". Morpheus, auch eine Figur aus der griechischen Mythologie, ist Hypnos' Sohn. Als Gott der Träume ist er für die nächtlichen Bilder zuständig. Als Traumgott kann er verschiedene Gestalten im Traum annehmen.

Die Römer hatten natürlich auch einen Gott des Schlafs, sie nannten ihn Somnus. Auch dieser Wortstamm kommt in vielen Begriffen der Schlafmedizin vor. So nennt man Schlafstörungen Insomnien und Dinge, die während des Schlafs passieren – beispielsweise Zähneknirschen –, sind Parasomnien. Eine Parasomnie, das Schlafwandeln, wird als Somnambulismus bezeichnet. Eine große Diagnostik im Schlaflabor nennt man Polysomnografie. Und Schlafforscher sind Somnologen.

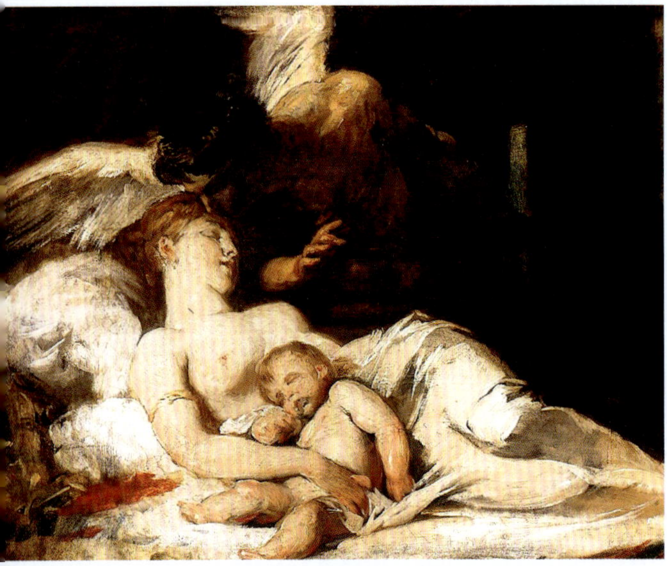

Der griechische Schlafgott Hypnos war ein beliebtes Motiv in der Kunst.

Ansichten über den Schlaf

Während wir uns heute nach dem Schlafen sehnen, dürfte es früher Angst verbreitet haben. In der Antike nannte man den Schlaf den kleinen Bruder des Todes. Die Menschen gingen davon aus, dass es sich um eine Art Sterben auf Zeit handelte, wenn jemand einschlief. Die Angst, nicht mehr aufzuwachen, war groß; ein Schlafplatz in der Nähe von Tempeln deshalb begehrt.

Bestes Mittel für gute Nerven

Erstaunlich modern erwiesen sich die mittlerweile mehr als 1000 Jahre alten Erkenntnisse der Benediktinerin und Universalgelehrten Hildegard von Bingen (1098 bis 1179), die den natürlichen Schlaf als das beste Mittel beschrieb, damit sich das „(Nerven-)Mark erholen kann". Und der berühmte Arzt Paracelsus (1493 bis 1541) forderte, möglichst jeder Mensch solle nicht zu viel und nicht zu wenig schlafen und sich dabei am besten nach der Sonne richten. Sonst wäre die Ordnung der Natur gebrochen. „Denn die Sonne will, dass alles wach sei."

Orientierung an der Sonne

Der schweizerisch-österreichische Arzt Paracelsus empfahl zudem ein Schlafmaß, das dem Schlaf-wach-Rhythmus des Menschen bis heute etwa entspricht. „Der natürliche Schlaf dauere sechs Stunden, beseitige die durch Arbeit aufgetretene Ermüdung und erquicke den Menschen." Man solle sich nach der Sonne richten, mit ihr aufstehen und mit ihr schlafen gehen. Im frühen Mittelalter galt Schlaf als verlorene Zeit. Die Vorstellung, idealerweise sieben bis acht Stunden durchzuschlafen, entstand erst viel später. In der vorindustriellen Zeit wurde häufig in zwei Etappen geschlafen. Vor allem im Winter waren die Nächte sehr lang. Die Menschen mussten bis zu 16 Stunden ohne Licht verbringen. So lange durchschlafen? Das war kaum zu schaffen. Also schlief man erst einmal vom Dunkelwerden bis Mitternacht. Dann folgte eine zwei- bis dreistündige Pause, in der die Menschen wieder aufstanden, sich anzogen und bei Kerzenschein oder im Dunkeln beschäftigten, bevor sie sich für den zweiten Teil der Nacht wieder ins Bett legten.

Kürzere Schlafenszeiten

Es waren die Kirchen, die als Erste zu viel Schlafen als Laster brandmarkten. Die Menschen sollten die Dunkelheit nicht zur Unzucht nutzen und tugendhaft bleiben. Mit der industriellen Revolution setzte sich die Verteufelung eines natürlichen Schlafbedürfnisses fort. Es ging zunehmend um den Profit. Maschinen und Produktionsstätten gaben den Lebensrhythmus vor. Zumindest die Stadtmenschen mussten in Schichten arbeiten. Ihr Arbeitsalltag richtete sich nicht mehr nach Licht und Dunkelheit, sondern nach dem Anfang und dem Ende der Arbeitszeit. Wer lange Wege hatte, kam erst sehr spät ins Bett und musste trotzdem in aller Frühe wieder aufstehen. Die Uhr gab vor, wann die Menschen morgens rausmussten. Die Schlafenszeiten wurden insgesamt kürzer. Das Ziel, sich möglichst effizient und kurz in einem Stück zu erholen, war zunehmend erstrebenswerter.

Die digitale Revolution

Bleibt abzuwarten, wie Forscher in ferner Zukunft die derzeit laufende digitale Revolution in Sachen Schlaf einordnen. Wird die Digitalisierung uns weiterhin nachts stören, weil wir immer schlechter schlafen, wenn wir nach Mitternacht online einkaufen, E-Mails schreiben und rund um die Uhr erreichbar sind? Oder schaffen wir die Wende und können die Vorteile der digitalen Möglichkeiten nutzen, ohne uns davon den Schlaf rauben zu lassen?

Mythen und Fakten

Für die alten Griechen war der Schlaf ein von Gott Hypnos gesteuertes Geschehen. Die Forschung hat dem Mysterium Schlaf in den letzten knapp 100 Jahren das eine oder andere Geheimnis entlockt. Doch das nächtliche Abtauchen gibt auch heute viele Rätsel auf. Und so ist es nicht verwunderlich, dass sich um den Schlaf immer noch und immer wieder viele Mythen ranken. Eine der großen Fragen: Warum müssen wir überhaupt schlafen?

Schlafen macht schön

Stimmt. Das haben schwedische Wissenschaftler in einer Studie herausgefunden. Hierbei wurden Probanden Fotos von Personen vorgelegt, die in der Nacht acht Stunden beziehungsweise fünf Stunden geschlafen hatten. Die Bewertung war eindeutig: Die Kurzschläfer wurden als müde, ungesund und weniger attraktiv eingestuft. Ein Hoch auf den Schönheitsschlaf!

Acht Stunden Schlaf müssen sein

Stimmt nicht. Zwar schlafen Erwachsene im Schnitt sieben bis acht Stunden, doch manche kommen auch mit deutlich weniger Schlaf aus. Andere wiederum brauchen etwas mehr Nachtruhe. Außerdem wird die Schlafdauer vom Alter, vom Geschlecht und von den Genen bestimmt. Rein statistisch hat, wer regelmäßig rund sieben Stunden schläft, die höchste Lebenserwartung.

Nicht alle Menschen träumen

Stimmt nicht. Wissenschaftliche Untersuchungen haben gezeigt, dass sich rund 10 bis 15 Prozent der Bevölkerung nicht an ihre Träume erinnern. Aber auch diese Menschen träumen!
Meistens finden Träume während der sogenannten REM-Phase statt. Erwacht man in dieser Phase, kann man sich oft gut an die Träume erinnern. Wacht man jedoch, wie vorgesehen, in einer Leichtschlafphase auf, kann man sich eher selten an seine Träume erinnern.

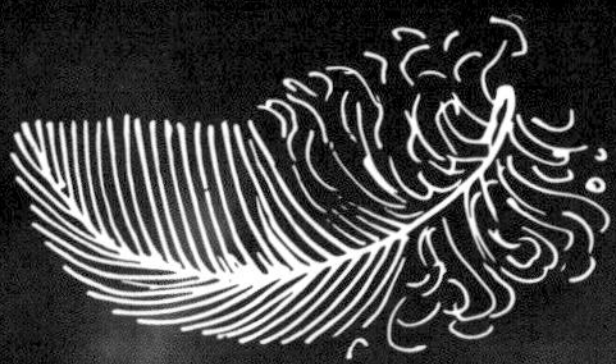

Wer schläft, sündigt nicht

Stimmt nicht. Zwei bis drei Prozent der Erwachsenen schlafwandeln. Da kann es schon zu Problemen kommen: Sie stürzen aus dem Bett, von der Treppe oder sogar aus dem Fenster. Spektakulär ist der Fall eines Briten, der im Schlaf seine Frau erwürgte. Das Gericht sprach ihn frei, da er mit dieser Schlafstörung keine Kontrolle über sich hatte.

Der Mensch kann auf Vorrat schlafen

Stimmt nicht. Schlafen auf Vorrat geht leider nicht. Wer ausgeruht ist, steckt eine schlaflose Nacht zwar besser weg, wird aber trotzdem im Lauf des Tages unkonzentrierter. Nach 24 Stunden ohne Schlaf reagiert man so langsam wie jemand mit einem Promille Alkohol im Blut. Nach einer kurzen Nacht schläft man in der darauffolgenden in der Regel etwas mehr.

Stimmt. Der Einfluss des Monds auf den Schlaf war lange umstritten. Dem Chronobiologen Prof. Christian Cajochen vom Zentrum für Chronobiologie der Universitären Psychiatrischen Kliniken Basel und seinem Team gelang erstmals der Nachweis, dass es messbare Zusammenhänge gibt. Im Testlabor zeigte sich, dass bei Vollmond bei vielen Probanden die Tiefe des Schlafs abnahm, sie zudem 5 Minuten länger zum Einschlafen brauchten und durchschnittlich 20 Minuten weniger schliefen. Auch der Spiegel des Schlafhormons Melatonin war niedriger.

Wir können uns gesund schlafen

Stimmt. Denn guter Schlaf stärkt das Immunsystem. Wer nach einer Virenattacke schlafen darf, infiziert sich dreimal seltener mit Schnupfen und Co. als jemand, der nach dem „Angriff" nicht ins Bett darf. Dies ergab eine Studie, für die Probanden mit Erkältungsviren besprüht wurden. Wer regelmäßig zu wenig schläft, erhöht sein Risiko für viele Krankheiten.

Im Schlaf lernt man

Stimmt. In unterschiedlichen Schlafstadien verarbeitet das Gehirn Gelerntes und Erlebtes. Im Tiefschlaf wird vor allem das deklarative Gedächtnis gefördert, das ist das Gedächtnis für Episoden und Fakten, Vokabeln und Geschichten (also all das, was in der Schule und im Studium gebraucht wird). In der Traumphase, dem REM-Schlaf, werden dagegen eher prozedurale Fertigkeiten abgelegt, also motorische Abläufe, die in der Regel ohne Nachdenken eingesetzt werden, beispielsweise sportliche Übungen wie Tanzen, Schwimmen, Radfahren usw.

Nach dem Essen soll man ruh'n ...

Stimmt. Aber es kommt auf die Dauer an. Ein kurzes Nickerchen, maximal eine halbe Stunde, verbessert Konzentration und Leistungsfähigkeit. Ein längerer Mittagsschlaf dagegen führt in eine Tiefschlafphase, aus der man zerschlagen erwacht, und mit der besseren Leistungsfähigkeit ist es dahin. Zudem ist es unwahrscheinlich, dass man nach einem längeren Mittagsschlaf abends gut einschläft. ... oder 1000 Schritte tun, um Teil zwei der Redewendung ins Spiel zu bringen, ist dagegen immer eine gute Idee.

Die Nacht ist nur zum Schlafen da

Ohne dass wir bewusst etwas dazu beitragen, ist nachts viel los im Körper. Unser Organismus hat reichlich zu tun. Er muss erneuern, entgiften und auftanken. Auch das Gehirn arbeitet auf Hochtouren; es sortiert, kontrolliert, lässt uns träumen und besser lernen. Ohne die wichtigen nächtlichen Erneuerungsprozesse würden wir nicht lange überleben.

Auch wenn es nicht danach aussieht: Es passiert sehr viel, während wir schlafen. Wir verbrauchen dabei fast genauso viel Energie wie am Tag. Da wird regeneriert und repariert, verdaut und entsorgt, was das Zeug hält. Und alles ohne unser bewusstes Dabeisein. Wir können nicht einmal den Augenblick des Einschlafens wahrnehmen. Wenn der Moment gekommen ist, geht es blitzschnell. Danach wechseln sich verschiedene Schlafphasen ab (siehe Grafik S. 18).

Reparatur in der Nachtschicht

Wir können länger ohne Nahrung als ohne Schlaf auskommen. Denn im Schlaf finden unzählige lebenswichtige Erneuerungs-, Verarbeitungs- und Entgiftungsprozesse statt. Gesteuert werden sie durch Botenstoffe und Hormone. Die zeitlichen Abläufe folgen Vorgaben der inneren Uhr. Nachts ist also ordentlich was los.

Das Gehirn räumt auf

Schlafen und Träumen sind eigene Bewusstseinszustände. Die Kontrollfunktion des Gehirns tritt in den Hintergrund, um Eindrücke des Tages verarbeiten und ordnen zu können. In den Tiefschlafphasen arbeitet unser Gehirn für die Gedächtnisbildung. Es ist dabei fast so emsig wie im Wachzustand. Erlerntes und Erlebtes wird in das Langzeitgedächtnis übertragen. Studien haben gezeigt, dass Menschen mit gestörter Tiefschlafphase über eine stark verminderte Lern- und Merkfähigkeit verfügen. Das zeigt deutlich den Zusammenhang von Schlaf und Lernen. Außerdem wird nachts Platz geschaffen, um am nächsten Tag neue Informationen speichern zu können. Dafür schrumpfen Verbindungen zwischen den Nervenzellen, sogenannte Synapsen, um etwa 20 Prozent.

Zudem läuft im Schlaf ein Reinigungsprogramm ab, das giftige Abfälle des Gehirnstoffwechsels entsorgt. Experten halten es für wahrscheinlich, dass einige dieser nicht entsorgten Abbau- und Abfallstoffe für die Entstehung der Parkinson- und der Alzheimer-Erkrankung mitverantwortlich sind. Ein internationales Forschungsteam der Stony-Brooke-Universität in New York fand heraus, dass Schlafen in der Seitenlage bei Tieren im Labor dazu führte, dass sie Stoffwechselendprodukte besser eliminieren konnten. Die Forscher folgerten: Eventuell lässt sich auch für den Menschen das Alzheimer- und Parkinsonrisiko verringern, wenn er auf der Seite schläft.

Der Körper im Energiesparmodus

Wenn wir schlafen, ist der Herzschlag verlangsamt, der Blutdruck sinkt und die Atmung ist flacher. Die Schwerarbeiter des Tages, die Muskeln, erschlaffen und auch der Magen ist im Ruhemodus. Er produziert kaum Magensäure. Auch für die Wärmeproduktion wird weniger Energie benötigt, da die Körpertemperatur im Schlaf um etwa 0,4 °C sinkt.

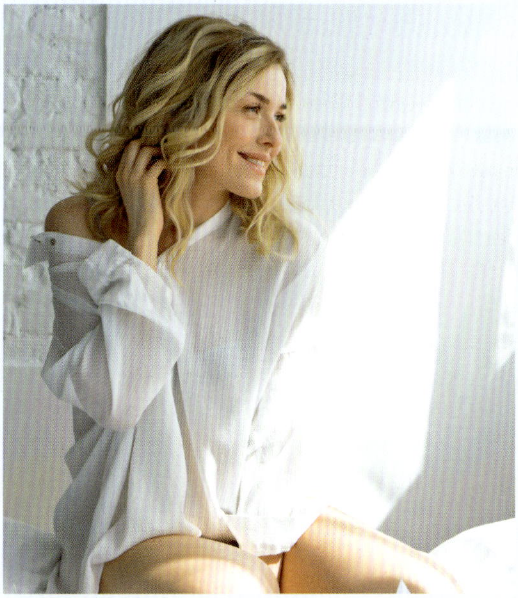

Schönheitsschlaf gibt es: Haben wir gut geschlafen, sehen wir entspannt aus, weil unser Körper über Nacht regenerieren konnte.

Neubau, Umbau, Abbau

Das Wachstumshormon läuft im Schlaf zur Hochform auf. Es wird auch Growth Hormone (GH) genannt und macht seinem Namen alle Ehre. GH ist für Wachstum und Reifung nahezu aller Gewebe, einschließlich des Längenwachstums in der Kindheit, erforderlich. Deshalb sollten Kinder altersgemäß ausreichend schlafen.Doch auch später hat das Wachstumshormon noch große Bedeutung. Es reguliert Stoffwechselvorgänge wie die Blutzuckerbildung ebenso wie den Fettabbau oder den Knochen- und Muskelaufbau. Außerdem sorgt es dafür, dass Gewebe repariert wird und die Körperzellen regenerieren. Weil diese Wachstums- und Regenerationsprozesse viel Energie brauchen, finden sie vor allem in der Nacht statt. Dann wird nämlich besonders viel Wachstumshormon produziert.

Schlafen für die Schönheit

Das Wachstumshormon sorgt auch für eine Glättung der Haut, durch eine ausreichende Verteilung von Gewebswasser. Das Gesicht profitiert davon besonders. Ausgeruhte Menschen wirken frischer als unausgeschlafene. Und sie wirken attraktiver auf andere Menschen, wie eine schwedische Studie belegt. Auch die Bandscheiben, unsere Stoßdämpfer, erholen sich im Liegen und nehmen vermehrt Flüssigkeit auf. Deshalb sind wir morgens etwa 2 Zentimeter größer.

Das Immunsystem tankt auf

Nicht umsonst heißt es, Schlaf ist die beste Medizin. Nachts kommt auch das Immunsystem auf Touren. Denn jetzt wird für andere Körpervorgänge wie Bewegung oder Denken weniger Energie gebraucht. Es werden in großer Zahl immunaktive Stoffe ausgeschüttet. Ohne dass wir es merken, bekämpfen sie Krankmacher und ersticken so viele kleinere Infektionen im Keim. Dafür benötigt das Immunsystem etwa fünf Stunden in der Nacht. Umgekehrt signalisiert der Körper bei einer Infektion ein erhöhtes Schlafbedürfnis. Dem sollte man unbedingt nachgeben und sich im wahrsten Sinne des Wortes gesund schlafen.

Kein Hunger in der Nacht

Das Schlafhormon Melatonin macht uns nicht nur müde, es senkt ebenso die Ausschüttung von Insulin. Ein nachtbetontes Leben stört diesen Rhythmus empfindlich.
Auch Leptin, das Hormon für das Sättigungsgefühl, wird im Schlaf produziert und reduziert die Ausschüttung von Ghrelin, welches wiederum für Hungergefühle zuständig ist. Werden diese fein regulierten Systeme durcheinandergebracht, bleibt das nicht ohne Folgen. Menschen mit wenig Schlaf oder mit häufigen

Die Schlafphasen

Die Schlafkurve ähnelt einer Berg- und Talfahrt, die sich mehrmals in der Nacht wiederholt, allerdings mit kleinen Veränderungen zum Morgen hin. Ein Zyklus beginnt mit Leichtschlafphasen, die allmählich in den Tiefschlaf übergehen. Dann folgt der Traumschlaf, die REM-Phase, benannt nach den charakteristischen schnellen Augenbewegungen (Rapid Eye Movement). Die erste REM-Phase beträgt nur wenige Minuten. Im Lauf der Nacht werden die Traumschlafphasen länger und die Tiefschlafphasen kürzer. Durchschnittlich verbringen wir 20 Prozent der Nacht im Tiefschlaf, 20 Prozent im Traumschlaf (REM-Schlaf) und über 50 Prozent im Leichtschlaf, Dösen oder in kurzen Momenten des Wachseins, die bis zu 28-mal den Schlaf unterbrechen können.

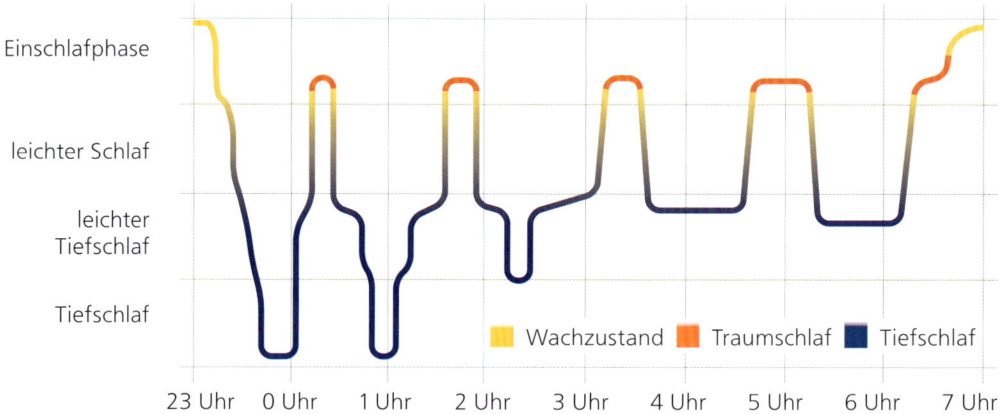

Die Schlafmedizin unterteilt den Schlaf in fünf Phasen:

Phase 1: Einschlafphase	Die Muskeln entspannen sich, Körpertemperatur und Blutdruck sinken.
Phase 2: leichter Schlaf	Alle Muskeln sind entspannt, auch die Augen bewegen sich nicht mehr.
Phase 3: leichter Tiefschlaf	Übergang in den Tiefschlaf, die Gehirnaktivität verlangsamt sich stark.
Phase 4: Tiefschlaf	Eine tiefe körperliche Ruhe tritt ein, Atmung und Herzschlag sind gleichmäßig.
Phase 5: Traumschlaf	Das Gehirn zeigt eine erhöhte Aktivität, schnelle Augenbewegungen (REM-Schlaf), die Atmung ist flach, die Herzfrequenz schnell.

nächtlichen Tätigkeiten haben eine höhere Wahrscheinlichkeit, übergewichtig zu werden beziehungsweise Diabetes Typ 2 zu entwickeln.

Reinigung und Verdauung

In der nächtlichen Chemiefabrik wird auch entgiftet und verdaut. Einige dieser Stoffe werden nachts mit etwa einem halben Liter Schweiß über die Haut abgegeben. Den Rest dieser „Arbeitsergebnisse" entsorgen wir morgens auf der Toilette.

Schlafmangel und seine Folgen

Die hochsensibel aufeinander abgestimmten nächtlichen Rhythmen können kurzfristige Störungen tolerieren, doch ein ständiges Durcheinander führt zu gesundheitlichen und psychischen Problemen. Wer schlecht schläft, fühlt sich mehr als doppelt so häufig erschöpft wie Menschen mit einem gesunden Schlaf (44 zu 21 Prozent), gereizt (33 zu neun Prozent) und niedergeschlagen (21 zu sechs Prozent). Auch die geistige Leistungsfähigkeit leidet. Der renommierte Schlafforscher Jürgen Zulley drückt es ziemlich drastisch aus: „Schlafmangel macht krank, dick und dumm."

Die fünf Phasen der Nacht

Die erste Phase, unsere Einschlafphase, die in einen leichten Schlaf führt, ist eine sehr empfindliche kurze Zeit. Bereits leise Geräusche holen uns zurück in den wachen Zustand, den wir gerade verlassen hatten. Es ist ein angenehmes Gefühl – wie ein Schwerwerden und Fallen. Kein Wunder, dass so mancher bei einer Störung in dieser Phase sauer wird: „Ärgerlich, ich war gerade eingeschlafen." Der Körper wechselt in den Ruhemodus. Der Pulsschlag verlangsamt sich, Blutdruck und Temperatur sinken. Das merken wir, wenn wir zwischendurch mal auf dem Sofa einschlafen und schnell nach einer Decke greifen, weil es kühler wird. Die Einschlafphase dauert nur ein paar Minuten.

Die zweite Phase beginnt, wenn das Einschlafen geschafft ist. Jetzt befinden wir uns in einem leichten Schlaf. Das Gehirn arbeitet nicht mehr mit voller Kraft, sondern schaltet das Bewusstsein ab. Die Gehirnaktivitäten beschränken sich nur noch auf niedrige Frequenzen. Die Muskeln sind komplett entspannt und die Augen bewegen sich auch nicht mehr. Der Wechsel ins Reich der Ruhe ist vollbracht.

Höhepunkt Tiefschlafphase

Jetzt tauchen wir ab in die beiden Tiefschlafphasen. Es beginnt mit Phase drei (leichter Tiefschlaf), die durch eine Zunahme der langsamen Deltawellen (20 bis 50 Prozent) und damit einer Verlangsamung der Gehirnaktivität gekennzeichnet ist. Die Augen sind ganz ruhig, die Muskeln noch weiter entspannt, Herzschlag und Atmung sind verlangsamt. Jetzt folgt Phase vier. Sie unterscheidet sich vom leichteren Tiefschlaf dadurch, dass die langsamen Deltawellen nun mehr als 50 Prozent ausmachen. Der Tiefschlaf (Phase drei und vier) ist die wertvollste Zeit für die körperliche und geistige Erholung. Wir sind jetzt sehr schwer zu wecken. Rabiat aus dem Schlaf geholt, wissen wir erst einmal gar nicht, was los ist.

REM-Phase: Zeit der Träume

In der fünften Phase verändert sich der Schlaf. Jetzt beginnt eine intensive Zeit, denn obwohl wir schlafen, ist im Körper einiges los. Das Herz schlägt schneller, der Blutdruck steigt und die Augen begeben sich auf Wanderschaft. Hinter den geschlossenen Lidern rollen sie hin und her. In dieser Rapid-Eye-Movement-Phase (REM-Phase) erleben wir die intensivsten Träume. Wer jetzt geweckt wird, weiß meist sehr genau, was er geträumt hat.

Kino im Kopf: Träumen gehört zum Schlafen

In unseren Träumen entsteht großes Kino. Die Fantasiewelten sind wichtig für den gesunden Schlaf, auch wenn sie uns manchmal Angst machen. Während wir auf der inneren Leinwand Abenteuer erleben, können die Muskeln wunderbar entspannen. Das Gehirn verarbeitet auf diese Weise Informationen, die den ganzen Tag lang auf uns einwirken.

Träume haben etwas Geheimnisvolles und Faszinierendes. Sie können uns in Panik versetzen, inspirieren, verunsichern, bestätigen oder kalt lassen – gleichgültig, wie sie wirken, sie finden statt, ob wir wollen oder nicht. Wer behauptet, nicht zu träumen, täuscht sich. Denn es stimmt nicht. Korrekt und mit gutem Gewissen dürften wir eigentlich morgens nur verkünden: „Ich kann mich an keinen meiner Träume erinnern." Dafür gibt es eine einfache Erklärung: Der Körper schaltet während des Träumens die Areale unserer Denkzentrale ab, die fürs Gedächtnis und fürs Speichern zuständig sind. Wenn das Gehirn etwas behalten soll, muss es wach sein.

Unlogisch, absurd oder bizarr

Jeder Mensch träumt vier- bis fünfmal in einer Nacht, also zusammen etwa eineinhalb bis zwei Stunden lang, unabhängig davon, ob wir uns daran erinnern oder nicht. Das meiste, was wir im Traum erleben, versinkt im Nichts. Schon fünf Minuten nach dem Aufstehen haben wir die Hälfte unserer Träume vergessen. Nochmals fünf Minuten später sind 90 Prozent weg. Das, was hängen bleibt, sind möglicherweise nicht nur die emotionalen Highlights, also besonders schöne oder besonders bedrohliche Träume, sondern vor allem die Szenen, die wir vorm Aufwachen zuletzt vor Augen hatten. Oft sind es nicht einmal ganze Geschichten, sondern nur das Finale, also die letzte Sequenz unseres persönlichen Kinofilms. Bilder und Handlungen entstehen zufällig, sind oft unlogisch, absurd oder bizarr. Wir werden im Traum bedroht, schlagen zu, schreien, kämpfen, rennen oder müssen uns Schreckenssituationen stellen. Zum Glück passiert all das nur im Kopf, denn die Muskeln entspannen sich beim Träumen. So richtig wild geht es allerdings nicht in jedem Traum zur Sache. Vieles, was nachts über unseren inneren Bildschirm flimmert, ist banal, hat aber ein sicheres Erkennungsmerkmal: Wir kommen selbst darin vor.

Wer gut schläft, vergisst schneller

Wer morgens voller Stolz seine nächtlichen Abenteuer erzählen kann, ist keineswegs mit einem besonders guten Gedächtnis gesegnet, sondern muss eine banale Erklärung akzeptieren: Er oder sie hat eventuell schlecht geschlafen, ist nicht richtig tief versunken, hat empfindlich auf Reize von außen reagiert und ist wahrscheinlich recht häufig aufgewacht. Oder die Träume waren spektakulär. Wer hingegen nichts mehr aus der letzten Nacht weiß, kann das als Beweis dafür einordnen, dass er tief und fest geschlummert hat.

Offenbaren wir intime Wünsche?

Über die Bedeutung von Träumen wird bereits seit Jahrhunderten gerätselt. Es gibt unzählige Bücher, die sich damit beschäftigen, Trauminhalte zu analysieren, mithilfe von nächtlichem Kopfkino in die Zukunft zu blicken oder aus

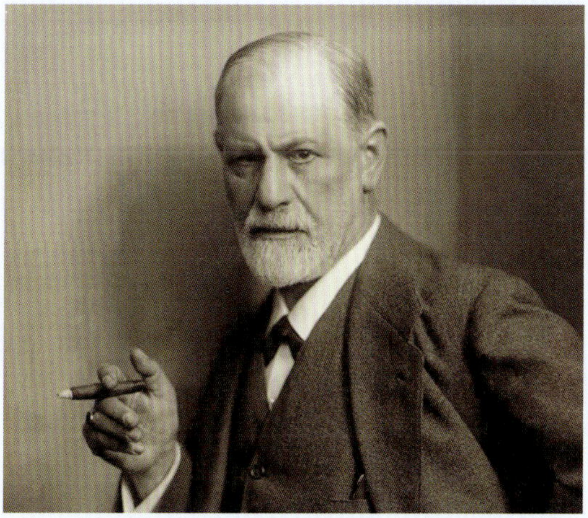

Die Traumdeutung ist eng mit den Thesen des Psychologen Sigmund Freud (1856–1939) verknüpft.

Träumen nützliches Wissen zur Bewältigung von Alltagsproblemen zu interpretieren. Federführend in Sachen Traumdeutung war Sigmund Freud, der Urvater der Psychoanalyse, der davon ausging, dass Träume unser tiefes Unterbewusstes an den Tag bringen und intimste Wünsche offenbaren, die wir im wachen Zustand nicht einmal zu denken wagen. Schließlich sind Träume frei von moralischen und gesetzlichen Zwängen, spiegeln häufig Trieb- oder Instinktverhalten wider, das gesellschaftlich nicht akzeptabel ist. Doch Freuds Vermutungen lassen sich bis heute nicht wissenschaftlich belegen.

Umstrittene Traumdeutung

Traumdeutung an sich bleibt nach wie vor umstritten. Es gibt keine Verfahren, mit denen Forscher die Bilder betrachten könnten, die nachts in unseren Köpfen ablaufen. Sie sind also auf die Erzählungen ihrer Probanden angewiesen. Und die können nur die Fragmente wiedergeben, an die sie sich erinnern. Sie liefern also recht wenig Brauchbares. Bisher hat die Wissenschaft lediglich die Möglichkeit, die Aktivität des Gehirns beim Träumen zu messen. Daraus lässt sich nur schwer ein Zusammenhang zum nächtlichen Kopfkino schließen. Viele Experten halten Träume deshalb für sinnloses Geflimmer im Kopf und raten, die Inhalte nicht allzu ernst zu nehmen, sondern möglichst schnell zu vergessen. Es sei denn, schlimme Träume stören einen so stark, dass es sich lohnt, ihnen auf den Grund zu gehen. Das sollte man dann mithilfe eines Therapeuten angehen.

Widerspiegeln des Alltags

Ansonsten spiegeln Träume häufig unseren Alltag wider. Schöne und schaurige Abschnitte halten sich die Waage. Die normalen nächtlichen Kinofilme entsprechen statistisch gesehen den Klischees. Frauen träumen von netten Menschen, Männer sehen sich selbst in Wettbewerben oder sogar gewalttätig. Es tauchen Leute auf, denen wir tagsüber begegnen. Wir gelangen an Orte, die wir kennen. Die Handlungen spielen zu Hause oder in der Arbeit, draußen auf der Straße oder im Supermarkt, in dem wir immer einkaufen. Und auch wir selbst wachsen mit der Kraft unserer Fantasie leider in der Nacht nicht über uns hinaus. Wir werden keine Superhelden, sondern reagieren meist so, wie wir es auch im realen Leben tun würden.

Verwechslung mit Gedanken

Wer schwer zur Ruhe kommt und beim Einschlafen innerlich aufgewühlt ist, hat häufig das Gefühl, nicht richtig geschlafen zu haben, obwohl das objektiv falsch ist. Dieses Phänomen lässt sich damit erklären, dass wir langweilige und unspektakuläre Träume in den leichten Schlafphasen, also etwa am Anfang der Nacht, häufig mit den eigenen Gedanken verwechseln. Wir befinden uns dann im Traum, sind aber überzeugt, dass wir die ganze Zeit über Probleme gegrübelt haben, statt zu schlafen.

Das Wunder der Nacht: Lernen im Schlaf

Einfach einschlafen und eine neue Sprache lernen? Nie wieder Vokabeln pauken, sondern sie nebenbei im Schlummermodus im Gehirn verankern? Schön wär's. Leider klappt das nicht. Ums Büffeln kommen wir nicht herum. Wir können unsere Schlafenszeit aber trotzdem höchst effektiv fürs Lernen nutzen, indem wir auf guten Schlaf achten.

Schlaf ist kein Energiesparprozess, wie lange angenommen wurde. Im Gegenteil: Wir verbrauchen nachts sogar recht viel Energie – zum einen für körperliche Vorgänge wie Muskelwachstum, Proteinbildung, die Entstehung von neuem Blut und neuen Körperzellen, zum anderen aber auch für die Arbeit des Gehirns. Nicht nur in unserem Körper ist nachts einiges los. Auch der Kopf arbeitet auf Hochtouren. Das Gehirn kann erst so richtig viel schaffen, wenn das Bewusstsein im Tiefschlaf ausgeschaltet ist. Dann werden wir sogar kreativ und fangen an, alles, was wir am Tag erlebt haben, wie ein Computer in diversen Ordnern abzulegen.

Aufräumen in der Nacht

Tagsüber schwappen ständig Informationen herein, die wir aufnehmen und erst einmal in einen Zwischenspeicher packen. In der Nacht wird das Material dann vom Hippocampus in den Langzeitspeicher (Neokortex) übertragen. Und nicht nur das: Während der Übertragung läuft auch so etwas wie ein Bewertungsprogramm. Was ist wichtig? Was muss ich mir merken? Was kann weg? In dieser Zeit entstehen Strukturen und ein entscheidender Lernschritt wird vollbracht: der Übergang von Informationen, die wir gehört haben, in Wissen, das wir explizit verstehen. Erst wenn wir Gelerntes auf diese Weise bearbeitet haben, können wir uns auch Tage, Wochen oder Monate später noch daran erinnern.

Den Lernstoff verfestigen

Im Wachzustand könnte das Gehirn diese sagenhafte Leistung gar nicht vollbringen, weil es ständig von äußeren Reizen und Gedanken abgelenkt wird, die einfach dazwischenfunken und sich nicht bewusst ausblenden lassen. Vieles, was wir am Tag nicht schaffen, nehmen wir auf diese Weise mit in die Nacht, um da ein kleines Wunder zu erleben. Plötzlich lassen sich Aufgaben lösen, die uns im Wachzustand große Probleme bereitet haben. Das hat vor allem für Lernende einen großen Vorteil: Der tagsüber gelernte Stoff wird über Nacht verfestigt und im Kopf verankert.

Lernen im Schlaf?

Doch das heißt leider nicht, dass wir uns auf Büchern betten sollten, uns nachts mit Grammatikregeln berieseln lassen oder den Lernstoff mit Musik untermalt aufnehmen können, ohne uns anzustrengen. Solche Versprechen sind meist Werbetricks von Firmen, die Kurse, CDs oder Programme wie „Lernen im Schlaf" verkaufen wollen und behaupten, man könne zum Beispiel Sprachen lernen, die einem in der Nacht von einer sanften Tonbandstimme ins Ohr geflötet werden. In wissenschaftlichen Untersuchungen kam heraus, dass das nicht funktioniert. Denn unser Gehirn ist so stark von der Außenwelt abgeschottet, dass Reize von außen kaum zu ihm durchdringen können. Es hilft also alles nichts. Wer etwas lernen will, muss weiterhin büffeln, sollte sich aber unterstützen lassen, indem er in Lernphasen auf ausreichend und guten Schlaf achtet.

Schlafen macht schlau

Schon bei Babys lässt sich feststellen, wie wichtig der Schlaf fürs Lernen ist. Wissenschaftler zeigten 16 Monate alten Kindern Bilder von Fantasieobjekten und nannten jeweils Namen dazu, die die Kinder vorher nicht gehört hatten. Ähnliche Formen erhielten dieselben Namen. Eine Babygruppe durfte danach im Kinderwagen schlafen, die andere Gruppe spielte. Als die Wissenschaftler die Bilder anschließend noch einmal zeigten, hatten die wach gebliebenen Kinder die Wörter dazu vergessen, die Mitglieder der Schlafgruppe konnten sich aber daran erinnern. Fazit: Wer nach einer Lernphase gut schläft, kann sich das Gelernte besser merken. Untersuchungen mit Schulkindern kamen zu ähnlichen Ergebnissen. Weil Kinder von Natur aus mehr Tiefschlafphasen haben, erzielten sie nach dem Schlafen in Vergleichstests sogar bessere Lernergebnisse als Erwachsene.

Den Schlaf-Lern-Prozess fördern

Im Tiefschlaf erzielt unser Gedächtnis seine besten Leistungen. Kein Wunder, dass aus dieser Tatsache der Wunsch entstand, genau diese Phasen zu verstärken, um Lernstoff besser behalten zu können. Forscher der Universität Zürich versetzten eine Gruppe von Probanden im Schlaflabor während eines eineinhalbstündigen Mittagsschlafs mithilfe von Hypnose in den Tiefschlaf und ließen die andere Gruppe ganz normal schlummern. Anhand von Messungen stellten sie fest, dass die hypnotisierte Gruppe tatsächlich einen um 80 Prozent erhöhten Anteil an Tiefschlaf hatte und seltener wach war. Die Schlafqualität lässt sich offenbar auch ohne Medikamente verbessern.

Mein besonderer Tipp

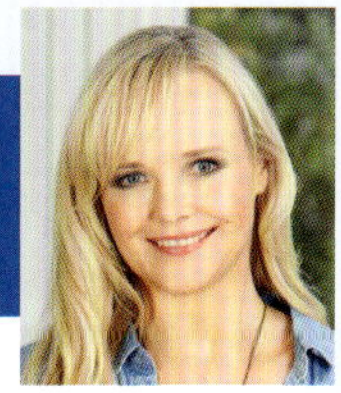

Nickerchen nach dem Pauken

Für eine Studie sollten deutsche Studenten niederländische Vokabeln lernen, die sie vorher nie gehört hatten. Die eine Hälfte durfte danach schlafen und beim Einschlafen die gelernten Wörter noch einmal per Audio hören, während die andere Hälfte ebenfalls die Audiodateien hörte, aber danach nicht ins Bett durfte. Beim Test um zwei Uhr in der Nacht schnitten die Studenten, die beim Einschlafen Vokabeln hören durften, besser ab als die, die dabei wach bleiben mussten. Verzichten Sie also niemals auf Schlaf, weil Sie für eine Prüfung lernen müssen und keine Minute mehr ohne Paukerei verbringen wollen. Im Gegenteil: Ein kleines Nickerchen nach einer Lerneinheit verbessert den Lernerfolg. Gerade Gelerntes wird sortiert, verankert und so Platz für Neues geschaffen.

Es gibt noch andere Experimente, die bestätigen, dass sich der Schlaf-Lern-Prozess gezielt fördern lässt. Dabei spielen Düfte eine entscheidende Rolle. Offenbar sind wir dafür auch während des Schlafs empfänglich. In Tests zeigte sich, dass sich Menschen, die beim Memoryspielen am Tag und in der anschließenden Nacht den Duft von Rosen einatmeten, die Positionen der Paare besser merken konnten. Das lag nicht daran, dass sie besser schliefen, sondern dass der Duft offenbar das Gelernte im Gehirn aktiviert.

Kleine Bettgeschichten

Hätten Sie gedacht, dass Frauen ohne ihren Partner besser schlafen? Bei Männern verhält es sich genau umgekehrt: Ihr Schlaf ist erholsamer, wenn sie die Nacht neben ihrer Partnerin verbringen. Das fanden Wiener Schlafforscher heraus. Aber es gibt noch viel mehr erstaunliche Unterschiede im Nachtleben von Männern und Frauen.

Frauen sind empfindlicher

Frauen schlafen schlechter ein als Männer. Bei 13,6 Prozent der Frauen und 8,6 Prozent der Männer sind die Probleme so groß, dass sie behandlungsbedürftig sind, wie aus einer Gesundheitsstudie hervorgeht. Der Schlaf von Frauen ist insgesamt leichter. Sie haben eine höhere Empfindlichkeit für Geräusche und subjektiv eine schlechtere Schlafqualität.

Bunte Traumwelten

Frauen erinnern sich morgens häufiger an ihre Träume. Sie träumen emotionaler und farbiger als Männer, haben allerdings auch häufiger Albträume. Männerträume sind dagegen, wie es dem Klischee entspricht, von Themen wie Arbeit, Sexualität, Kräftemessen und Aggression geprägt.

Schlafhilfe in Pillenform

Frauen greifen doppelt so häufig zu Schlafmitteln wie Männer. 2,8 Prozent von ihnen suchen dreimal pro Woche und öfter Schlafhilfe in Pillenform. Bei Männern sind es nur 1,2 Prozent.

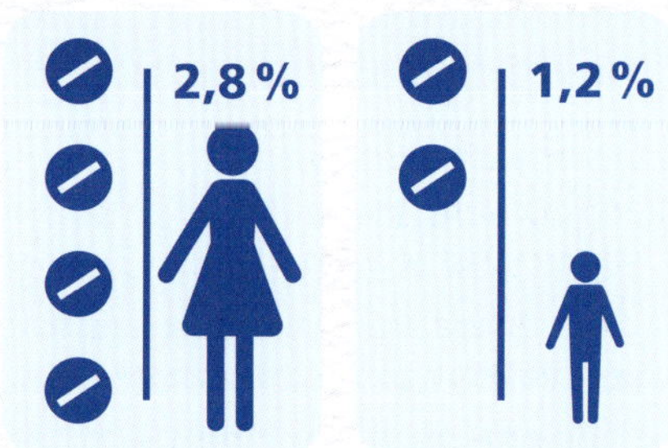

Freunde und Familie

Menschen, die wenige Freunde und ein schwaches soziales Umfeld haben, leiden häufiger unter Schlafstörungen, das hat eine schwedische Studie belegt. Insbesondere Frauen reagieren auf das Gefühl mangelnder Wertschätzung mit Stress, Nervosität und Anspannung. Sie liegen dann nachts häufig schlaflos im Bett.

Mehr Schlaf für Frauen

Etwa 20 Minuten mehr Schlaf pro Nacht benötigen Frauen im Vergleich zu Männern. Der britische Schlafexperte Jim Horne begründet das höhere Regenerationsbedürfnis damit, dass Frauen tagsüber mehr Multitasking betreiben. In der Praxis bekommen Frauen diese benötigten 20 Minuten jedoch meist nicht.

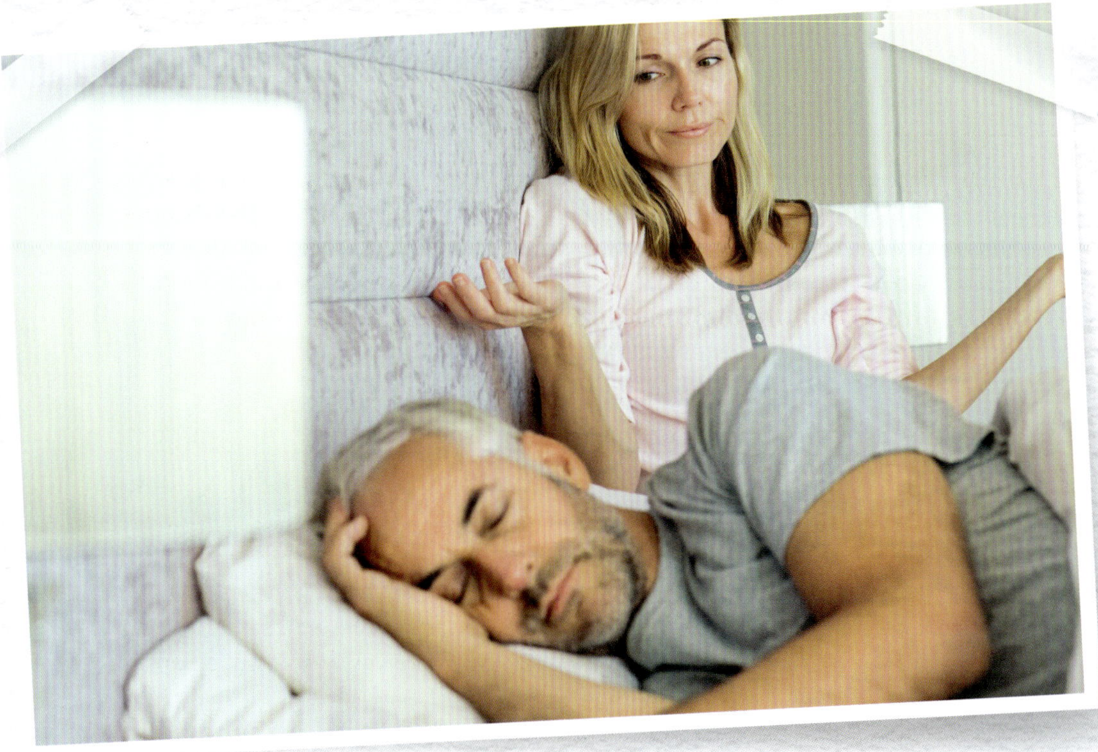

Der Schnarcher im Bett

Die meisten Schnarcher sind männlich. Durchschnittlich 17 bis 26 Dezibel Lärm entstehen beim Schnarchen, einige Männer bringen es sogar auf 90 Dezibel, was einem fahrenden Lkw entspricht. Im mittleren und höheren Alter nimmt das nächtliche Sägen zu.

Immer wieder wach

Mit dem Durchschlafen haben viele Menschen ein Problem. Von klinisch bedeutsamen Durchschlafstörungen (dreimal pro Woche und mehr) sind Männer weitaus stärker betroffen als Frauen. Für beide Geschlechter gilt: Mit dem Alter nehmen die Durchschlafstörungen zu.

Unruhige Beine

Sie machen die Nacht für manche zur Qual, das Schlafen zur Herausforderung – unruhige Beine. Die Ursachen des Restless-Legs-Syndroms (RLS) sind bis heute nicht völlig geklärt. Klar ist jedoch, Frauen sind doppelt so häufig davon betroffen wie Männer. Die quälende Unruhe macht sich als Ziehen oder Kribbeln bemerkbar und tritt fast nur im Ruhezustand auf. Kein Wunder, dass die Krankheit zu Schlafstörungen führt (siehe ab S. 100).

Die Schlafdauer

Die einen brauchen mehr Schlaf, die anderen etwas weniger. Manche Menschen sind morgens fitter, andere erleben ihr Leistungshoch am Nachmittag. Wie viel Zeit wir im Bett verbringen, hängt von der biologischen Grundausstattung und von unserem Alltag ab. Und auch beim Schlafen gilt: Qualität vor Quantität.

Das Schlafbedürfnis ist abhängig vom Alter. Kinder beispielsweise schlafen sehr viel. Denn die Wachstumsprozesse erfordern viel Zeit und damit viel Schlaf. Erwachsene kommen mit sieben bis acht Stunden aus. In höherem Alter sinkt die Stoffwechselrate, was mit einem geringeren Schlafbedürfnis einhergeht. Zu diesen internen Abläufen, die wir nicht steuern können, kommen äußere Faktoren wie Stress, Arbeitsbedingungen, kulturelle Einflüsse oder Krankheiten, die alle Einfluss auf die Länge des Schlafs haben.

Es gibt Kurz-, Lang- und Normalschläfer. Dem einen reichen sechs Stunden, um ausgeruht zu sein, andere brauchen etwas mehr Schlaf. Zu welchem Typ jemand gehört, hängt mit der individuellen biologischen Grundausstattung zusammen. Wichtig für den Erholungswert ist nicht so sehr die Dauer, sondern die Schlafqualität. Und die erfordert eine ungestörte Abfolge der unterschiedlichen Schlafphasen. Schlafmediziner sprechen von einer Schlafarchitektur, die gewährleistet sein muss, damit der körperliche und geistige Erholungseffekt eintritt.

Die Schlafdauer hängt vom Alter ab

Lebensalter	Schlaf (in Stunden)
Neugeborene	16 bis 18
Kleinkinder	13 bis 14
Kinder von 3 bis 4 Jahren	ca. 12
Kinder von 5 bis 6 Jahren	ca. 11
Kinder von 8 bis 11 Jahren	10
Teenager von 12 bis 19 Jahren	10
Erwachsene von 20 bis 55 Jahren	7 bis 8
Erwachsene von 70 Jahren	5 bis 7

Wie unser Körper auf Schlafmangel reagiert

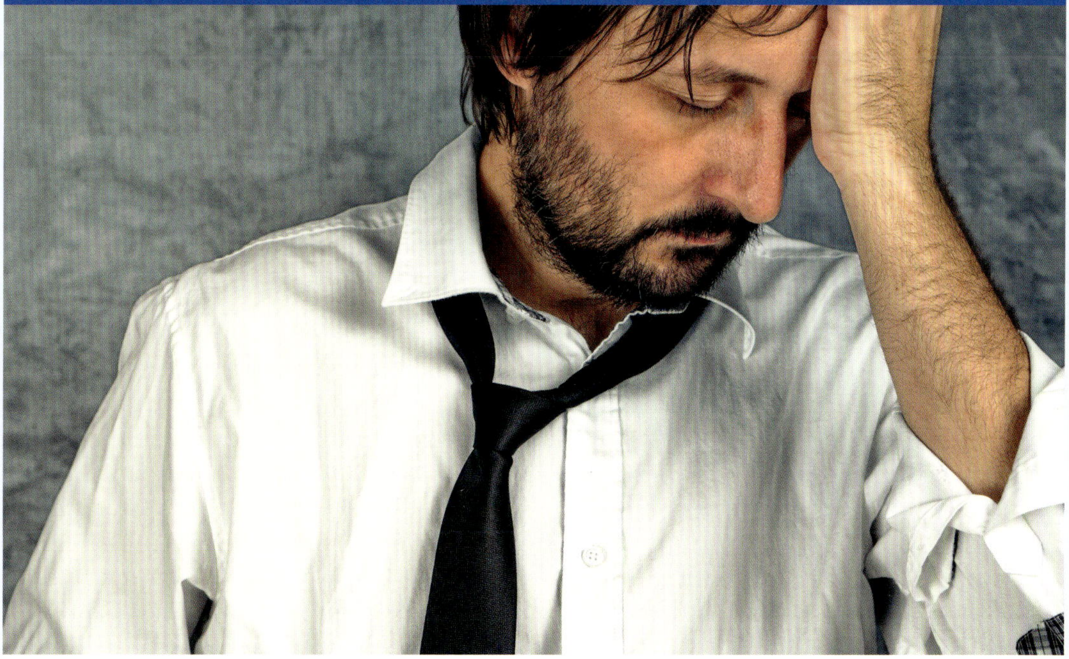

Wer oft zu wenig schläft, riskiert schwerwiegende Nebenwirkungen für seine Gesundheit. Auch wenn so mancher gerne weniger schlummern würde, um mehr leisten zu können – auf längere Zeit funktioniert das nicht. Schlaf ist ein wichtiger Teil des Lebens. Niemand kann diese Tatsache einfach ausblenden. Wie lange, wie oft und wie tief wir in die nächtliche Ruhephase sinken, das hat nicht nur Folgen für die Fitness am Tag danach, sondern lebenslänglich für unsere Gesundheit. Wir werden durch Schlafmangel leichter krank und können weniger leisten. Neue Forschungen an Tieren haben gezeigt, dass zu wenig Schlaf das Gehirn möglicherweise schädigt, weil bestimmte Produkte nicht in ausreichendem Maß abgebaut werden können.

Zu den Folgen von Schlafmangel gehören zum Beispiel:

- Die körperliche und geistige Leistungsfähigkeit nimmt ab.
- Das Risiko für Schlaganfälle steigt.
- Gewichtsprobleme nehmen zu.
- Die Gefahr für eine Erkrankung an Diabetes Typ 2 ist erhöht.
- Herz-Kreislauf-Erkrankungen nehmen zu.
- Es kommt schneller zu Burn-out oder zu Depressionen.
- Weil das Gehirn leidet, werden Alzheimer und Parkinson begünstigt.
- Das Risiko für Darm- und Brustkrebsrisiko wächst.
- Bei Männern wird die Spermienproduktion geringer.
- Die Anfälligkeit für Infektionen ist erhöht.

Dabei kommt dem Tief- und Traumschlaf (REM-Schlaf) eine herausragende Bedeutung zu. Leider sind beide besonders störanfällig. Fehlen oder leiden diese Phasen, ist man auch nach einer langen Nacht morgens angeschlagen. Es ist ganz einfach: Fühlen Sie sich morgens erfrischt und munter, hatten Sie eine gute Nacht. Maßstab ist also der Erholungsfaktor und nicht so sehr die Länge des Schlafs.

Der Traumschlaf (REM-Schlaf)

Der Schlafforscher Nathaniel Kleitman entdeckte 1953 diese etwa alle anderthalb Stunden wiederkehrende Schlafphase. Sie ist eine Zeit intensiven Träumens, das Herz schlägt schneller, Atemfrequenz und Blutdruck steigen.

Gut zu wissen

Schlafen und Beruf

Schlafen Beamte mehr als Selbstständige? Keineswegs. Das Deutsche Institut für Wirtschaftsforschung ermittelte, dass sich einzelne Berufsgruppen nur wenig in der Anzahl ihrer Schlafstunden unterscheiden. Allerdings verbringen Menschen, die berufsbedingt früh aufstehen müssen, weniger als sieben Stunden im Bett. Dazu gehören Bäcker, Konditoren, Objekt- oder Personenschützer, Post- oder Paketboten und Berufsgruppen mit Schichtarbeit. Am anderen Ende der Skala tauchen die Berufe auf, in denen man etwas länger als sieben Stunden liegen darf. Dazu gehören Professoren, zahnmedizinische Fachangestellte, Journalisten, Sozialarbeiter, Künstler, Lehrer und Psychologen.

Die Augen wandern unter geschlossenen Lidern hin und her – offensichtlich ein Ausdruck der seelischen Erregung während des Träumens. Vagina und Penis sind vermehrt durchblutet. Auch die Gehirnaktivität ist erhöht, was wichtig ist für das Lernen im Schlaf und die Gedächtnisfunktionen. Im Laufe einer Nacht kommen wir auf durchschnittlich 104 Minuten REM-Schlaf, wobei er im ersten Schlafzyklus fünf bis zehn Minuten dauert und im letzten bis zu 22 Minuten.

Die Schlafdauer ist verschieden

Die Schlafdauer, so scheint es, ist von Mensch zu Mensch sehr unterschiedlich und war im Laufe der Geschichte wohl einem ständigen Wandel unterzogen. Voltaire schlief nachts nur vier Stunden, Friedrich der Große war ebenfalls ein ausgesprochener Kurzschläfer. Einstein hingegen gehörte zu den Langschläfern und auch Goethe liebte den „süßen Schlaf". Überliefert ist, dass Napoleon täglich nicht mehr als vier Stunden im Bett verbracht haben soll. Noch weniger schlief der amerikanische Präsident Benjamin Franklin, er soll mit drei bis vier Stunden ausgekommen sein und wurde dennoch 84 Jahre alt. Eine besondere Form des Schlafs hat Leonardo da Vinci praktiziert. Er hielt Schlafen für vertane Zeit und soll pro Tag lediglich etwa zwei Stunden geschlafen haben. Wie das geht? Mit dem sogenannten polyphasischen Schlaf. Da Vinci, so die Überlieferung, hat etwa alle vier Stunden 15 bis 20 Minuten geschlafen. Auf diese Weise gewann er während seiner 67 Lebensjahre zusätzliche 20 Jahre „Aktivzeit". Diese extremen Beispiele zeigen, wie individuell der Schlaf ist. Allerdings spielen dabei auch kulturelle Einflüsse eine wesentliche Rolle. So taten Mediziner im Mittelalter den Schlaf als „vertane Zeit" ab, was offensichtlich auch von der Allgemeinheit so aufgenommen wurde.

Auf der Suche nach der inneren Uhr

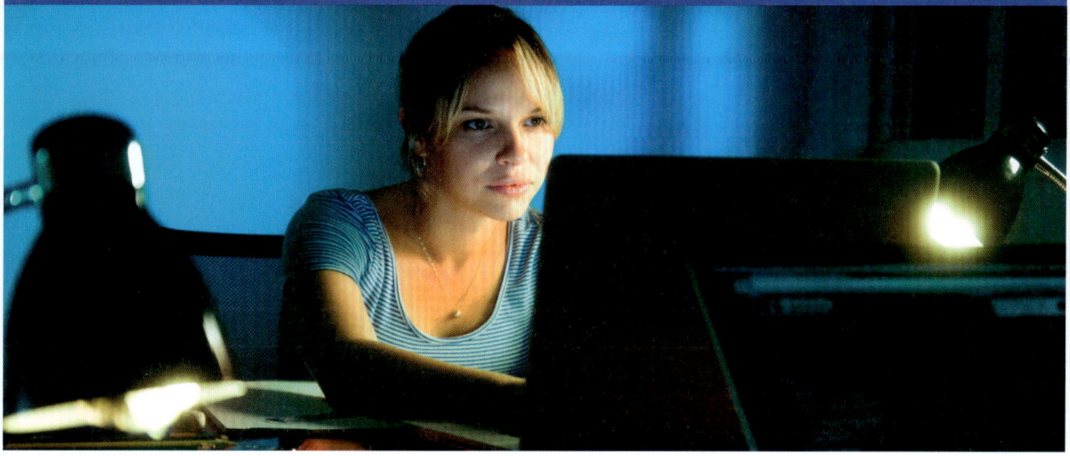

Alles begann Anfang der 1960er-Jahre im **Andechser Bunker,** der eigens für chronobiologische Untersuchungen gebaut wurde. Im Laufe von 25 Jahren lebten mehr als 400 Freiwillige jeweils für einige Wochen im Bunker, völlig abgekoppelt vom Tageslicht. Sie lebten ohne Uhren hinter ein Meter dicken Bunkerwänden, die gegen elektromagnetische Strahlung abgeschirmt waren. Es gab Wohn- und Schlafräume, Duschen und Toiletten wie in ganz normalen Häusern. Versorgt wurden die Freiwilligen über Kühlschränke, die von innen und außen zugänglich waren, sodass es keinen Kontakt zu den Forschern gab. Wie sich zeigte, lief das Leben dennoch in bestimmen Tag-Nacht-Rhythmen. So schliefen die Probanden regelmäßig sieben bis acht Stunden, ihre Körpertemperatur schwankte im Laufe des Tages um etwa ein halbes Grad und selbst die Gedächtnisleistung folgte inneren Rhythmen. Der Beweis für eine innere Uhr. Es zeigte sich, dass der Tag-Nacht-Rhythmus ohne äußeren Zeitgeber etwas über 24 bis zu 25 Stunden währt. Man spricht von einem circadianen Rhythmus (lat. circa: etwa; dies: Tag). Weltweit führten ähnliche Versuche zu denselben Ergebnissen.

Die Entdeckung der inneren Uhr

Wissenschaftler entdeckten 1972 in Rattengehirnen an der Kreuzung der Sehnerven ein Neuronenbündel. Entfernte man das Neuronenbündel, verloren die Ratten ihren Tag-Nacht-Rhythmus. Wegen der Lage über der Sehnervenkreuzung nannten die Wissenschaftler dieses Bündel „suprachiasmatischen Nucleus“ (lat. supra: über; chiasma: Kreuzung; nucleus: Kern), kurz SCN. Dieser winzige Schrittmacher gibt also den Rhythmus von ungefähr einer Tageslänge für alle Zellen, Gewebe und Organe vor. Das gilt für biochemische Vorgänge wie Hormonspiegel ebenso wie für Körpertemperatur oder Tagesschwankungen von Blutdruck und Herzfrequenz. Der augenfälligste Rhythmus ist der Wechsel von Wachen und Schlafen.

Die Macht der Rhythmen

Äußere Einflüsse und innere Zeitgeber bestimmen unseren Lebensrhythmus. Federführend ist dabei das Licht. Aber auch Temperaturen, Essbedürfnisse, soziale Kontakte oder typische Geräusche sind Bestandteile dieser rhythmischen Ordnung. Der Schlaf-wach-Rhythmus wird von der inneren Uhr gesteuert. Doch die hat ihren eigenen Takt und in jeder Zelle eine Miniuhr.

Sämtliche biologische Vorgänge in der Natur finden in einem bestimmten zeitlichen Rahmen statt und folgen einer rhythmischen Ordnung. So ist ein astronomischer 24-Stunden-Tag vom Schlaf-wach-Rhythmus geprägt. In diesem Zeitraum sind wir etwa 16 Stunden munter und aktiv. Ein Drittel des Tages, also etwa acht Stunden, sinken wir in den Schlaf. Man spricht von einem circadianen Rhythmus. Andere bewegen sich im Sekundenbereich wie der Herzschlag oder die Atmung. Wieder andere Rhythmen – eine Schwangerschaft beispielsweise – währen länger. Doch woher kommen diese Rhythmen? Sind es äußere Einflüsse wie die Sonne oder die Drehung der Erde, die uns in diese Rhythmik versetzen oder passieren sie auch zeitunabhängig? Haben wir so etwas wie eine innere Uhr? Ein berühmtes Experiment, das als Bunkerexperiment in die Geschichte der Chronobiologie eingegangen ist, brachte da wegweisende Erkenntnisse (siehe S. 29).

Zirbeldrüse und die innere Uhr

Ein Orchester benötigt einen guten ersten Geiger. In der Sinfonie der Rhythmen übernimmt diese Rolle die Zirbeldrüse (Epiphyse). Sie ist mit der inneren Uhr verbunden und synchronisiert die Innenzeit von etwa 24,5 bis 25 Stunden (circadian) mit der Außenzeit, der astronomischen Zeitvorgabe von 24 Stunden. Sie stellt sozusagen die innere Uhr jeden Tag neu, damit sie nicht nachgeht. Dafür ist die Zirbeldrüse mit besonderen Fähigkeiten ausgestattet. Sie kann optische Informationen in Nervenimpulse umwandeln, die dann vor allem zur Produktion von Melatonin, dem Schlafhormon führen (siehe Grafik rechts).

Die Zeitgeber für die innere Uhr

Man nennt sie Zeitgeber: Reize aus der Außenwelt, die auf die innere Uhr und ihr System treffen und sie zum Reagieren veranlassen. Das können Umgebungstemperaturen, Geräusche, die Nahrungsaufnahme, sportliche Betätigung oder das Weckerklingeln sein.

Der wichtigste Zeitgeber ist jedoch das Licht, es hat den größten Einfluss von außen auf den Schlaf-wach-Rhythmus. Bestimmte Zellen im Auge empfangen den optischen Reiz des Lichts und leiten ihn an die innere Uhr weiter. Von dort bekommt dann die Zirbeldrüse entsprechende Signale. Bei Dunkelheit wird es Zeit, mit der Produktion des Schlafhormons Melatonin zu beginnen oder umgekehrt die Produktion zu drosseln, wenn es wird hell wird.

Immer wenn es dunkel wird

Mit beginnender Dunkelheit steigt die Produktion von Melatonin an und erreicht etwa gegen drei Uhr morgens die höchste Rate. Dabei gibt es altersabhängige Unterschiede. Die Konzentration von Melatonin ist bei älteren Menschen niedriger als bei jungen. Das scheint logisch, ist Melatonin doch nicht nur dafür zuständig, dass

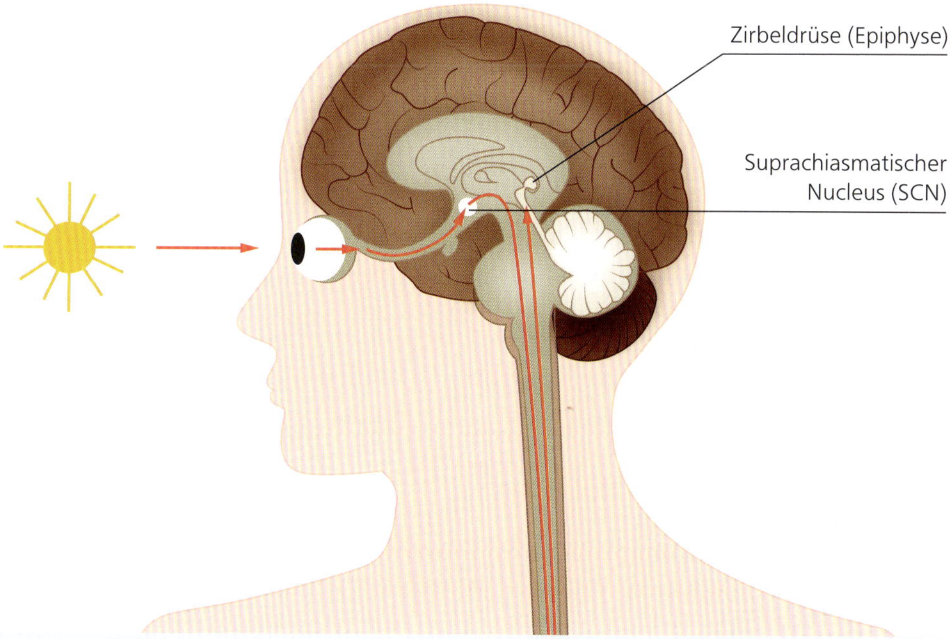

Das Auge verfügt über besondere Lichtrezeptoren, die Melanopsin-Zellen. Sie bilden mit ihren Nervenfortsätzen einen Trakt, der die Netzhaut (Retina) mit dem Hypothalamus (Teil des Zwischenhirns im Bereich der Sehnervenkreuzung), in dem auch der SCN angesiedelt ist, verbindet. Über diesen Trakt ziehen Fasern aus dem SCN über sympathische Nervenbahnen des Halsmarks bis zur Zirbeldrüse (Epiphyse), um die optische Information dahin zu leiten. Je nach Lichtinformation wirft die Zirbeldrüse die Produktion von Melatonin an oder drosselt sie.

wir müde werden. Es ist indirekt auch an der Produktion des Wachstumshormons (GH) beteiligt, das mit zunehmendem Alter weniger produziert wird (siehe S. 17). Außerdem wirkt es als Antioxidans und Radikalfänger.

Im Winter ist die Melatoninkonzentration im Blut wegen der Lichtverhältnisse höher. Das kann sich negativ auswirken und zu depressiven Verstimmungen in der dunklen Jahreszeit führen. Bei Schichtarbeit und Jetlag gerät nicht nur der gewohnte Tag-Nacht-Rhythmus durcheinander, sondern auch die Melatoninsynthese. Melatonin wurde 1958 entdeckt. Es kommt ebenso bei Pflanzen und Tieren vor. Eines der größten ungelösten Rätsel dieses Hormons: Warum wird es stets in der Dunkelheit gebildet, egal ob ein Lebewesen tag- oder nachtaktiv ist?

Uhren in unseren Zellen

Der Mensch ist der größte Uhrenladen der Welt, wir haben genau genommen Milliarden innerer Uhren. Unterdessen weiß man, dass alle Zellen unseres Organismus über eine „kleine Uhr" verfügen, Zahnrädchen im großen Hauptuhrwerk. Und der Puls dieser Zellen wird durch Gene gesteuert. Für die Entdeckung von

Genen, die den Biorhythmus steuern, erhielten drei Forscher 2017 den Nobelpreis für Physiologie: Jeffrey C. Hall, Michael Rosbash und Michael W. Young. Diese „Uhrengene" bestimmen, ob wir Lerchen oder Eulen sind (siehe unten). Mittlerweile kennt man 20 Gene, die die innere Uhr steuern.

Eulen und Lerchen

Uns wird nicht nur ein bestimmtes Schlafbedürfnis mit in die Wiege gelegt, sondern auch die Veranlagung zum Morgen- oder Abendtyp. Lerche oder Eule ist hier die Frage oder zu welchem Chronotyp gehört man? Die Lerche ist früh ausgeschlafen und leistungsfähig, dafür jedoch abends nicht mehr so belastbar. Ihre individuelle innere Uhr geht etwas vor. Die Eule kommt dafür morgens schwer in die Gänge und läuft erst spät zur Hochform auf. Ihre innere Uhr geht etwas nach. Ein Beispiel: Untersuchungen ergaben, dass die Adrenalinspiegel, also die Leistungs- und Stresshormonlevel, von Lerchen und Eulen um fast zwei Stunden differieren. Diese genetische Programmierung kann nur im kleinen Rahmen manipuliert werden. Wenn bei einem Eulentyp Montag bis Freitag um sechs Uhr der Wecker klingelt, muss er fünf Tage die Woche seinen Chronotyp überrumpeln. Man nennt das sozialen Jetlag. Das heißt jetzt nicht, dass sich ein Großteil der Mensch-

Innere Uhr und äußere Zeitgeber

Die innere Uhr bestimmt unsere biologischen Rhythmen. Unterstützt werden sie von äußeren Zeitgebern, die von der Natur, der Kultur, dem Geschlecht und uns selbst geprägt werden.

Innere Rhythmen	Äußere Zeitgeber
Circadiane Rhythmen wiederholen sich täglich: Dazu zählen Schlaf-wach-Rhythmus, Körpertemperatur, Blutdruck, Leistungskurve, Stoffwechsel.	**Wechsel von hell und dunkel:** Das Licht ist der wichtigste äußere Einfluss. Mit dem Dunkelwerden produziert der Körper Schlafhormone.
Ultradiane Rhythmen wiederholen sich im Laufe des Tages mehrmals innerhalb von Stunden, Minuten, Sekunden oder Millisekunden. Dazu gehören Herzschlag, Atmung, Lidschlag, Hunger und Sättigung, Darmbewegung, Nervenimpulse.	**Tagesstrukturen:** Geregelte Essens- und Arbeitszeiten sowie Aktivitäten in der Freizeit erleichtern es uns, in einem festen, gesunden Rhythmus zu leben.
Infradiane Rhythmen dauern mehr als einen Tag. Wachstum, Menstruation, Reproduktion, Wundheilung und Altern sind solche Rhythmen.	**soziale Kontakte:** Der Mensch ist ein soziales Wesen. Deshalb passen wir uns dem Rhythmus der anderen an.

Gut zu wissen

Der Chronotyp im Wandel
Die meisten Kleinkinder sind Lerchen, Teenager dagegen sind fast alle Eulen. Der frühe Schulbeginn in Deutschland ist ein soziales Jetlag-Problem für diese Altersgruppe. Sie quälen sich müde und unausgeschlafen in die Schule und haben natürlich Leistungseinbußen. Deshalb plädieren Chronobiologen schon lange dafür, den Schulbeginn für Teenager nach hinten zu verlegen. In einigen Ländern gibt es solche Versuche, an denen sich ausgewählte Schulen beteiligen. Der Effekt: Konzentration und Leistungsfähigkeit sind weitaus höher. Die besseren Leistungen führen auch zu größerer Motivation. Erst im frühen Erwachsenenalter setzt sich dann ein bestimmter genetisch programmierter Chronotyp durch. Im Alter gibt es bei Eulen eine Wendung in Richtung Lerche.

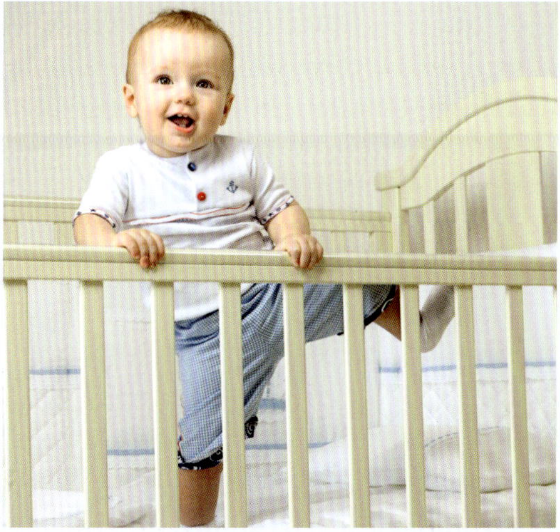

Kleinkinder sind Lerchen, das heißt, sie sind schon frühmorgens putzmunter und bereit für den Tag.

heit ständig in einer Art Jetlag befindet, weil der Schlafrhythmus nicht hundertprozentig dem eigenen Typ entspricht. Die meisten, nämlich zwei Drittel, sind Normal-Typen, also weder Eule noch Lerche. Ihr Rhythmus liegt zwischen den morgens fitten Frühaufstehern und den nachtaktiven Langschläfern.

Genetisch bedingte Störungen

Auf die Spur der Gene hat die Schlafforschung eine familiär gehäuft auftretende Verschiebung der Schlafphasen gebracht. Bestimmte Genveränderungen gehen mit dem familiären, vorverlagerten Schlafphasensyndrom (ASPS) einher. Der Nachtschlaf ist extrem nach vorn verschoben: Solche Menschen werden abends schon gegen 18 Uhr müde und sind dafür bereits um 4 Uhr morgens ausgeschlafen. Es gibt aber auch das verzögerte Schlafphasensyndrom, bei dem der Nachtschlaf nach hinten verschoben ist: Betroffene schlafen erst gegen zwei Uhr nachts ein und sind morgens frühestens ab zehn Uhr richtig wach. Tödliche Folgen hat die letale familiäre Insomnie (FFI), auch tödliche familiäre Schlaflosigkeit genannt. Sie wird durch eine Mutation an einem Gen hervorgerufen. Die Betroffenen versterben innerhalb von Monaten oder auch einigen Jahren an den Folgen anhaltender Schlaflosigkeit.

Der Dornröschenschlaf

Es gibt ihn tatsächlich, den Dornröschenschlaf. Er wird durch eine neurologische Erkrankung verursacht, deren Auslöser wahrscheinlich eine Entzündung ist. Medizinisch korrekt spricht man vom Kleine-Levin-Syndrom (KLS). Weltweit sind etwa 1000 Menschen davon betroffen. Das Dornröschen-Syndrom tritt phasenweise auf. Eine Phase beginnt damit, dass die Betroffenen immer müder werden und täglich 15 bis 20 Stunden schlafen. In den Wachzeiten befinden sie sich in einem Trancezustand. Eine Episode kann Tage, Wochen und sogar Monate anhalten. Zwischen diesen Perioden funktioniert der Schlaf-wach-Rhythmus normal.

Die Vorteile von Rhythmen

Unser inneres und äußeres Leben ist in ganz verschiedene Rhythmen und Taktgeber eingebettet. Sie werden nach ihren zeitlichen Abläufen in drei Gruppen eingeteilt: circadiane, ultradiane und infradiane Rhythmen (siehe S. 32).

Gut zu wissen

Wundheilung und die innere Uhr

Britische Forscher haben entdeckt, dass Wunden wie Schnitte oder Verbrennungen viel schneller heilen, wenn man sich die Verletzung tagsüber zufügt. Und zwar um bis zu elf Tage. Hatten sich Patienten etwa eine Brandverletzung zwischen acht Uhr abends und acht Uhr morgens zugezogen, dauerte die Wundheilung durchschnittlich 28 Tage. Brandverletzungen, die tagsüber passierten, benötigten zur Heilung nur 17 Tage. Auch hier spielen circadiane Rhythmen ganz offensichtlich eine große Rolle. Hautzellen, die an der Wundheilung beteiligt sind, werden tagsüber schneller zur verletzten Stelle transportiert. Außerdem fanden die Forscher bei den „Tageswunden" mehr Kollagen, das wichtigste Struktureiweiß in der Haut.

Wiederkehrende Rhythmen sind eine Garantie für stabile Abläufe. Die automatisierten Vorgänge sparen viel Energie. Rhythmen geben zudem auch Sicherheit, indem Ereignisse vorhersehbar sind. Der Einklang auf körperlicher und mentaler Ebene erzeugt Wohlbefinden.

Veränderte Zeitgeber im Alter

Ältere Menschen haben häufiger Probleme mit der inneren Uhr. Ein Grund könnten auch veränderte Zeitgeber-Situationen sein. Oft verbringen Ältere aus gesundheitlichen Gründen mehr Zeit in den eigenen vier Wänden als draußen. Dadurch fehlt ihnen der Kontakt mit dem wichtigsten Zeitgeber, dem Licht. Entsprechendes Schummerlicht in der Wohnung verschärft das Problem. Auch die Zahl der Sozialkontakte geht bei vielen zurück. Wieder ein Zeitgeber weniger. Nachlassende Hunger- und Durstgefühle bringen die üblichen Essenszeiten ins Wanken und schon kommt es zu Unregelmäßigkeiten der inneren Uhr. Gerade im Alter ist es also wichtig, die inneren Rhythmen des Körpers zu stärken, damit sie im Takt bleiben.

Rhythmen mit Rhythmen heilen

Immer intensiver werden die Erkenntnisse über die Zusammenhänge von Krankheiten und Störungen der Lebensrhythmen (siehe S. 19, 27). Rhythmen kommen in der Musiktherapie oder der anthroposophischen Heileurythmie, bei Atemübungen oder bei bestimmten Massagetechniken zur Anwendung. Es gibt vielfältige Wege, über Rhythmen gestörte Rhythmen wieder in Balance zu bringen. So haben zum Beispiel Trommelrhythmen eine große therapeutische und kommunikative Kraft. Mit ihrer regelmäßigen Wiederkehr können die „beats" der Instrumente sogar heilen. Gleichmäßige Trommelschläge wirken dabei so stark, dass sie Menschen in Trance versetzen.

Was rund um die Uhr im Körper passiert

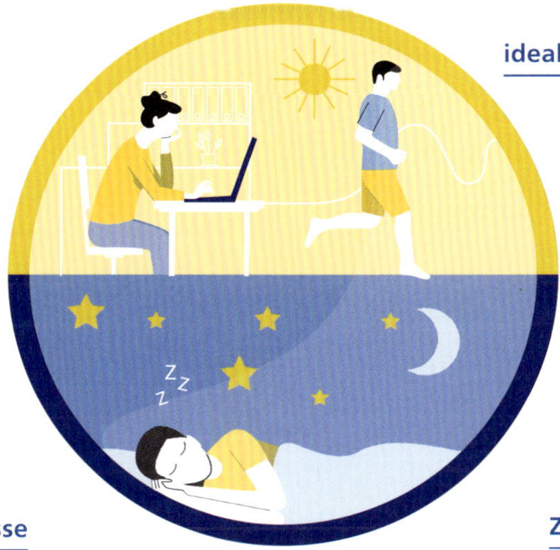

10 bis 12 Uhr: Leistungshoch

8 bis 10 Uhr: wenig schmerzempfindlich

6 Uhr: Aufwachzeit

4 bis 5 Uhr: Der Blutdruck steigt.

2 bis 4 Uhr: Regenerationsprozesse

12 bis 13 Uhr: ideale Zeit fürs Mittagessen

13 bis 15 Uhr: Vorsicht, Unfallgefahr!

15 bis 16 Uhr: neues Leistungshoch

16 bis 17 Uhr: gute Zeit für Sport

22 bis 23 Uhr: Zeit zum Schlafengehen

2 bis 4 Uhr: Die Körpertemperatur und der Adrenalinspiegel sind auf dem niedrigsten Niveau. Körperliche und geistige Leistungsfähigkeit sind auf dem Tiefpunkt. Es ist sozusagen biologische Mitternacht. Gleichzeitig laufen verschiedene Regenerationsprozesse.

4 bis 5 Uhr: Kritische Zeit für Asthmatiker, die Lungenbronchien sind am engsten.

6 Uhr: Aufwachzeit. Unsere innere Uhr stellt sich auf Leistung ein. Cortisol wird ausgeschüttet. Die Fruchtbarkeit ist hoch. Der Herzschlag beschleunigt sich und der Blutdruck steigt.

8 bis 10 Uhr: Die Schmerzempfindlichkeit ist gering. Der Cortisolspiegel ist hoch und damit auch die Gefahr für einen Herzinfarkt.

10 bis 12 Uhr: Gehirn und Körper laufen auf Hochtouren. Wir sind hellwach und topfit.

12 bis 13 Uhr: Der Blutdruck ist hoch, das Immunsystem macht Pause. Magen und Darm bilden Verdauungssäfte. Beste Zeit fürs Mittagessen. Die Körpertemperatur ist am höchsten.

13 bis 15 Uhr: Mittagstief. Die Leistungsfähigkeit sinkt um 20 Prozent. Vorsicht, Unfallgefahr!

15 bis 16 Uhr: Die Leistungs- und Konzentrationsfähigkeit steigt wieder. Der Gehalt an körpereigenen Schmerzmitteln, den Endorphinen, ist hoch, die Schmerzempfindlichkeit sinkt.

16 bis 17 Uhr: Das Immunsystem ist hochaktiv. Gute Zeit für sportliche und geistige Betätigung.

17 bis 19 Uhr: Der Blutdruck sinkt. Die Leber ist besonders gering durchblutet, also schlecht gewappnet, um Alkohol abzubauen.

Ab 19 Uhr: Der Körper schaltet langsam auf Sparflamme. Blutdruck und Puls sinken.

Ab 20 Uhr: Die Leber kann jetzt besser Alkohol abbauen. Unsere Reaktionszeit verlängert sich, die Körperreaktionen werden langsamer. Die Vorbereitung auf die Nachtruhe beginnt.

22 bis 1 Uhr: Der Melatoninspiegel steigt auf ein Vielfaches. Stoffwechsel, Blutdruck, Herzschlag und Körpertemperatur sind auf ein Minimum reduziert.

Schichtarbeit

Der natürliche Schlaf-wach-Rhythmus wird durch Schichtarbeit erheblich gestört. Besonders Nachtschichten stellen den Schlaf-wach-Rhythmus komplett auf den Kopf: Die Betroffenen sollen tagsüber schlafen und müssen nachts hellwach sein. Die biologische Uhr tickt aber genau umgekehrt. Etwa zwei Stunden weniger schlafen Menschen während ihrer Nachtschichtphasen, die Schlafqualität ist geringer.

Ohrstöpsel

Unsere Ohren können wir nicht verschließen. Das bekommen vor allem Nachtschichtler zu spüren, wenn sie tagsüber schlafen wollen und ringsum das volle Leben tobt. Ohrstöpsel, egal ob aus Wachs oder Silikon, haben eine vorgeschriebene Schalldämmung. Sie senken Geräusche um mindestens zehn Dezibel. Das entspricht meist einer Halbierung der Schallpegel.

Licht

Während der Nachtschicht halten gut beleuchtete Arbeitsräume wach und erleichtern dem Körper die Anpassung. Im Sommer empfiehlt sich für den Heimweg eine Sonnenbrille, damit das Gehirn durch Licht nicht zum Wachbleiben angeregt wird (siehe S. 30/31).

Frauensache

Eine Verschiebung des Schlaf-wach-Zyklus beeinflusst die Gehirnfunktionen und damit die Leistungsfähigkeit von Frauen stärker als die von Männern, so das Ergebnis einer britischen Studie. Vor allem in den frühen Morgenstunden waren Frauen geistig weniger fit. Besondere Vorsicht ist geboten, wenn Frauen nach dem Nachtdienst mit dem Auto heimfahren. Bei drohendem Sekundenschlaf sofort rechts ranfahren!

Gesundheitscheck

Schichtarbeiter haben eine höhere Anfälligkeit für Krankheiten, besonders im Verdauungstrakt, aber auch für Krebserkrankungen. Nutzen Sie die Vorsorgeuntersuchungen, die ab dem 35. Lebensjahr von den Krankenkassen angeboten werden. Auch ein regelmäßiger Gesundheitscheck beim Betriebsarzt ist sinnvoll. Das Arbeitszeitgesetz berechtigt Nachtarbeiter, sich vor Beginn der Beschäftigung und danach alle drei Jahre arbeitsmedizinisch untersuchen zu lassen.

Beziehungen

Das Familien- und Sozialleben wird durch Schichtarbeit erheblich belastet. Versuchen Sie deshalb so oft wie möglich, gemeinsam mit der Familie zu essen – ob es nur ein kurzes Frühstück oder ein ausgiebiges Abendessen ist. Nutzen Sie diese Zeit zum Austausch mit Ihrem Partner oder den Kindern. Planen Sie Freizeitaktivitäten mit Ihren Freunden langfristig.

Schichtplan

Der Wechsel Ihrer Arbeitsschichten sollte im Uhrzeigersinn verlaufen, so wie auch unser natürlicher Rhythmus nach vorn gerichtet ist. Idealerweise findet eine neue Schicht alle zwei bis drei Tage statt, damit der Körper sich gar nicht erst an einen Rhythmus gewöhnen kann. Auf ein paar Tage Frühschicht sollte also eine Spätschicht und darauf eine zwei- bis dreitägige Nachtschicht folgen, bevor nach ein paar freien Tagen wieder eine Schichtfolge beginnt. Viele Unternehmen sind sich der Auswirkungen von Wechselschichten auf die Gesundheit bewusst und deshalb bestrebt, den Rhythmus der Schichten so gut wie möglich zu planen.

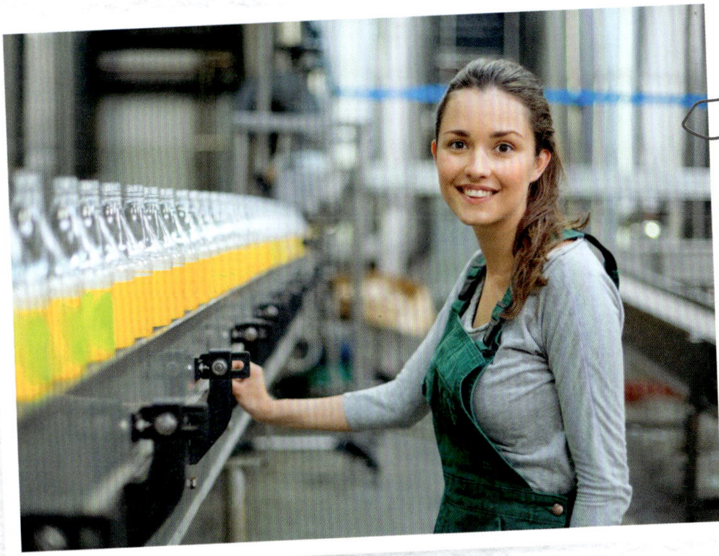

Gefahren

Zwischen zwei und fünf Uhr morgens ist die Gefahr von Unfällen durch Unaufmerksamkeit besonders hoch. Günstig ist es, in dieser Phase häufig etwas zu trinken. Koffeinhaltige Getränke wie Kaffee oder Tee können hilfreich sein, Zucker verstärkt die aufputschende Wirkung. Das letzte koffeinhaltige Getränk sollten Sie allerdings nicht später als vier Stunden vor dem Schlafengehen trinken. Sonst hält seine Wirkung an und Sie haben nach der Schicht Probleme mit dem Einschlafen.

Ernährung

Wer im Schichtdienst arbeitet, sollte eiweiß- und kohlenhydratreiche Mahlzeiten bevorzugen, denn schwer Verdauliches mit viel Fett und Zucker belastet den Körper zusätzlich. Die Verdauung muss die Schicht ja „mitmachen", auch wenn die Organe nachts normalerweise im Entspannungs- und Entgiftungsmodus sind. Außerdem macht schweres Essen müde.

Nickerchen

Ein Nickerchen vor der Schicht kann helfen, ein Schlafdefizit auszugleichen. Damit steigern Sie auch die Leistungsfähigkeit.

Weißes Rauschen

Wer mit Ohrstöpseln beim Schlafen nicht so gut klarkommt, sollte es mit „weißem Rauschen" versuchen. Schalten Sie dafür einen Ventilator ein oder wählen Sie eine hohe Radiofrequenz. Dieses Rauschen überdeckt andere Geräusche.

Die schlaflose Gesellschaft

Untersuchungen bei Urvölkern haben gezeigt, dass sie – so wie wir – einige Stunden nach Sonnenuntergang zu Bett gehen, etwa sechs bis sieben Stunden schlafen – und auch mal lange wach liegen. Doch die Menschen haben damit kein Problem, sie schlafen einfach am nächsten Morgen etwas länger. Indigene Stämme haben auch keinen Begriff für Schlafstörungen. Denn sie leben im Einklang mit ihren inneren und äußeren Rhythmen.

Genau das ist das Problem vieler Menschen in der modernen Industriegesellschaft. Sie arbeiten tagsüber in Büros oder Werkhallen unter den Bedingungen von (schlechtem) künstlichem Licht. Abends und nachts scheint hingegen vielerorts Licht, ob von der Straßenbeleuchtung oder in Wohnräumen. Der natürliche Wechsel zwischen hell und dunkel ist gestört. Die Erfindung der Glühbirne hat die Finsternis verbannt. Das ist ein Problem für die innere Uhr und hat Folgen.

Neben der Spur

Der Münchner Chronobiologe Till Roenneberg vergleicht diese Bedingungen mit dem „Andechser Bunkerexperiment" (siehe S. 29). Die Mehrzahl der Menschen verbringt die Zeit unter konstant schwachem Licht. Ein Problem für die individuelle innere Uhr. Etwa 60 Prozent der Deutschen leben nicht im Einklang mit ihrer inneren Uhr und der gesellschaftlichen Außenzeit. Ein deutliches Symbol dafür ist der Wecker. Nicht der Körper gibt das Signal zum Aufwachen, sondern der Wecker reißt uns hoch. Der erste Schreck in der Morgenstunde und ein gewaltiger Adrenalinstoß folgt. Das ist nicht die einzige hormonelle Fehlregulation. Die Lichtarmut tagsüber und die Lichtflut abends machen auch anderen Hormonsystemen zu schaffen. Selbst die Körpertemperatur reagiert asynchron auf diese Verhältnisse. Der Effekt: Die Menschen sind tagsüber müde und schlafen nachts dennoch schlecht. Alle Schlafstörungen werden durch diese Bedingungen begünstigt. Unsere Rhythmen kommen auch deshalb durcheinander, weil mit dem Einzug des künstlichen Lichts in unser Leben Arbeit jederzeit möglich geworden ist. Die Schichtarbeit wirft Menschen noch stärker aus der „Uhrenbahn".

Volkskrankheit Schlafstörungen

Die Zunahme von Schlafstörungen in den letzten Jahren ist dramatisch. Selbst unter jungen Menschen ist dieser Trend festzustellen. In der Altersgruppe der 18- bis 29-Jährigen gaben bei einer Erhebung der DAK-Gesundheit zwölf Prozent an, nicht gut schlafen zu können.

Nicht nur die Schlafqualität hat sich in den letzten Jahren verändert, sondern auch die Quantität. Schliefen die Menschen um 1900 noch durchschnittlich neun Stunden, sind es heute in den Industrieländern sieben Stunden. Was bedeutet das für die nahe Zukunft? Werden Schlafstörungen weiter dramatisch zunehmen? Werden uns Smartphone und Internet noch mehr beherrschen oder werden wir im Interesse unserer Gesundheit gar nicht umhinkommen, die Geräte regelmäßig bewusst abzuschalten? Wie wird die Arbeitswelt von morgen aussehen? Wie belastend sind die schnellen Wandel in unserem Leben für die Psyche und damit für den Schlaf?

So schlafen die Deutschen

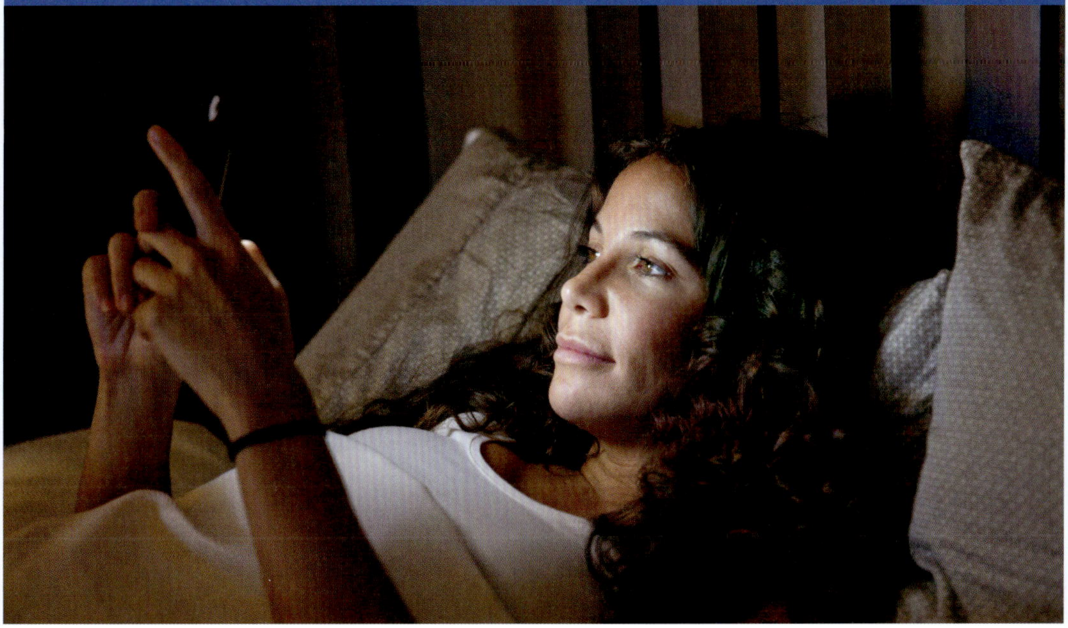

Es gibt viele Studien, Untersuchungen und Schlafreports, die alle eines bestätigen: Schlafstörungen nehmen immer mehr zu.

- 31 Prozent der Menschen haben morgens Anlaufschwierigkeiten.
- Bei den 35- bis 65-jährigen Erwerbstätigen hat sich der Anteil derjenigen, die Schlafmittel nehmen, verdoppelt.
- 34 Prozent der Menschen haben den Wunsch nach mehr Schlaf.
- Die Häufigkeit von Ein- und Durchschlafstörungen hat von 2010 bis 2017 um 66 Prozent zugenommen, wie der jüngste DAK-Gesundheitsreport ermittelt hat.
- In ärztlicher Behandlung wegen Schlafstörungen sind 15,4 Prozent der Erwerbstätigen zwischen 35 und 65 Jahren.
- 22 Prozent der Erwerbstätigen schlafen nachts maximal 5 Stunden, ergab eine Befragung der DAK-Gesundheit.
- Die meisten Einschlafstörungen haben die Menschen in Sachsen, Sachsen-Anhalt und Thüringen (21 Prozent).
- Knapp 40 Prozent der Schichtarbeiter leiden unter Schlafstörungen.
- Vom Smartphone lassen sich vor allem die unter 30-Jährigen stören. Jedem Fünften raubt das Handy Schlaf.

Schlafstörungen sind individuell

Mediziner kennen 80 bis 100 verschiedene Schlafstörungen, wobei allen gemeinsam das Leitsymptom „nicht erholsamer Schlaf" ist. Die Ein- und Durchschlafstörungen rangieren mit 80 Prozent an der Spitze. Allerdings gibt es bei manchen Störungen eine hohe Dunkelziffer wie bei der Schlafapnoe (nächtliche Atemaussetzer). Die „Initiative Gesunder Schlaf" geht davon aus, dass es 2,5 Millionen davon Betroffene in Deutschland gibt, aber nur 250 000 behandelt werden. Die Dunkelziffer ist so hoch, weil viele ihre Atemaussetzer nicht spüren.

Von akut bis chronisch

Vor einer Prüfung oder der Vorbereitung eines Familienfests, vor einer Reise oder am Urlaubsort, durch eine belastende persönliche Situation oder kleine Kinder kann man schon mal eine paar unruhige Nächte haben. Ist der Stress vorbei, kommt auch der Schlaf wieder in Ordnung. In solchen Fällen handelt es sich um akute Schlafstörungen. Sie dauern vier bis maximal sechs Wochen. Schlafstörungen, die bis zu sechs Monate anhalten, werden als subakut bezeichnet. Auch hier besteht die Chance, dass sie von selbst verschwinden, sobald die Auslöser beseitigt sind. Hält eine Schlafstörung länger als sechs Monate an, spricht man von einer chronischen Störung.

Schlafmedizinische Therapien

Eine spontane Heilung (wie bei der akuten beziehungsweise subakuten Form) ist ohne Behandlung bei einer Chronifizierung sehr selten. Manche Patienten leiden jahrelang darunter. In diesen Fällen sind eine angemessene Diagnostik und Therapie in einem schlafmedizinischen Zentrum unerlässlich. Durch eine Vielzahl von Maßnahmen können wesentliche Verbesserungen erreicht werden. Dazu gehören nicht nur Medikamente, sondern auch zeitordnende Therapien durch Licht, Temperaturreize und Ernährung. Die Therapie kann durch eine naturheilkundliche Kneipp-Kur unterstützt werden. Wer länger als vier Wochen fast jede Nacht schlecht

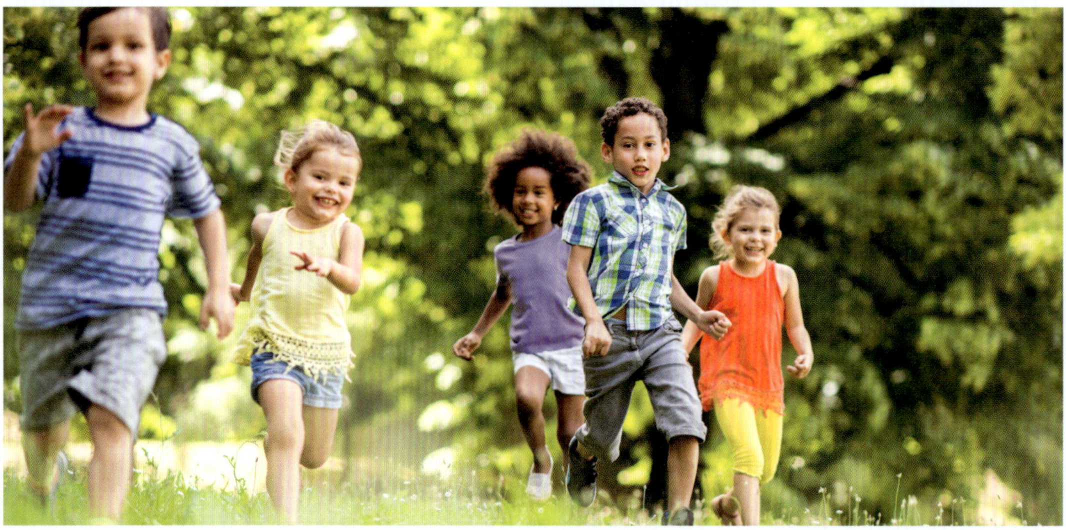

Tageslicht stellt die innere Uhr, Bewegung fordert den Körper – es gibt nichts Besseres für guten Schlaf.

schläft, sollte mit seinem Problem zum Arzt gehen. Der Mediziner wird zunächst überprüfen, ob eventuell eine Krankheit dahintersteckt. Das kann ebenso eine körperliche wie eine seelische Krankheit sein. Lässt sich nichts feststellen, lautet die Diagnose: funktionelle Schlaflosigkeit, die sich nicht auf eine andere Krankheit oder Störung zurückführen lässt.

In schlafmedizinischen Zentren decken Ärzte verschiedener Fachrichtungen idealerweise das gesamte Spektrum der Schlafmedizin ab. Das reicht von Ein- und Durchschlafstörungen sowie Atmungs- und Bewegungsproblemen über Müdigkeit am Tag bis zu morgendlichen Kopfschmerzen. Man kann sich ambulant oder stationär behandeln lassen. Für die Aufnahme benötigt man eine Überweisung vom Hausarzt. Die Gründe für eine Behandlung können zum Beispiel Ein- und Durchschlafstörungen, Einnicken beim Autofahren, starkes Schnarchen oder Atempausen beim Schlafen sein. Auch wer tagsüber so müde ist, dass er zwischendurch einnickt, sollte sich helfen lassen.

Der Job als Schlafstörer

Arbeiten unter hohem Druck, bis an die Leistungsgrenze, der Verzicht auf Pausen sowie Überstunden und mehrere Nachtschichten (fünf bis acht) im Monat erhöhen das Risiko für Schlafstörungen erheblich.

Hinzu kommt die Problematik der ständigen Erreichbarkeit. Menschen mit hoher Erreichbarkeit (die Festnetz- und Handynummer auf der Arbeitsstelle hinterlegt) haben mehr Schlafprobleme als Kollegen, die nie oder fast nie außerhalb der Arbeitszeit angerufen werden beziehungsweise E-Mails erhalten. Da hilft nur eines: alle Geräte ab 20 Uhr nur noch für private Zwecke nutzen. Schalten Sie den Anrufbeantworter ein und rufen zurück, wann es Ihnen passt! Noch besser: abends alles ausschalten!

Mein besonderer Tipp

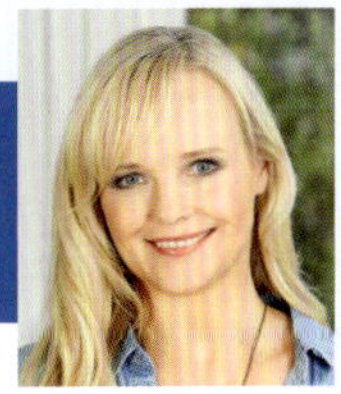

Draußensein macht müde

Immer mehr Kinder sind von Schlafstörungen betroffen. Kein Wunder, sagen wir Erwachsenen, die hängen ja auch nur an ihrem Smartphone. Handyverbote, Digi-Detox, Einschränkungen der Bildschirmzeit – all das sind halbherzige Maßnahmen, um den digitalen Missbrauch zu regulieren. Eltern wissen genau, dass ihre Kinder sich im Falle eines Verbots anderweitig Zugang verschaffen. Dazu kommt, dass Mütter und Väter oft schlechte Vorbilder sind, weil sie selbst kaum noch eine Stunde ohne Online-Check vergehen lassen. Besser als Verbote: Gehen Sie regelmäßig raus, lassen Sie die Kinder an der frischen Luft toben. Dann klappt das Schlafen von allein.

Unfallgefahr Müdigkeit

Ziemlich oft, meistens oder sogar immer müde, so fühlen sich 43 Prozent der Befragten des DAK-Reports 2017. Müdigkeit verursacht insgesamt 25 Prozent aller Unfälle im Straßenverkehr. Sie ist damit die häufigste nachweisbare Unfallursache und übertrifft die Anzahl der durch Alkohol und Drogen ausgelösten Unfälle. Der volkswirtschaftliche Schaden ermüdungsbedingter Unfälle ist hoch, in Deutschland wird er auf 20 Milliarden Euro pro Jahr geschätzt. Eine Untersuchung zeigt: 19 Prozent aller tödlich endenden Lkw-Unfälle sind auf Schlafmangel zurückzuführen! Müdigkeit lässt sich nicht bezwingen. Nehmen Sie die Signale ernst!

Störende Umwelteinflüsse

Nicht nur innere Faktoren wie Überlastung, Sorgen, Termindruck, körperliche oder psychische Erkrankungen wirken sich ungünstig auf den Schlaf aus, sondern auch viele Einflüsse aus der Umwelt. Ein wichtiger Störfaktor ist Lärm ab einer bestimmten Lautstärke. Die Lärmquelle kann der schnarchende Bettnachbar sein oder Straßengeräusche. Wer an einer stark befahrenen Straße wohnt, sollte vor dem Schlafengehen gut lüften und dann das Fenster schließen. Mit dem schnarchenden Ehepartner ist das Problem nicht so einfach lösbar, es sei denn, man kann getrennt schlafen.

Ohrstöpsel nicht auf Dauer benutzen

Nur wenn die Geräusche so laut sind, dass die Störquelle den Schlaf objektiv beeinträchtigt (stark befahrene Straße, Flugzeuglärm) kann zu einem dauerhaften Gebrauch geraten werden. Viele verwenden Ohrstöpsel jedoch bei geringen Geräuschbelästigungen. Das hat eine Nebenwirkung: Die Betroffenen werden immer geräuschempfindlicher und damit hellhöriger. Denn auch im Schlaf überprüft das Gehirn, ob Gefahr droht. So haben junge Mütter den sogenannten Ammenschlaf, der sie sofort wach werden lässt, wenn der Säugling nur das geringste Geräusch von sich gibt. Das „Ohrstöpselgehirn" muss sich extrem anstrengen, also wacher sein, um Geräusche zu empfangen und eventuelle Gefahren zu erkennen. So führen Ohrstöpsel auf Dauer dazu, dass man noch geräuschempfindlicher wird und schlechter schläft.

Dunkelheit ist wichtig

Sorgen Sie nachts für Dunkelheit. Licht, das ins Schlafzimmerfenster einfällt (Straßenbeleuchtung, Morgensonne), kann zu Schlafstörungen beitragen. Wenn Sie nachts ins Bad gehen, benutzen Sie deshalb am besten nur ein Schummerlicht. Das Auge übermittelt sonst irreführende Informationen an das Gehirn, die Melatoninproduktion wird zu früh gestoppt. Bewegungsmelder in der Steckdose geben genügend Licht, um sich in der Wohnung zu orientieren, sind aber nicht strahlend hell. Bildschirme, Displays auf Handys und Tablets geben verstärkt blaues Licht ab, das sich negativ auf das Einschlafen auswirkt. Diese Anteile sind auch im Sonnenlicht und machen uns besonders munter. Während der lichtarmen Winterzeit wird vermehrt Melatonin erzeugt, auch tagsüber sind wir insgesamt müder. Die Zeitumstellung bringt unseren Kreislauf sogar um zwei bis drei Stunden durcheinander.

Sommerzeit

Jedes Jahr geht die Diskussion um die Sommerzeit wieder neu los, wenn wir im März die Uhren umstellen. Experten fordern, die Zeitumstellung endlich abzuschaffen, weil sie unseren natürlichen Rhythmus durcheinanderbringt. Eingeführt wurde das Vor- und Zurückstellen der Uhren ursprünglich, um Strom zu sparen. Doch der Effekt erwies sich als geringfügig. Kaum jemand machte sich bei der Einführung im Jahr 1980 Gedanken darüber, dass die Menschen aus dem Takt geraten könnten. Heute wissen wir mehr über die Chronobiologie. Zeitumstellungen bringen eingespielte Abläufe durcheinander, wenn sich außer der Stellung der Uhrzeiger nichts ändert. Wir behalten unseren normalen Lebensrhythmus weiterhin bei, arbeiten genauso, obwohl es abends länger hell ist. Das Licht synchronisiert den abweichenden Rhythmus der inneren Uhr. Für viele Menschen, die drinnen arbeiten, bedeutet das, dass sie vor der Arbeit wenig Licht bekommen und der verspätete Feierabend das nicht ausgleichen kann. Sie werden also später müde, müssen aber trotzdem früher raus.

Frühjahrsmüdigkeit und Winterschlaf

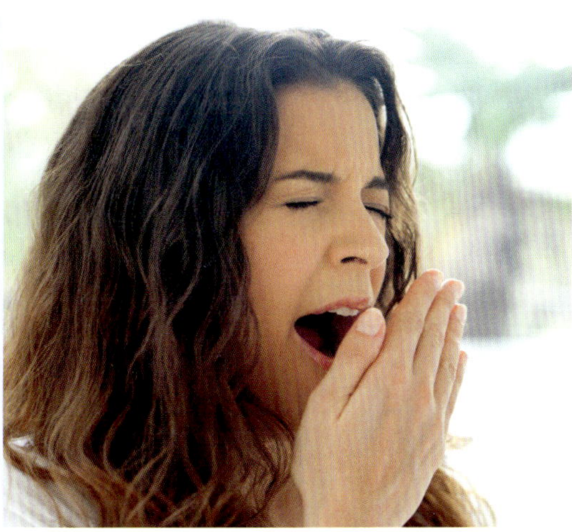

Frühjahrsmüdigkeit

Wenn im Frühjahr die Natur erwacht, müsste es uns eigentlich prächtig gehen. Die Sonne wärmt, das Grün kehrt zurück, die ersten Blumen sprießen aus der Erde. Das Licht hebt die Stimmung – und trotzdem springen wir nicht jubelnd durch die Gegend. Stattdessen macht sich das große Gähnen breit. Schon am Morgen fühlen wir uns schlapp, reagieren müde, können uns schlecht konzentrieren und schleppen uns durch den Tag – wir fühlen uns so, als hätten wir nicht richtig geschlafen. Da ist eine Erklärung schnell zur Hand: Frühjahrsmüdigkeit. Mehr als die Hälfte aller Menschen in unseren Breitengraden empfindet dieses Phänomen. Gibt es das wirklich?
Ja, sagen Experten, denn der Mensch lebt nach wie vor im Einklang mit der Natur, auch wenn wir das nicht so empfinden. Unser Körper passt sich an äußere Bedingungen an. Das heißt, dass er sich im kalten Winter schützt, indem er alles auf Sparflamme stellt, Stoffwechsel und Hormonhaushalt entsprechend reguliert, die Körpertemperatur etwas senkt, den Blutdruck erhöht und mehr Melatonin bildet. Ändern sich dann die Bedingungen, steigen also die Temperaturen und die Anzahl der hellen Stunden, muss sich der Körper erneut umstellen: weniger „heizen", den Blutdruck wieder senken, die Melatoninproduktion drosseln und das stimmungsaufhellende Hormon Serotonin produzieren. Das alles ist ein Kraftakt, der zwei bis vier Wochen dauern kann, denn der Körper muss sich schrittweise an die neuen Bedingungen anpassen.

Winterschlaf

Bevor die Frühjahrsmüdigkeit um sich greift, befinden wir uns in einer Art Wintermodus, der manchmal mit einem kleinen Winterschlaf verglichen wird. Das ist aber nicht richtig. Unser Körper passt sich zwar den äußeren Bedingungen an, aber wir ziehen uns nicht wie die Tiere aus dem alltäglichen Leben zurück. Der Begriff „Winterschlaf" beschreibt den Zustand der Tiere übrigens nicht richtig. Wissenschaftler sprechen lieber von „Torpor" (Erstarrung), denn es findet – anders als beim echten Schlaf – keine Erholung statt. Die Gehirnströme verlaufen anders. Die Tiere fahren ihren Stoffwechsel herunter, gehen in einen Energiesparmodus, fressen nicht mehr und halten nur die wichtigsten Funktionen aufrecht. Wenn sie im Frühjahr wieder ins Leben zurückkehren, haben sie ein Schlafdefizit, sind also keineswegs putzmunter und ausgeschlafen.

Schlafräuber Stress

Stress peitscht das vegetative Nervensystem hoch. Wir sind auf Angriff aus. Doch abends läuft das gegen unseren Rhythmus, der nicht mehr auf Leistung aus ist, sondern nach Ruhe verlangt. Selbst eine kaum merkliche Körperreaktion wie der abendliche Temperaturabfall kann nicht stattfinden. Der aber trägt mit dazu bei, dass wir schläfrig werden. Stressabbau und eine Rhythmisierung des Lebens sind also das A und O zur Vermeidung von Schlafstörungen. Ganz besonders, wenn diese sich im Leben breitmachen wollen.

Wie viel Stress ein Mensch hat, ist abhängig von der Stressdosis. Diese wird einerseits bestimmt durch die Häufigkeit, Vielfalt, Dauer und Intensität, mit der Stressoren auf den Organismus einwirken. Andererseits ist entscheidend, wie wir selbst die Situation beurteilen, ob wir sie als bedrohlich, unsere Kräfte übersteigend oder als zu bewältigend ansehen.

Den einen setzt eine bestimmte Aufgabe derart unter Druck, dass sie ihm nachts den Schlaf raubt. Für einen anderen hingegen ist die gleiche Tätigkeit eine willkommene Herausforderung. Er muss ein gewisses Maß an Energie aufwenden, um die Aufgabe zu bewältigen, schafft das, ist danach zufrieden mit sich selbst und spürt eine angenehme Müdigkeit, die ihn etwas später problemlos in den Schlaf sinken lässt. Stressempfinden ist also subjektiv.

Auch die Bewältigungsstrategien sind deshalb höchst unterschiedlich. Wer es schafft, abends einfach abzuschalten und die Sorgen sprichwörtlich vor der Schlafzimmertür zu lassen und sich erst am nächsten Tag oder noch später damit zu beschäftigen, kommt zur Ruhe, sobald er im Bett liegt. Wem das nicht gelingt, der nimmt seine Probleme mit, kommt aus dem Grübeln nicht mehr heraus und stellt bald fest, dass das Nachdenken zu nichts führt. Die Gedanken kreisen und rauben den Schlaf.

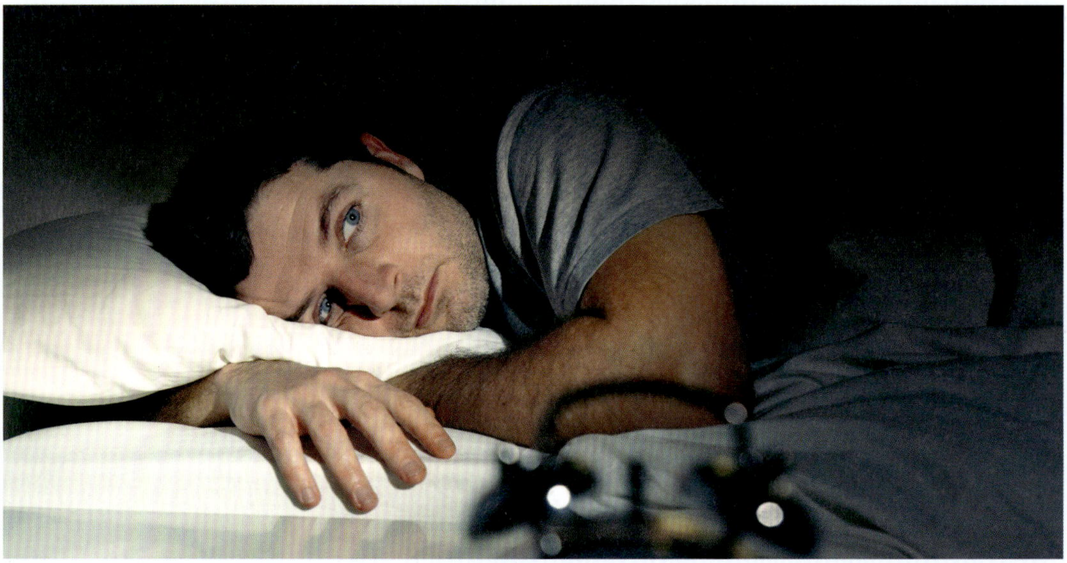

Wer seine Alltagssorgen mit ins Bett nimmt, findet nur schwer in den Schlaf. Einschlafrituale können helfen, Abstand zu den Problemen des Tages zu bekommen.

Die verschiedenen Schlafstörungen

Diagnosegruppe	typische Symptome
Insomnien Ein- und Durchschlafstörungen	zu wenig und nicht erholsamer Schlaf, Einschlafschwierigkeiten, häufiges Erwachen in der Nacht, Wiedereinschlafschwierigkeiten, zu frühes Erwachen am Morgen, das Gefühl „nicht richtig tief zu schlafen"
Hypersomnien Störungen bei vermehrter Tagesschläfrigkeit	Probleme, tagsüber wach zu bleiben, ungewolltes Einschlafen und Einnicken am Tag, das Gefühl, trotz ausreichender Schlafdauer permanent schläfrig zu sein. Häufig, aber nicht immer, verbunden mit Schnarchen in der Nacht
schlafbezogene Atmungsstörungen Schlafapnoe	wiederkehrende mindestens 10 Sekunden andauernde Atemstillstände während des Schlafs, die mehr als 60 Sekunden anhalten können; subjektiv wird von Betroffenen in erster Linie erhöhte Tagesmüdigkeit oder -schläfrigkeit beklagt
Parasomnien im Schlaf auftretende Störungen	Albträume, Schlafwandeln, Sprechen im Schlaf, Zähneknirschen
Störungen des Schlaf-wach-Rhythmus	Syndrom der verzögerten Schlafphase: Probleme, zur „normalen" Zeit nicht schlafen zu können. Stattdessen gehen die Betroffenen wesentlich früher oder später zu Bett. Auch Jetlag und Schichtarbeit gehören dazu
schlafbezogene Bewegungsstörungen	komplexe motorische Aktivität während des REM-Schlafs mit manchmal gefährlichen Verletzungen (auch anderer). Patienten erinnern sich nach dem Erwachen detailliert an Träume, die häufig Bedrohung oder Verfolgung beinhalteten
andere Schlafstörungen	aufgrund organischer, neurologischer oder psychischer Erkrankungen, durch Medikamente und Drogen

Schlaftagebuch*

Woche von .... bis ....

ABENDPROTOKOLL (vor dem Lichtlöschen)	Beispiel	MO	DI	MI	DO	FR	SA	SO
1. Wie ist Ihre Stimmung gerade? (1: sehr gut ... 6: sehr schlecht)	3							
2. Wie leicht/schwer fiel es Ihnen heute, Leistungen (Beruf und Freizeit) zu erbringen? (1: sehr leicht ... 6: sehr schwer)	2							
3. Haben Sie heute tagsüber geschlafen? Falls ja, geben Sie an, wann und wie lange insgesamt:	13.30 30 Min.							
4. Haben Sie in den letzten 4 Stunden Alkohol zu sich genommen? Falls ja, was und wie viel?	2 Gläser Bier							
5. Wie müde fühlen Sie sich gerade?: (1: sehr frisch ... 6: sehr müde)	2							
6. Wann sind Sie zu Bett gegangen?	23.30							

MORGENPROTOKOLL (nach dem Aufstehen)	Beispiel	DI	MI	DO	FR	SA	SO	MO
7. Wie munter/müde fühlen Sie sich jetzt? (1: sehr munter ... 6: sehr müde)	3							
8. Wie ist Ihre Stimmung gerade? (1: sehr gut ... 6: sehr schlecht)	3							
9. Wie lange hat es nach dem Lichtlöschen gedauert, bis Sie einschliefen? (Min.)	40							
10. Waren Sie nachts wach? Wie oft? Wie lange insgesamt? (Min.)	3 x 20							
11. Wann sind Sie endgültig aufgewacht?	6.30							
12. Wie lange haben Sie insgesamt geschlafen? (Angabe in Stunden und Minuten)	6 Std. 40 Min.							
13. Haben Sie seit gestern Abend Medikamente zum Schlafen genommen? (Präparat, Dosis, Uhrzeit)	½ Zolpidem 22.30							

* nach Vorlage der Deutschen Gesellschaft für Schlafforschung und Schlafmedizin (DGSM)

Das Schlaftagebuch

Wenn Sie merken, dass es mit dem Schlafen nicht mehr so richtig klappt, führen Sie doch mal zwei Wochen lang ein Schlaftagebuch und verschaffen Sie sich damit einen Überblick. Vielleicht sind die Ergebnisse eine Anregung, selbst etwas zu ändern oder einen Arzt in Anspruch zu nehmen.

Ein Schlaftagebuch ist ein diagnostisches Instrumentarium, das Schlafmedizinern Anhaltspunkte über eventuelle Ursachen gibt. Aber es ist auch für jeden Laien, der unter Schlafstörungen leidet, sehr aufschlussreich. So geht's:

- Kopieren Sie sich dafür die Vorlage von der nebenstehenden Seite.

- Tragen Sie alle Informationen in das Abendprotokoll unmittelbar vor dem Lichtlöschen und in das Morgenprotokoll unmittelbar nach dem Aufstehen ein.

- Mit Ausnahme der Zubettgehzeit (Frage 6) und der morgendlichen Aufstehzeit (Frage 11), für die Sie Ihre Uhr benötigen, sollten Sie die Zeit, die Sie zum Einschlafen brauchen, ebenso wie die nächtlichen Wachzeiten und die Gesamtschlafdauer lediglich schätzen.

- Zur Bearbeitung des Schlaftagebuchs brauchen Sie nachts also keine Uhr. Es ist die subjektive Einschätzung gefragt. Nachts fällt es zwar schwer zu beurteilen, ob man eine oder zwei Stunden wach gelegen hat. Aber wichtig ist allein Ihr subjektiver Eindruck und nicht die genaue Dauer.

- Bei mehreren Fragen (Frage 1, 2, 5, 7 und 8) werden Sie um eine Einschätzung Ihrer Stimmung, Ihres Befindens gebeten. Richten Sie sich hierbei nach dem Schulnotensystem (sehr wach/frisch = 1, sehr müde = 6).

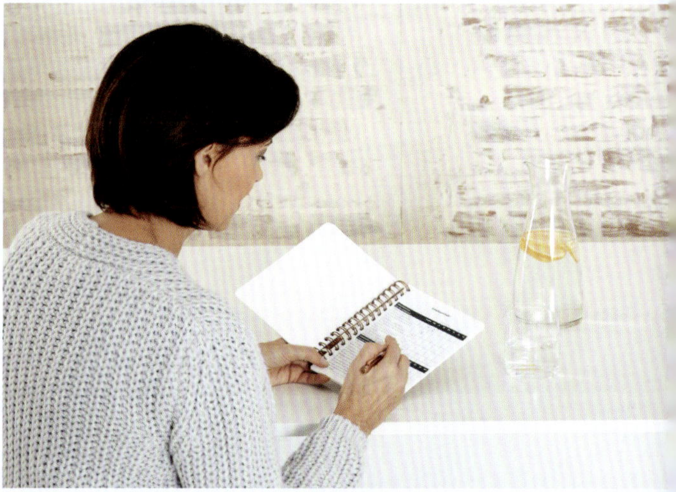

Ein Schlaftagebuch ist für den Arzt eine wichtige Diagnoseunterlage. Sie selbst werden dadurch aber auch das eine oder andere Aha-Erlebnis haben.

- Sollten bestimmte Fragen an einem Tag auf Sie nicht zutreffen, machen Sie einfach keinen Vermerk und gehen zur nächsten Frage.

- Wenn Sie bestimmte Medikamente regelmäßig abends einnehmen, brauchen Sie den Namen des Medikaments nur am ersten Tag anzugeben. An den übrigen Tagen tragen Sie dann nur Dosis und Uhrzeit ein.

Eingerollt oder aufgehängt: Wie Tiere schlafen

Sie falten sich zusammen, hängen sich auf, verpacken sich in Tang oder halten mit einer Hirnhälfte Wache – im Gegensatz zu den Menschen müssen Tiere sich auch beim Schlafen vor ihren Feinden schützen. Zum Glück hat die Natur sie dafür mit trickreichen Fähigkeiten ausgestattet. Lesen Sie hier, wie Delfine, Giraffen und Zugvögel übernachten.

Erholung im Stehen

Elefanten gehören zu den Wenigschläfern unter den Säugetieren. Forscher konnten beobachten, dass sie in freier Wildbahn häufig nur zwei Stunden abschalten. Ob sie dabei tief schlafen oder vor sich hin dösen, lässt sich schwer feststellen. Denn die Dickhäuter können sich im Stehen erholen. Droht Gefahr – zum Beispiel, weil ein Löwenrudel in der Nähe ist –, hält eine Leitkuh auch 48 Stunden ohne Schlaf durch.

In einer Haufen-Formation

Nicht jedes Tier kann sich nachts allein absichern. Dann hilft bestenfalls die Herde. Erdmännchen schlafen zum Beispiel in einer sogenannten Haufen-Formation. Das heißt, dass sich Wachtiere mit einem besonders leichten Schlaf um ein dominantes Weibchen herum positionieren, um es vor Gefahren zu schützen.

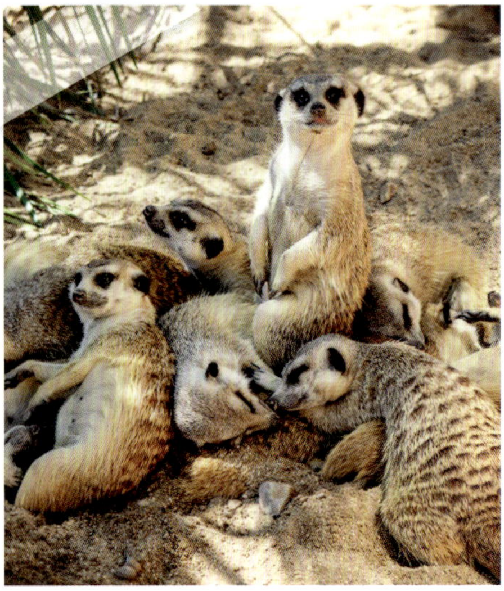

Kurzschlaf im Gleitflug?

Auch Vögel haben ein Schlafgeheimnis. Wenn sie zum Beispiel als Zugvögel tagelang übers Meer fliegen müssen, um ihre Sommer- oder Winterquartiere zu erreichen, bleibt ihnen nichts anderes übrig, als in der Luft zu schlafen. Sie schlummern dann im Flugmodus. Doch niemand weiß genau, wann und wie viel. Forscher vermuten, dass sie entweder mit einer Hirnhälfte wach bleiben wie die Delfine, dass sie Gleitflüge zum schnellen Nickerchen nutzen oder sehr lange ohne Schlaf überleben.

Bei Gefahr fallen lassen

Einfach mal abhängen? Fledermäuse nehmen das wörtlich und hängen sich bis zu 20 Stunden am Tag kopfüber an die Decke. Manche Arten verbringen sogar ihren Winterschlaf in dieser Position. Hin und wieder bleibt eine Fledermaus auch hängen, wenn sie schon tot ist. Die kleinen Nachtflieger müssen sich dabei nicht anstrengen, sondern lassen ihre speziell dafür geformten Krallen einfach einrasten, sobald sie hängen. Ob sie dabei dösen oder schlafen, ist nicht bekannt. Ein praktischer Vorteil der Aufhängung: Bei Gefahr können Fledermäuse sich einfach fallen lassen und abdüsen.

Eine Hirnhälfte bleibt wach

Weil sie es sich nicht erlauben dürfen, das Gehirn beim Schlafen abzuschalten, können Delfine nur mit einer Gehirnhälfte schlummern. Die andere lassen sie wach. Alle drei Stunden wird die Seite gewechselt. Zu erkennen ist das daran, dass ein Delfin beim Schlafen ein Auge geöffnet hat, um Gefahren rechtzeitig zu sehen. Bei ihrem einäugigen Schlaf schwimmen Delfine im Kreis herum.

Seeotter halten Händchen

Machen Seeotter es sich zum Schlafen gemütlich, besteht die Gefahr, dass sie in flachem Wasser abgetrieben werden. Deshalb umwickeln sie sich vorher mit Seetang – oder halten Händchen mit Kollegen. Wenn die Erwachsenen auf Nahrungssuche gehen, „verpacken" sie ihre Jungen in Tang, damit die nicht verloren gehen.

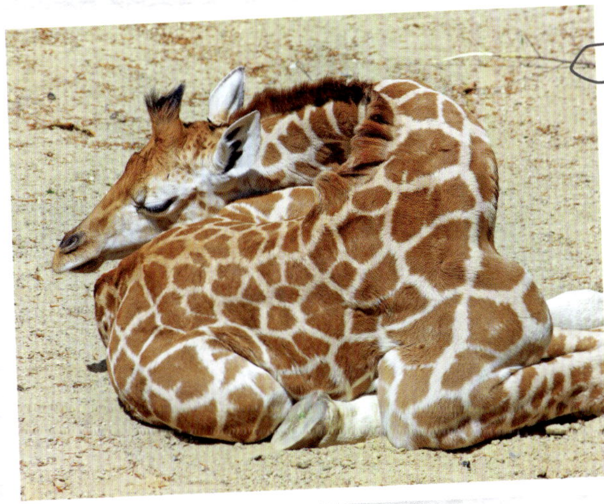

Das Hinterteil als Kopfkissen

Ganz spezielle Probleme haben Giraffen. Mit ihren langen Beinen und dem langen Hals ist das Aufstehen für sie sehr schwer. Käme ein hungriger Löwe vorbei, wären sie geliefert. Denn schnelle Tritte sind ihre beste Verteidigung. Die großen Tiere nicken deshalb tagsüber nur 20 bis 30 Minuten meist im Stehen ein. Dabei dösen sie vor sich hin. Um etwa vier Stunden über Nacht richtig zu schlummern, müssen sie sich dann trotz Gefahren hinlegen. Eine schlafende Giraffe ist selbst im sicheren Zoo ein seltener Anblick. Sie rollt sich so zusammen, dass der Kopf wie auf einem Kissen auf dem Hinterteil liegt. Auch andere Huftiere haben es nicht sonderlich gemütlich. Viele legen sich zum Schlafen nur ganz selten hin. Vor allem Fluchttiere wie Antilopen oder Zebras entspannen sicherheitshalber im Stehen und postieren Wachen in ihren Herden.

KAPITEL 2

Was Sie für eine gute Nacht tun können

Eine erholsame Nacht beginnt am Tag. Das klingt paradox, ist es aber nicht. Denn unser Körper ist ein einzigartiges Gebilde von fein aufeinander abgestimmten Rhythmen. Missklänge am Tag können die Nachtruhe empfindlich stören. Nehmen Sie deshalb den Taktstock selbst in die Hand und sorgen Sie für Harmonie in Körper, Geist und Seele – Garantie für einen erholsamen Schlaf.

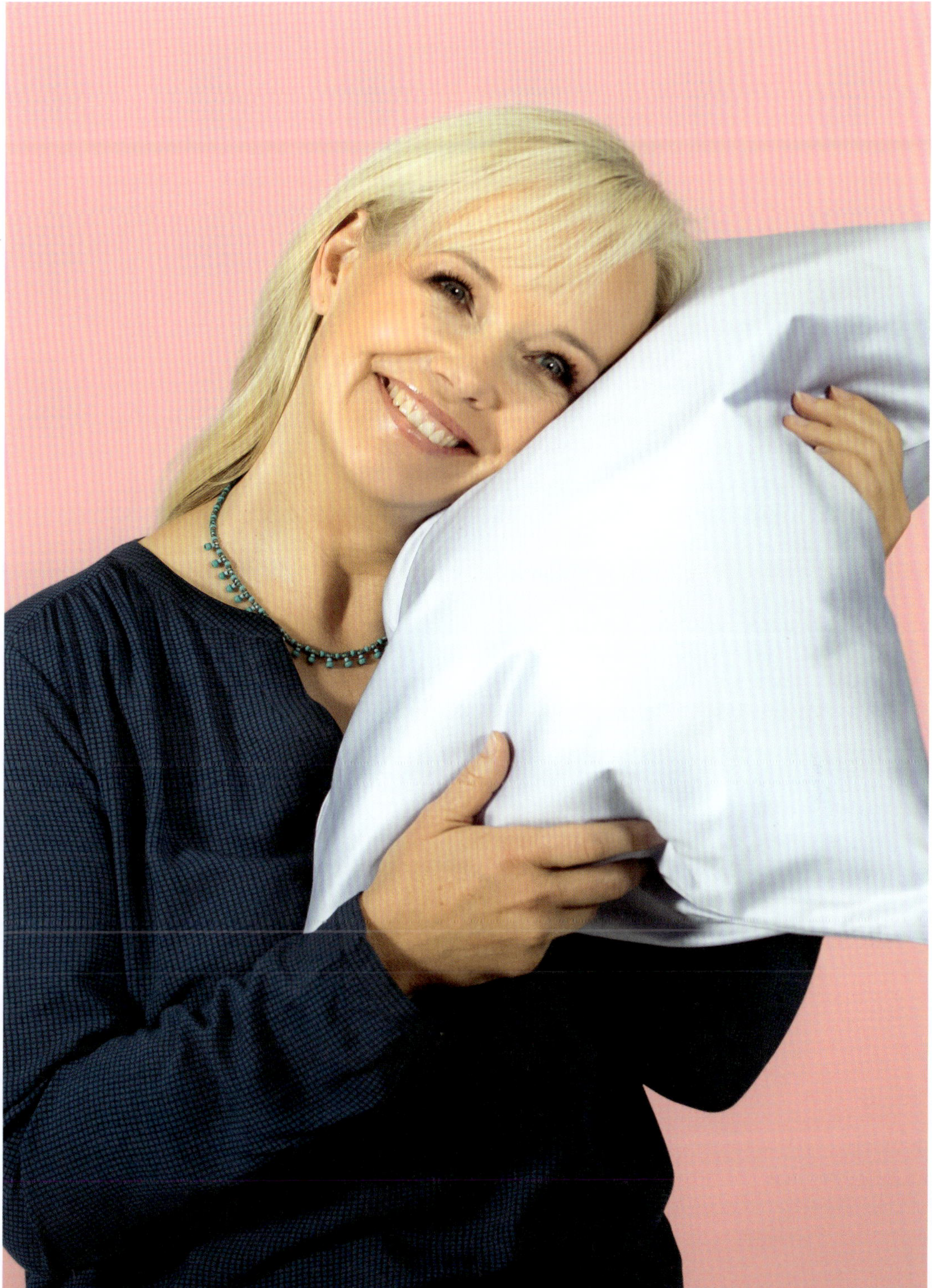

Den Lebensrhythmus finden

Rund ein Drittel der Bevölkerung hat einen ungeregelten Tagesablauf ohne feste Strukturen. Ein Grund ist die zunehmende Flexibilisierung der Arbeitszeiten. Sie entstrukturieren das Leben. Allein 15 Prozent der Bevölkerung arbeitet in Schichten. Auch die Eventkultur kennt keine Grenzen mehr. Städte rühmen sich damit, dass das Leben 24 Stunden pulsiert. Andere Zeitzonen sind mit dem Flugzeug in wenigen Stunden erreichbar, Jetlag inklusive.

Die Arhythmisierung des Lebens hat mehr negative Einflüsse auf Gesundheit und Schlaf, als man vermutet, denn sie stört elementare biologische Abläufe. Das betrifft den Wechsel von Aktivität und Ruhe, von Essen und Verdauen, geistiger Leistungsfähigkeit und Entspannung. Auch wenn unsere Gesellschaft auf dem Dampfer der Desynchronisation von Lebensrhythmen schippert und wir damit teilweise leben müssen, so hat man doch einige Abläufe im Alltag selbst in der Hand.

Wenn die Uhr falsch tickt

Regelmäßigkeit ist das Zauberwort. Ein Gleichmaß in der Lebensordnung ist die beste Medizin, um Störungen im rhythmischen Auf und Ab von Körperprozessen und damit auch Schlafstörungen vorzubeugen. Das betrifft vor allem die Regelmäßigkeit von Schlafen und Wachen, von Nahrungsaufnahme und von Aktivitäten. Mahlzeiten sowie körperliche und soziale Aktivitäten sind starke Zeitgeber und damit wichtige Regulatoren für die innere Uhr. Unterstützend wirken der tägliche Aufenthalt im Freien und/oder Lichttherapien.

Zu den ordnenden Komponenten zählt auch die Körperwahrnehmung, also das Spüren der Bedürfnisse unseres Körpers. Entspannung ist ein wichtiges Element unserer Lebensordnung. Um diese zu gewährleisten, gibt es zahlreiche Möglichkeiten, von der Aromatherapie bis zur Teezeremonie, Atemübungen und Kneipp-Anwendungen oder einfach ein Spaziergang. Viele Wege führen zum Ziel, stellen Sie selbst fest, was Ihnen am meisten liegt beziehungsweise guttut. Mit Lebensordnung beugen Sie Zeitordnungsstörungen vor, die uns nicht nur schlecht schlafen, sondern auch schneller altern lassen und weitere negative gesundheitliche Folgen haben können.

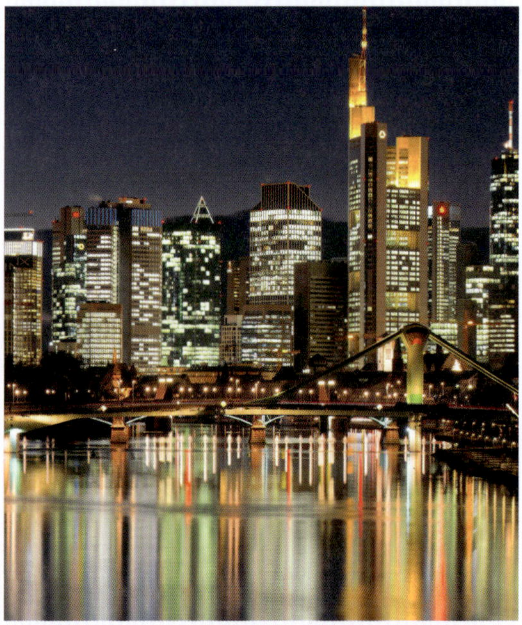

Wenn die Nacht zum Tag wird, ist ein geregelter Lebensrhythmus eine Herausforderung.

Guter Schlaf beginnt schon beim Aufstehen

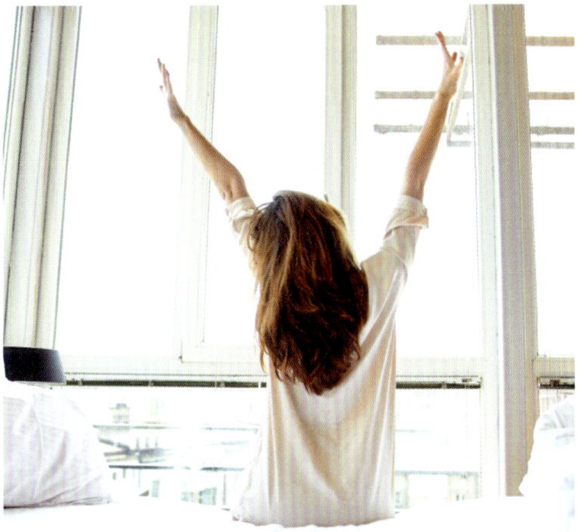

Starten Sie entspannt und ohne Hektik in den Tag. Sie kommen ja von weit her, waren vielleicht gerade noch in einem Tief- oder Traumschlaf. Plötzlich der Weckton und vorbei ist die Nacht, das kuschlige Gefühl von weichem Kissen, warmer Decke und Geborgenheit. Raus aus den Federn, die Arbeit ruft. Stopp! Gehen Sie das Aufstehen langsam an.

Genüsslich räkeln

Räkeln ist ein natürliches Bewegungsmuster, das man bei Kindern nach dem Aufwachen beobachten kann. Irgendwann geht es verloren. Beleben Sie dieses Bewegungsmuster wieder. Mit dem Strecken und Dehnen der Glieder beenden Sie den „Ruhemodus" der Muskeln. Sie werden besser durchblutet und wieder für Aktivitäten fit gemacht. Die Gelenkkapseln bekommen mehr Spiel. Über diese Körperreaktion wird auch der Geist etwas wacher. Eine tolle Muntermachermethode, die uns die Natur quasi in die Wiege gelegt hat. Gönnen Sie sich diese wohlige Räkeleinheit!

Wenn Sie ein typischer Morgenmuffel sind, dann sollten Sie sich einen **Schlafphasenwecker** zulegen, damit Sie nicht aus einer Tiefschlafphase, sondern besser aus einer Leichtschlafphase geweckt werden. Ein Beispiel: Sie müssen spätestens um 7 Uhr aufstehen. Stellen Sie sich eine Zeitspanne von 60 Minuten zur Weckzeit ein. Nun ermittelt der Schlafphasenwecker je nach Ihrem Schlafmuster die optimale Aufwachzeit anhand Ihrer Bewegungen. Der Wecker geht erst los, wenn Sie im Leichtschlaf sind. Das könnte schon um 6.30 Uhr sein. Sie haben also 30 Minuten mehr Zeit, die Sie mit räkeln, gemütlich frühstücken und einem entspannten Arbeitsweg verbringen können.

Morgendliche Rituale sind genauso wichtig wie abendliche. Der Körper ist ein Gewohnheitstier und liebt Rhythmen, auf die er sich einstellen kann. Die Morgentoilette gehört genauso dazu wie ein leichtes Frühstück, die Tasse Kaffee oder Tee. Um Hektik am Morgen zu vermeiden (vor allem, wenn Kinder versorgt werden müssen), decken Sie schon abends den Tisch, stellen alles zurecht, was morgens benötigt wird.
Tages- und Wochenplanungen sollten neben der Arbeit auch Zeiten der individuellen Freizeit und Muße berücksichtigen. Sehr zu empfehlen ist dafür ein Familienplaner. Da hat man die Termine im Blick und alle können sich darauf einstellen.

Bett, Matratze, Kissen und Co.

Der Schlaf und das Schlafzimmer sind Themen, die Frauen mehr und emotionaler beschäftigen als Männer. So das Ergebnis einer Studie der britischen Soziologin Susan Venn. Frauen legen beispielsweise viel Wert auf eine gemütliche Atmosphäre. Das reicht von der Beleuchtung bis zur Bettwäsche. Männer hingegen sehen den Schlaf als Notwendigkeit, für die man zwei Dinge braucht: ein Bett und Ruhe. Doch erholsamer Schlaf ist die Summe vieler Faktoren.

Bett

Ein Drittel unseres Lebens verbringen wir im Bett. Während des Schlafs drehen wir uns Nacht für Nacht mindestens 20- bis 40-mal um, also sollte das Bett stabil und breit genug sein. Denn wer möchte schon nachts ständig anecken? Ein Einzelbett sollte mindestens 1 Meter und ein Doppelbett mindestens 1,80 Meter breit sein. Für die Länge gilt die Faustregel: Körperlänge plus mindestens 20 Zentimeter. Die gängige Länge für ein Bett beträgt bei uns 2 Meter. Eine Breite von 80 cm ist eher schmal (Gästebett). Mit 1,20 Metern haben Sie sehr viel Platz.

➡ Standardgrößen für Kinder und Jugendliche im Schulalter gelten heute als überholt. Betten- und Matratzengeschäfte gehen davon aus, dass ein sechsjähriges Kind 70 × 160 cm haben sollte. Für Jugendliche ist das Erwachsenenbett optimal.

Kleine Matratzen Für Babys und Kleinkinder gelten die beiden Standardmaße 60 × 120 cm oder 70 × 140 cm. Diese Matratzengrößen reichen je nach individuellem Wachstum bis zu einem Alter zwischen drei und sechs Jahren.

Kissen

Daune oder Kunststoff? Dick oder dünn? Groß oder klein? Die Qual der Wahl. Als Rückenschläfer braucht man eher ein kleines Kissen, es darf allerdings nicht zu flach sein. Das Kinn sollte leicht zur Brust geneigt sein, damit die Halswirbelsäule nicht überstreckt wird. Seitenschläfer können auch ein großes Kissen benutzen. Es sollte den Kopf so stützen, dass die gesamte Wirbelsäule eine gerade Linie bildet. Es gibt auch spezielle Kissen für Menschen, die auf der Seite schlafen. Diese sogenannten Seitenschläferkissen eignen sich mit ihrer schmalen Form nicht nur für den Kopf, sondern auch als angenehme Stütze für Knie und Beine. Das Kissen immer gut aufschütteln und öfter mal waschen. Nach zwei bis drei Jahren hat ein Kopfkissen ausgedient.

Matratze

Die richtige Matratze müssen Sie sich im Geschäft „erliegen". Bringen Sie zum perfekten Probeliegen Ihr eigenes Kopfkissen mit. Den Liegekomfort bestimmen viele Faktoren: Gewicht und Körpergröße, Alter und Geschlecht, Schlafgewohnheiten und körperliche Probleme. Eine teure Matratze muss nicht unbedingt die bessere sein. Auch günstige Angebote bieten ausreichenden Schlafkomfort. Eine gute Orientierung gibt der Matratzentest der Stiftung Warentest. Und nach acht bis zehn Jahren heißt es: Matratzenwechsel.

Materialwahl

Klassiker sind Matratzen aus Kaltschaum oder Federkernmatratzen. Sie bieten ein gutes Schlafklima und unterstützen den Körper in der Liegeposition. Als besonders anpassungsfähig und hygienisch gelten Latexmatratzen oder andere Modelle aus Schaumstoff.

Wichtig: Achten Sie beim Matratzenkauf darauf, dass Sie nicht allergisch auf das verwendete Material reagieren. Ein waschbarer Allergiker-Bezug ist oft hilfreich.

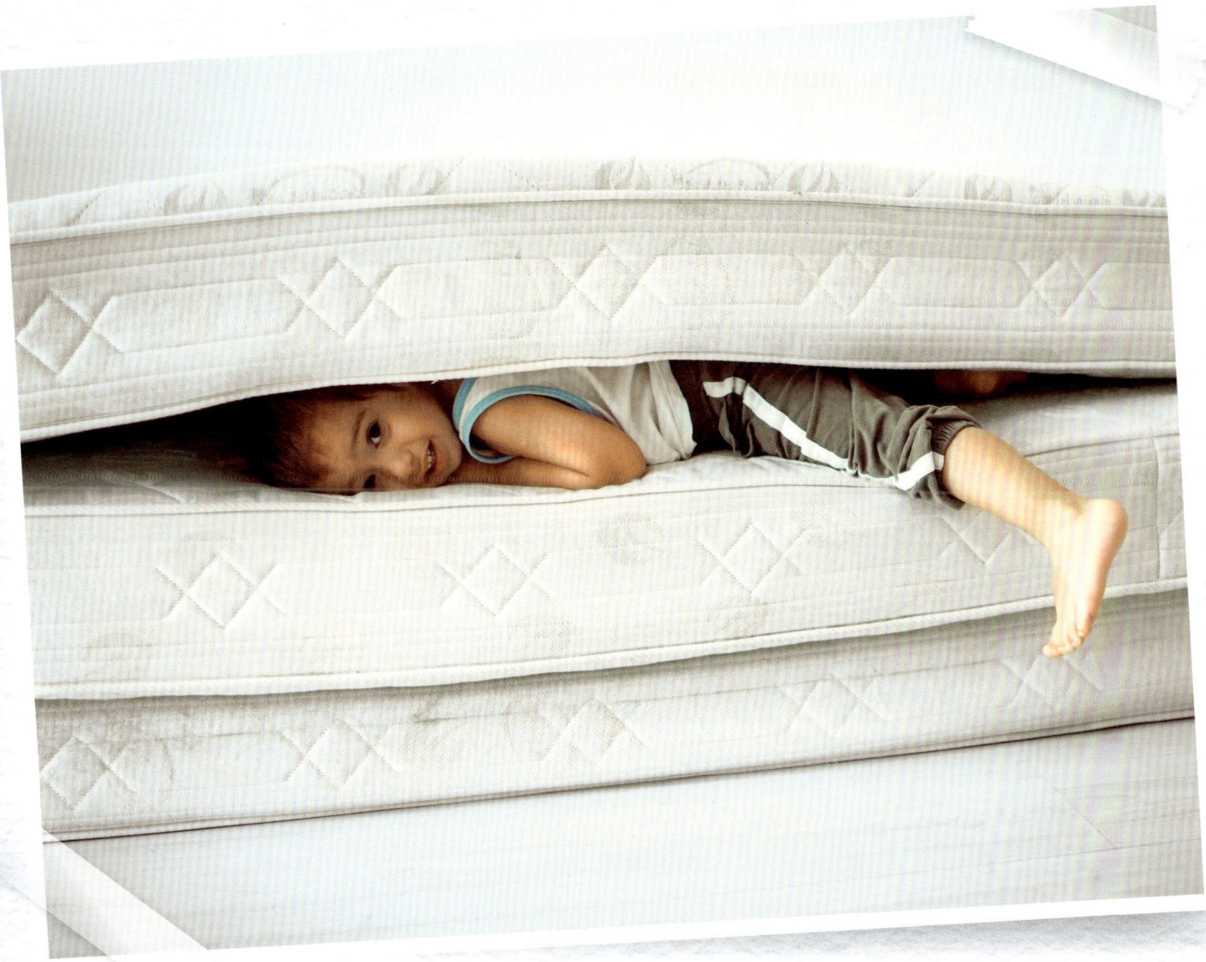

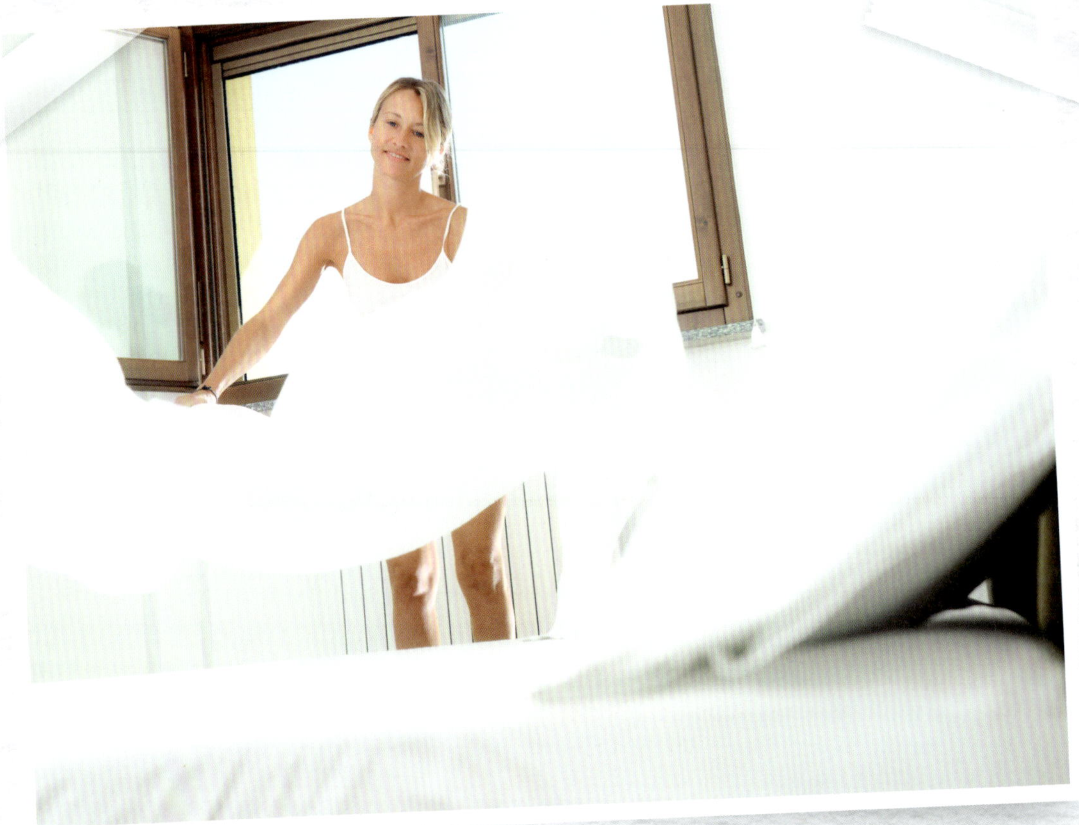

Betten machen

Nach dem Aufstehen sollten Sie das Schlafzimmer gut durchlüften, Betten und Kissen am besten am Fenster kräftig aufschütteln. Verzichten Sie auf das klassische Bettenmachen in der Früh, bei dem die Matratze mit der Decke zugedeckt wird. Dadurch kann die Feuchtigkeit, die wir nachts abgegeben haben, nicht aus dem Bettzeug entweichen – ein idealer Tummelplatz für Milben. Geben Sie den Spinnentieren keine Chance und lassen Sie die Betten mindestens halb aufgeschlagen, sodass Luft an Decke, Laken und Matratze gelangt.

Wie oft waschen?

Wann muss die Bettwäsche gewechselt werden? Experten raten, Bezüge und Laken alle zwei Wochen zu tauschen und bei mindestens 60 °C zu waschen, um gegen Milben vorzubeugen. Wer wenig schwitzt und ökologisch haushalten möchte, kann aber auch etwas seltener waschen. Drehen Sie Matratzen alle vier bis acht Wochen einmal um und saugen Sie sie ab. Auch im Lattenrost sammelt sich Staub.

Achtung: Auch wenn es Ihrem Ordnungssinn widerspricht, verwenden Sie keine Tagesdecke. Betten brauchen Luft.

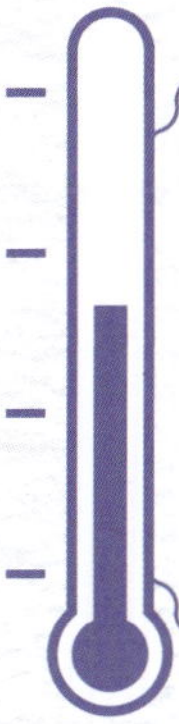

Temperatur

Gut schlafen hängt auch von der Raumtemperatur ab. Manche mögen es lieber kühl, andere lieber wärmer. Als Faustregel gilt: Nicht unter 16 und nicht sehr viel mehr als 18 °C sind ideal. Zu kühle Temperaturen können die Schimmelbildung fördern.

Schlafzimmer

Dunkel und ruhig ist die Devise. So können Sie sicher sein, nicht durch Geräusche oder Licht aus dem Schlaf gerissen zu werden. Denn beides sind Schlafkiller. Und natürlich sollen Sie sich in Ihrem Schlafzimmer wohlfühlen. Dazu tragen auch die Farben von Wänden, Möbeln und Bettwäsche bei. Schlaffördernd wirken kühle Farben wie Blau, Grün, Weiß. Auf starke Rottöne sollten Sie dagegen verzichten, sie wirken anregend.

Was nicht ins Schlafzimmer gehört

Computer und Fernseher sind im Schlafzimmer tabu. Das blaue Licht der Monitore wirkt anregend, auch Leuchtuhren können zu echten Schlafkillern werden. Da wir nachts öfter mal aufwachen, kann der Blick auf die Uhr zum Ärgernis werden und erst richtig munter machen. Handy, Telefon und andere elektromagnetisch wirkende Geräte haben in der Nähe des Betts nichts zu suchen – auch wenn der störende Einfluss von Elektrosmog auf die Entspannung noch umstritten ist. Grünpflanzen gehören ebenfalls nicht ins Schlafzimmer, sie verbrauchen nachts Sauerstoff.

➜ Während wir uns ums Bettenmachen meist zuverlässig kümmern, vergessen wir leicht, dass auch andere Textilien **Staubfänger** sind. Vorhänge, Kuscheltiere und Teppiche sollten ebenfalls regelmäßig gereinigt werden.

Bevorzugen Sie in Ihrem Schlafzimmer Möbel und Böden aus **Massivholz** und Textilien aus chemisch unbehandelten **Naturmaterialien**.

Luftfeuchtigkeit

Nachts verlieren wir über die Haut und durch die Atmung etwa einen halben Liter Flüssigkeit. Deshalb sollten Sie auf ausreichend Luftfeuchtigkeit im Schlafzimmer achten. Zu trockene Luft – vor allem Heizungsluft im Winter – trocknet die Schleimhäute der Atemwege aus. Erkältungsviren können so ungehindert vordringen. Öffnen Sie vor dem Schlafengehen die Fenster mindestens 5 Minuten lang. Im Winter können Sie zur Erhöhung der Luftfeuchtigkeit am Abend ein feuchtes Handtuch über einen Stuhl hängen oder eine Schüssel mit Wasser auf die Heizung stellen.

Richtig essen – gut schlafen

Es spielt eine große Rolle für den guten Schlaf, was wir wann essen. Der Körper kommt mit drei Mahlzeiten am besten zurecht und mag – zumindest physiologisch gesehen – kein spätes Essen, wenn die Nachtruhe möglichst ungestört bleiben soll. Unregelmäßiges und spätes Essen fördert Übergewicht, weil es in der Nacht falsche Hormonproduktionen aktiviert.

Empfehlungen für gesundes Essen haben meist nur die Kalorienanzahl und die Ausgewogenheit der Nährstoffe im Blick. Biologische Rhythmen werden oft außer Acht gelassen. Doch strukturlose Abläufe unseres Alltags beeinflussen auch unseren Essensrhythmus. So ist in den letzten 30 Jahren die Anzahl der täglichen Mahlzeiten von drei auf fünf gestiegen. Damit sind die wichtigen Verdauungspausen von viereinhalb auf dreieinhalb Stunden gesunken.

Nicht nur Schlafen und Wachen, Leistungstief und Leistungshoch haben ihre klaren täglichen Abfolgen, sondern auch der Wechsel von Hunger und Sättigung. Unter natürlichen Bedingungen meldet sich das Hungergefühl tagsüber etwa alle fünf Stunden. Nachts sorgt die Ausschüttung des Hormons Leptin dafür, dass wir keine Hungergefühle entwickeln. So können wir ungestört durchschlafen.

Spätes Essen stört den Schlaf

Japanische Wissenschaftler der University of Yamanashi zeigten, dass spätes Essen tatsächlich Auswirkungen auf eine gesunde Nachtruhe hat. Sie untersuchten die Folgen einer nachtbetonten Lebensweise, bei der Studenten drei Wochen lang zwischen 19 und 1.30 Uhr mindestens die Hälfte der täglichen Kalorienmenge zu sich nahmen und die Zeit des Schlafs zwischen 1.30 und 8.30 Uhr lag.

- **Nach einer Nacht:** Zu Beginn der Nacht wurde viel Insulin produziert, um den Blutzuckerspiegel zu senken. Doch wirkt Insulin nachts schwächer als tagsüber. Zudem stoppte die Insulinausschüttung gegen 6 Uhr morgens, obwohl der Blutzuckerspiegel hoch war.
- **Nach drei Wochen:** Der Organismus lieferte nicht mehr die sofort benötigte Menge Insulin für eine tagsüber verzehrte Mahlzeit.

Insulin kontra Melatonin

Diese Desynchronisation der Insulinreaktion gilt als Vorstadium von Diabetes mellitus. Nicht nur die Insulinproduktion kommt durcheinander, sondern auch die Melatoninausschüttung. Normalerweise senkt das Schlafhormon Melatonin nachts unseren Insulinspiegel. Spätes

Gut zu wissen

Zwischenmahlzeiten machen dick

Untersuchungen zeigen, dass Menschen, die nachmittags noch ein Stück Kuchen oder einen Snack mit rund 300 Kalorien verzehren, abends genauso viel essen, als hätten sie keine Zwischenmahlzeit verzehrt. Diese Snacks sind ein weiterer Baustein für Übergewicht. Häufiges und vor allem auch schnelles Essen macht zudem das natürliche Sättigungsgefühl kaputt.

oder nächtliches Essen kippt dieses Wechselspiel. Die Bauchspeicheldrüse muss hochfahren und den Körper mit Insulin versorgen. Die Nahrung – in Form von Glukose – muss in die Zellen gebracht werden. Erhöhtes Insulin bewirkt gleichzeitig einen Rückgang von Melatonin zu nachtschlafender Zeit. Das beeinträchtigt auch die Schlafqualität. Noch schlechter sind die Auswirkungen bei Nachtessern, die mehr als die Hälfte der täglichen Kalorienmenge nach 22 Uhr zuführen.

Das Gewicht im Blick haben

Das größte Gesundheitsproblem der Moderne ist das Übergewicht. Normalgewichtige Männer jenseits der 35 und normalgewichtige Frauen jenseits der 55 sind in Deutschland inzwischen in der Minderheit. Jüngste Untersuchungen der spanischen Ernährungswissenschaftlerin Marta Garaulet von der Universität Murcia erhärten die These, dass Übergewicht und Adipositas auch Folgen der Arhythmisierung unseres Alltags sind. Besonders unregelmäßiges, schnelles, häufiges und spätes Essen begünstigt das Entstehen von Übergewicht, vor allem auch durch die Aktivierung falscher Hormonreaktionen in der Nacht. Zudem entwickeln Menschen mit Übergewicht überdurchschnittlich oft eine Schlafapnoe.

Langsam essen

Beim Essen stellt sich das Sättigungsgefühl erst nach rund 20 Minuten ein. Nehmen Sie den Begriff „Mahlzeit" wörtlich und kauen Sie gründlich, anstatt zu schlingen. Essen in Gesellschaft und entspannte Gespräche dabei verlangsamen das Tempo ebenfalls. Wenn Sie Übergewicht abbauen möchten, sollten Sie ein bis zwei Mal in der Woche das Abendessen streichen (canceln). Dieses intermittierende Fasten von 12 bis 16 Stunden ist nicht nur eine Möglichkeit, Pfunde zu verlieren. Dinner Cancelling kann zudem eine verstellte innere Uhr wieder synchronisieren.

Mein besonderer Tipp

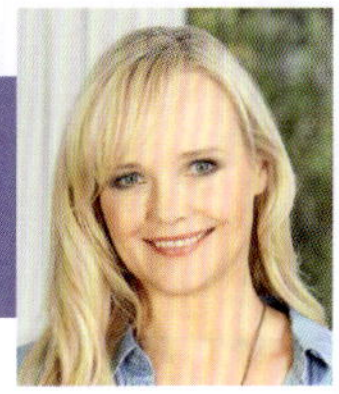

Unbeschwert in die Nacht

Nehmen Sie das Abendessen drei, noch besser vier Stunden vor dem Schlafengehen ein. Wenn Sie also gegen 23 Uhr ins Bett gehen, dann wäre 19 Uhr eine gute Zeit dafür. Wichtig ist es, dem Körper nur leichtes Essen zuzuführen, also fettarm und eiweißreich zu essen. Denn ab 19 Uhr beginnt die Ausschüttung von Melatonin. Wer bis zum Schlafengehen gut verdaut hat, kann einen höheren Melatoninspiegel erreichen und sich auf einen tiefen, erholsamen Schlaf freuen.

Alkohol und Energydrinks

- **Alkohol** erleichtert zwar das Einschlafen, weil er zunächst den Parasympathikus, den „Erholungsnerv" anspricht. Sein Gegenspieler, der Sympathikus, wird unterdrückt und man fühlt sich entspannt. Nach etwa drei Stunden ist der Alkohol aber im Körper abgebaut und es tritt ein Entzugseffekt auf: Die nächtliche Balance zwischen den beiden Nervensträngen wird gestört. Plötzlich wird der Sympathikus aktiv und beginnt den Parasympathikus zu unterdrücken. Typische Folgen sind abruptes Aufwachen in der zweiten Nachthälfte, Unruhe, Schwitzen, trockener Mund, Herzklopfen. Es ist schwer, wieder Ruhe zu finden, da der Schlafdruck in der zweiten Nachthälfte geringer wird.

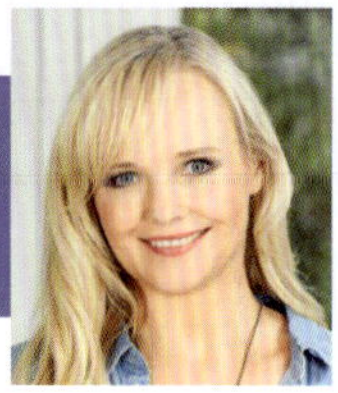

Mein besonderer Tipp

Schlank im Schlaf

Die Frauenzeitschriften sind voll von diesem Versprechen. Es funktioniert allerdings nur, wenn man ein paar Ernährungsregeln beachtet. Setzen Sie abends auf leicht verdauliche Kost. Besonders bekömmlich sind Gerichte, die wenig (besser gar keine) tierische Fette sowie wenig „leere" Kohlenhydrate in Form von Zucker (auch Fruchtzucker) oder Weißmehl enthalten. Denn diese Kohlenhydrate regen die Bauchspeicheldrüse an, das Hormon Insulin zu produzieren, um den Blutzucker abzubauen und in die Muskelzellen zu schleusen. Dieser Vorgang blockiert die Fettverbrennung und fördert die Fetteinlagerung. Zudem wird überschüssiger Zucker (Glukose), der gerade nicht von den Zellen benötigt wird, ebenfalls in Fett umgewandelt. Ein ideales Abendessen besteht also aus gedünstetem Gemüse sowie pflanzlichem Eiweiß aus Soja, Vollkorngetreide oder Reis. Und dazu ein kalorienfreies Getränk.

Chronischer Alkoholkonsum bewirkt fast immer Schlafstörungen, vor allem in der zweiten Nachthälfte, in der gehäuft Wachphasen auftreten. Die Gehirntätigkeit im Schlaf wird erheblich verändert. Auch nach dem völligen Verzicht auf Alkohol bleibt diese Veränderung und mit ihr die Schlafstörung oft noch viele Jahre lang wie eine Narbe bestehen.

- **Energydrinks** enthalten neben Koffein die aufputschenden Stoffe Taurin, Inosit und Glucuronolacton. Sie machen Schlaf nahezu unmöglich. Die Aufputscher können sich zudem negativ auf das Herz-Kreislauf-System auswirken. Also Finger weg von Energydrinks!

Kaffee oder Tee?

Der schwedische König Gustav III. witterte gesundheitliche Gefahren beim Genuss von Kaffee und initiierte das berühmte Kaffee-Experiment. Eineiige Zwillinge, beide zum Tode verurteilte Verbrecher, mussten zu Versuchszwecken Kaffee beziehungsweise Tee trinken. Der König wollte herausfinden, ob Kaffee gefährlicher ist als Tee. Der eine Schwerverbrecher musste über einen langen Zeitraum viel Kaffee, der andere viel Tee trinken. Die beiden Männer überlebten sowohl den König als auch die Mediziner, die das Experiment überwachen sollten. Der Teetrinker starb schließlich zuerst – im Alter von 83 Jahren.

Die Geschichte nimmt moderne wissenschaftliche Erkenntnisse vorweg: Gesundheitliche Gefahren gehen von beiden Getränken nicht aus. Allerdings wirkt sich der Genuss von Kaffee, schwarzem oder grünem Tee in der zweiten Tageshälfte ungünstig auf das Einschlafen aus. Denn Koffein und Teein senken den Melatoninspiegel. Ein doppelter Espresso drei Stunden vor dem Schlafen getrunken, senkt das Schlafhormon so stark, dass es im Schlaf-wach-Rhythmus zu 40 Minuten Phasenverzögerung kommt. Die Europäische Behörde für Lebensmittelsicherheit (EFSA) ermittelte in einem wissenschaftlichen Gutachten die Werte für Koffein, die für gesunde Erwachsene gesundheitlich unbedenklich sind:

- 200 Milligramm Koffein – das entspricht 2 bis 3 Tassen Kaffee, die man in kurzer Zeit trinkt – stellen kein gesundheitliches Risiko dar.

• Über den Tag verteilt gelten 400 Milligramm Koffein als unbedenklich. Wer unter Schlafproblemen leidet, sollte den Kaffeekonsum jedoch ab Mittag einstellen.

• Bei schwangeren und stillenden Frauen ist eine Koffeinmenge bis zu 200 Milligramm über den Tag verteilt unbedenklich.

Bewusste Ernährung

Mit abwechslungsreichen Mahlzeiten sind Sie auf der sicheren Seite. Essen Sie vor allem viel Gemüse und Obst aus regionalem Anbau und im Einklang mit den Jahreszeiten, dazu Nüsse, Samen und Vollkorngetreide. Unser Körper braucht weder Erdbeeren noch Spargel im Winter. Beherzigen Sie zudem folgende Tipps:

• Vermeiden Sie **Fertiggerichte**, kochen Sie so oft wie möglich selbst. Das schützt Ihren Körper vor Stabilisatoren, Emulgatoren und Konservierungsstoffen. Der hohe Anteil an Zucker, Salz und energiedichten Kohlenhydraten in Fertiggerichten macht die Nährstoffe schnell verfügbar. Das wirkt sich ungünstig auf den Insulinstoffwechsel aus. Zu viel Insulin im Blut hemmt die Melatoninproduktion am Abend.

• Aus **Plastikverpackungen** kann Bisphenol A in die Lebensmittel übergehen. Dieser Stoff zählt zu den endokrinen Disruptoren, also Stoffen, die das Hormonsystem beeinflussen.

• **Scharfe Speisen** heizen den Körper auf, der will aber abends seine Temperatur senken, um sich auf den Schlaf vorzubereiten.

• Besonders abends können **Süßspeisen** oder Süßes dazu führen, dass Sie nachts Sodbrennen bekommen. Süßes gehört zu den sogenannten Säurelockern. Gegen Sodbrennen hilft Heilerde. Lösen Sie 1 Esslöffel Luvos®-Heilerde (das einzige Naturarzneimittel, das in Deutschland mit dem Wirkstoff Heilerde bei Sodbrennen zugelassen ist) in einem Glas warmem Wasser auf und trinken es schluckweise.

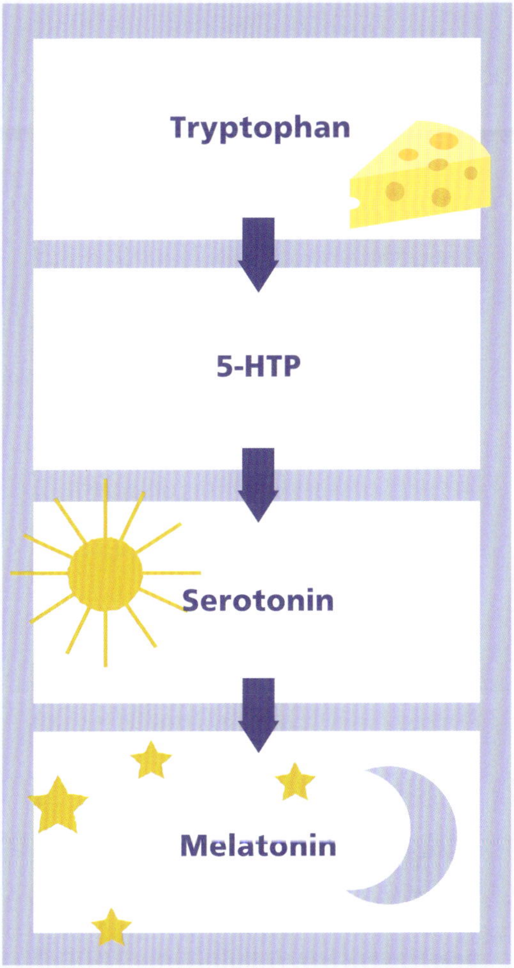

Die Melatoninsynthese beginnt mit der Aufnahme von Tryptophan. Diese essenzielle Aminosäure gehört zu den Rohstoffen für die Bildung des Schlafhormons Melatonin, das aus dem Glückshormon Serotonin entsteht. Mit tryptophanhaltigen Lebensmitteln (siehe unten) verbessern wir den Schlaf.

Schlaffördernde Lebensmittel

Es gibt Lebensmittel, die besonders reich an der lebensnotwendigen (essenziellen) Aminosäure L-Tryptophan sind. Aus Tryptophan wird über Zwischenstufen Serotonin gebildet und daraus bei Dunkelheit Melatonin. Serotonin ist ein Wachhormon, besser als Glückshormon bekannt, da es die Stimmung positiv beeinflusst. Über eine gute Tryptophanversorgung können wir sowohl den Serotonin- als auch den Melatoninspiegel günstig beeinflussen. Etwa 5 Milligramm Tryptophan je Kilogramm Körpergewicht (mg/kg) benötigen wir täglich. Bei 70 Kilogramm Körpergewicht macht das eine Tagesmenge von etwa 350 Milligramm Tryptophan. Zu den Toplieferanten gehören bestimmte Käsesorten, Soja und Nüsse (siehe Seite rechts). Der durchschnittliche Melatoninspiegel im Blut liegt tagsüber bei 10 Pikogramm pro Milliliter (pg/ml), nachts bei 100 Pikogramm pro Milliliter, also 10-mal höher als am Tag.

Kamille macht müde

Eine gute Einschlafhilfe ist übrigens Kamillentee. Der ist zwar viel bekannter als Erste-Hilfe-Maßnahme bei Magen-Darm-Problemen, kann aber auch müde machen, denn Kamille hat eine beruhigende Wirkung auf den Körper und auf die Seele. **Kamillentee** sorgt dafür, dass wir herunterfahren können und dass die Muskeln sich entspannen. Gleichzeitig beruhigt Kamille bei belastenden Gedanken und lindert Ängste, die sonst den Schlaf stören würden. 1 oder 2 kleine Tassen Kamillentee vor dem Schlafengehen zeigen entsprechende Wirkung. Machen Sie am besten ein Ritual aus der abendlichen Tasse Kamillentee.

Doch nicht jeder liebt Kamillentee. Probieren Sie einmal einen **Kamillen-Bananen-Smoothie** als Einschlafhilfe: 1 Banane, 5 frische oder getrocknete Kamillenblüten mit ½ Tasse Wasser im Mixer zerkleinern und auf Trinktemperatur erwärmen. Die Banane enthält schlafförderndes Tryptophan, B-Vitamine und Magnesium. Falls Sie den Geschmack von Kamille nicht mögen, nehmen Sie abends ein Bad, dem Sie ein paar Tropfen ätherisches **Kamillenöl** zugeben.

Mein besonderer Tipp

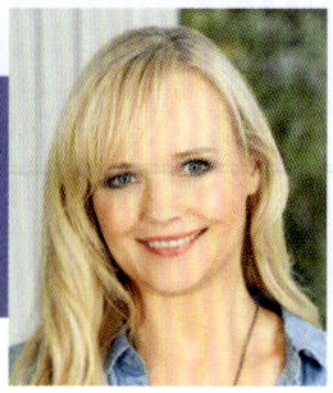

Warme Kost statt Rohkost

Das Aufspalten von Rohkost ist abends ein Kraftakt für den Verdauungsapparat. In der ayurvedischen und der traditionellen chinesischen Medizin wird daher warme Kost bevorzugt, ganz besonders abends. Eine leichte warme Gemüsesuppe oder ein warmes Getreidegericht sind ideal. Gemüsesuppen lassen sich geschmacklich mit Kräutern und Gewürzen variieren. Reis, Buchweizen und Couscous kann man wunderbar mit Obst oder Gemüse kombinieren.

Gut zu wissen

Die richtige Zeit für Vitamine

Vitamin C, Multivitamine und ähnliche Präparate regen den Stoffwechsel an und verhindern dadurch einen ruhigen Schlaf. Wer aus gesundheitlichen Gründen zu solchen Ergänzungspräparaten greifen muss, sollte die Einnahme in den Vormittag legen. In der Regel brauchen die meisten Menschen keine zusätzlichen Vitamine, denn bei einer ausgewogenen Ernährung mit Gemüse und Obst führen wir alle wichtigen Vitamine in ausreichender Menge zu.

Tryptophan – da steckt es drin

Ob Käse, Milch oder Fleisch – Tryptophan ist vor allem in proteinreichen Lebensmitteln enthalten. Nüsse und Samen sowie einige Obstarten sind ebenfalls gute Lieferanten. Manchmal werden leichte Depressionen oder Schlafstörungen mit Tryptophan als Medikament aus der Apotheke behandelt. Unser Körper kann die essenzielle Aminosäure nicht selbst herstellen, deshalb muss sie über die Nahrung aufgenommen werden. Eine ausreichende Versorgung mit Tryptophan ist eine gute Voraussetzung für einen tiefen und erholsamen Schlaf. So können wir neue Energie tanken und sind bestens gerüstet für einen langen Tag.

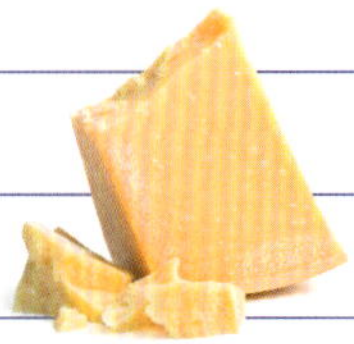

Lebensmittel	Tryptophangehalt*
Mozzarella	600 mg
Sojabohnen	575 mg
Parmesan	480 mg
Cashewnüsse	450 mg
Emmentaler, Edamer, Tilsiter	400–440 mg
Kürbiskerne	360 mg
Haferkleie, Weizenkeime	335 mg
Sonnenblumenkerne	310 mg
Rindfleisch	300 mg
Hühnchen	280 mg
Lachs, Forelle, Hering, Kabeljau	240–260 mg
grüne Bohnen	230 mg
Haferflocken	210 mg

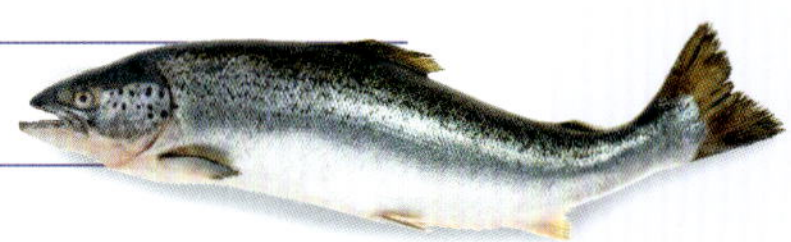

* in 100 g Lebensmittel

Zur Ruhe kommen

Unser Leben besteht idealerweise aus einem Wechsel zwischen Anspannung und Entspannung. Das hat die Natur so vorgesehen. Doch dieses Wechselspiel ist bei vielen Menschen heute gestört. Wir nehmen unerledigte Arbeit mit nach Hause oder den Ärger mit dem Chef. Dazu kommt der Spagat zwischen Berufstätigkeit und Familie. Doch zum Glück gibt es Entspannungstechniken.

Das Beschleunigungsvirus infiziert zunehmend unser aller Alltag. Die digitalen Medien durchdringen sämtliche Lebensbereiche, ob beruflich oder privat. So „schenkt" der durchschnittliche Nutzer allein drei Stunden täglich seinem Smartphone Aufmerksamkeit und Zeit. Die permanente Informationsflut, die unseren Alltag bestimmt, ist Stress pur, denn wir befinden uns in ständiger Anspannung.

Mein besonderer Tipp

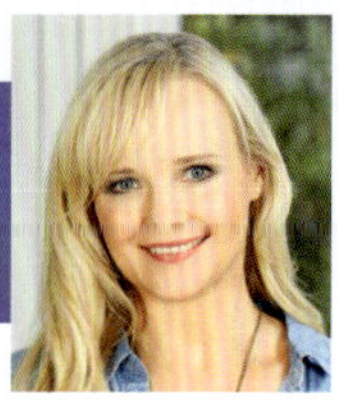

Warmes Wasser beruhigt

Egal welcher Entspannungstyp Sie sind, warmes Wasser wirkt bei allen regulierend. Schon ein ganz simples Fußbad tut nicht nur den Füßen gut, es wirkt durchblutungsfördernd, beruhigend und damit schlaffördernd. Anschließend die Füße noch mit einer Creme pflegen und gleichzeitig massieren – und Sie haben schon mal den Autopiloten abgeschaltet. Wenn Sie sich danach noch etwas Wärme nach innen mit einem schönen Tee zuführen, kann der Feierabend ganz entspannt beginnen.

Den Entspannungsnerv stärken

Der Parasympathikus, auch „Herr der Nacht" genannt, ist für die Entspannung des Körpers zuständig. Dafür senkt er nachts die Herzfrequenz und den Blutdruck. Wir schalten aus dem Leistungs- in den Entspannungsmodus, damit wir Energie tanken für den neuen Tag. Andererseits heizt der Parasympathikus die Verdauung und Entgiftung an. Das zeigt, wie wichtig er auch für den Stoffwechsel ist. Damit das große Reinigungs- und Erholungsprogramm nachts ungehindert läuft, können Sie den Parasympathikus abends unterstützen und stärken. Dabei helfen ganz normale Dinge wie das Zusammensein mit der Familie und Freunden. Man bespricht noch einmal den vergangenen Tag und schon wird geteilter Stress zum halben Stress. Vermeiden Sie abends Beschäftigungen, die etwas mit der Arbeit zu tun haben. Wunderbare Abschalter sind viele Kneipp-Wasseranwendungen (siehe ab S.172), ein Saunabesuch, Aromatherapie (siehe S.99), eine Massage oder ein Spaziergang (siehe S. 76). Auch Gartenarbeit, Lesen, Handarbeiten, Tanzen oder im Chor singen sind gute Möglichkeiten, den Schalter umzulegen.

Den Stressabbau fördern

Zunächst einmal sind Stressreaktionen überlebenswichtig. Sonst wäre die Menschheit schon längst als Opfer von Raubtieren von der Bildfläche verschwunden. Stress mobilisiert körperliche und geistige Reserven und befähigt dadurch zum Kampf, zur Flucht und lässt uns manchmal zum Überleben erstarren. Für die Zeit der Gefahr werden Stresshormone ausgeschüttet, der Blutdruck sowie die Herzfrequenz steigen und Energiereserven für die Muskeln werden bereitgestellt. Der Sympathikus ist sozusagen in seinem Element. Ist die Gefahr vorbei, wird das System wieder auf ein Normalmaß runtergefahren.

Nun sind die Raubtiere heute weit weg, aber dafür gibt es andere Stressoren zuhauf und die tagtäglich: aufstehen gegen die innere Uhr, Hektik im Straßenverkehr, Leistungsdruck im Job und bei der sogenannten Work-Life-Balance, hohe Geräuschpegel und schlechte Luft in den Städten. Der notwendige gesunde Wechsel zwischen Anspannung und Entspannung ist bei vielen Menschen dadurch empfindlich gestört. Selbst in Ruhezeiten ist das System zu sehr in Anspannung. Das bleibt nicht ohne Auswirkungen auf den Schlaf. Regelmäßige Entspannungsübungen sind geeignet, den Stresslevel nachhaltig zu senken.

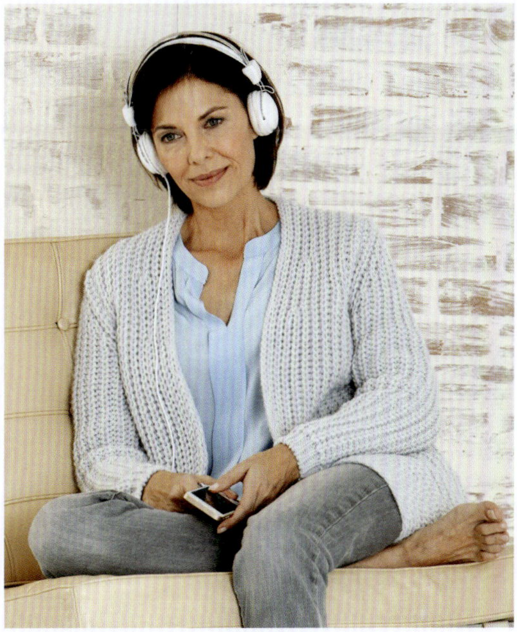

Schalten Sie vor dem Schlafengehen ab, zum Beispiel mit entspannender Musik.

Typgerecht entspannen

Entspannungsverfahren gibt es reichlich, aber nicht jedes ist für jeden geeignet. Für manche ist autogenes Training eine Supersache, andere werden damit nicht warm. Für sie sind möglicherweise Fantasiereisen oder körperbetonte, spürbare Erlebnisse wie Sport das richtige Entspannungsmittel. Welche Entspannungstechnik bei einem am besten wirkt, hängt unter anderem damit zusammen, mit welchen Sinnen wir die Welt bevorzugt wahrnehmen. Manche Menschen sind mehr „Hörtypen" (auditive Wahrnehmung), andere „Sehtypen" (visuelle Wahrnehmung). Der „Körpertyp" (kinästhetische Wahrnehmung) wiederum erfühlt die Welt durch Aktivität und Berühren.

Dem Hörtyp kommt Meditation näher, der körperbetonte Typus neigt eher zu progressiver Muskelentspannung, Tai-Chi oder Yoga. Der visuelle Typ entspannt am besten mit bildbetonten Fantasiereisen. Es kann sein, dass auch zwei Wahrnehmungskanäle bei Ihnen gleich stark ausgeprägt sind. Kombinieren Sie, was zu Ihnen und in Ihren Alltag passt.

Am besten, Sie erlernen die von Ihnen bevorzugte Technik in einem Kurs. Allein im stillen Kämmerlein verliert man schnell die Motivation. Ein feststehender Termin hilft, den inneren Schweinhund zu bekämpfen. Und bei Fragen oder Problemen stehen Ihnen professionelle Ansprechpartner zur Verfügung. Wenn Sie ein Entspannungsverfahren erlernt und verinnerlicht haben, können Sie es besser in Ihren Alltag integrieren. Manche Krankenkassen geben Zuschüsse zu Kursen, fragen Sie danach.

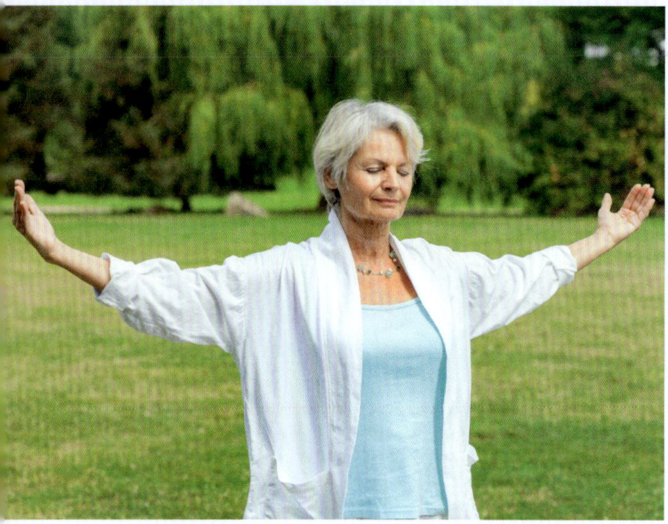

In Tai-Chi begleitet der Atem als innere Bewegung die fließenden Bewegungsabläufe im Äußeren.

Wie Entspannung wirkt

Verfahren zur Entspannung haben das Ziel, geistige oder körperliche Erregungszustände zu verringern beziehungsweise zu regulieren. Dabei wird mit verschiedenen Techniken der Parasympathikus, der Nervenstrang für die Entspannungsmechanismen des Körpers, stimuliert und der Sympathikus, der Leistungsnerv, gehemmt. Dieser Wechsel aus dem Erregungs- in den Erholungsmodus entspannt auf körperlicher und seelischer Ebene.

Wirkung auf den Körper:

- Muskelentspannung
- Senkung der Herzfrequenz
- Senkung der Atemfrequenz
- Senkung des Blutdrucks

Wirkung auf die Psyche:

- Verbesserung des Wohlbefindens
- verbesserte Konzentrationsfähigkeit
- allgemeine Zufriedenheit
- Ausgeglichenheit
- Senkung des Stressempfindens

Ähnliche Effekte erzielt man auch mit etlichen Verfahren aus der Naturheilkunde (z.B. Wasseranwendungen, Bachblüten, Aromatherapie) die neben der Stärkung der Selbstheilungskräfte in der Regel auch eine Umstimmung des vegetativen Nervensystems bewirken.

Bewährte Verfahren

Der Weg zur Entspannung kann über verschiedene Kanäle erfolgen. Über die Lenkung der Aufmerksamkeit auf das Hier und Jetzt und den Körper kommt es zu einer verbesserten Körperwahrnehmung und dadurch zu den gewünschten Entspannungsreaktionen.

- Bei der **progressiven Muskelentspannung** werden verschiedene Muskelgruppen 30 Sekunden angespannt und dann bewusst gelockert. Die unterschiedlichen Spannungs- und Entspannungszustände werden ganz bewusst erlebt. Kurzformen dieser Technik sind überall und jederzeit anwendbar (siehe S. 126/127).
- Das **autogene Training** ist eher eine psychische Entspannungstechnik und arbeitet mit autosuggestiven Formeln wie „Die Beine sind schwer", wodurch der Körper im Idealfall einen tiefen Zustand der Beruhigung erlangt.
- **Tai-Chi**, auch als Schattenboxen beziehungsweise innere Kampfkunst bekannt, schult Körperwahrnehmung und Ausgeglichenheit. Die tiefe rhythmische Atmung steht im Mittelpunkt der fließenden Bewegungsabläufe. Die tiefe Bauchatmung ist ein Grundelement von Entspannung und besonders gut vor dem Einschlafen. Ähnlich wirkt **Qigong.**
- Die philosophische Lehre **Yoga** ist jahrtausendealt, aber gerade heute immer beliebter. Es geht dabei um Bewegungen, An- und Entspannen, Atembeobachtung, Konzentration und Einswerden von Körper und Seele.
- **Meditation** zielt darauf ab, die Konzentration nach innen zu richten und dadurch einen

veränderten Bewusstseinszustand zu erreichen. Dadurch wird eine tiefe innere Ruhe möglich. Man lernt, sich aus der äußeren Welt zurückzuziehen, den Alltagsballast loszulassen und somit Geist und Körper eine Pause zu verschaffen. Studien belegen, dass Menschen mit Einschlafstörungen durch das Erlernen einer Meditationstechnik bereits nach 30 Tagen eine deutlich verringerte Zeit zum Einschlafen benötigten. Eine uralte Technik, die seit einigen Jahren im Fokus der wissenschaftlichen Erforschung steht. Auch Selbsthypnose ist eine Form der Aufmerksamkeitsfokussierung.

- **Bodyscan** ist eine Übung, bei der Sie Ihren Körper achtsam wahrnehmen (siehe S. 68). Sie lernen, schrittweise Ihren ganzen Körper zu

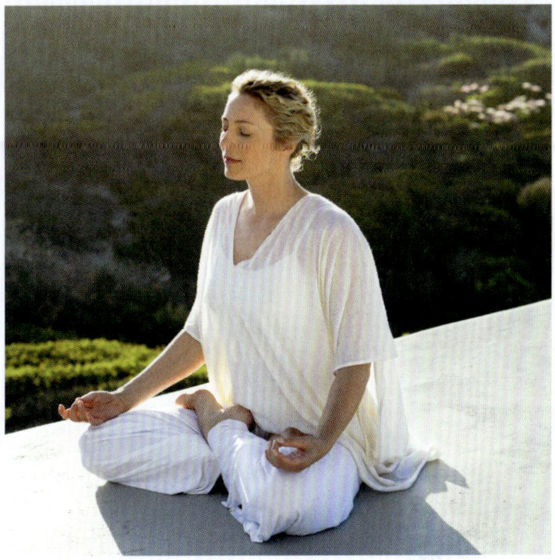

Tägliche Meditationsübungen verhelfen zu einem ruhigen Geist und damit zu besserem Schlaf.

Gut zu wissen

Mind-Body-Medizin (MBM)

Das vielgestaltige Konzept für eine gesunde Lebensführung. Im Begriff werden das englische „mind" für Geist, Seele, Verstand und „body" für Körper in Beziehung gesetzt sowie deren gegenseitige Beeinflussung. Letztlich geht es darum, mit diversen Entspannungsverfahren, Achtsamkeitsübungen aus dem Yoga oder der Meditation und anderen bewährten Techniken, die Selbstwahrnehmung und Selbstfürsorge zu stärken und so bewusst einen gesünderen Lebensstil in den Alltag zu integrieren. Auf diesem Weg kommen auch gestörte Rhythmen wieder in Balance. Entstanden ist die MBM aus der Stressforschung. Eine Übung daraus ist der sogenannte Bodyscan.

spüren und zwar von den Füßen bis zum Kopf. Dabei begegnen Sie sich selbst und Ihren Gedanken, Empfindungen und Gefühlen mit einer wohlwollenden, akzeptierenden Haltung.

- **Fantasiereisen** sind für optische Entspannungstypen gut geeignet. Erlebte oder ausgedachte Bilder und Szenen im Kopf entführen uns an ganz persönliche Orte der Ruhe und der Geborgenheit. Der Körper reagiert positiv und beruhigt sich.
- **Atemübungen** sind geeignet, um die flache Lungenatmung, die wir bei Stress haben, wahrzunehmen und gezielt in die beruhigend wirkende Bauchatmung umzuwandeln.
- **Wasser** beruhigt. Schon ein warmes Bad ist eine Wohltat für Körper und Seele, das hat jeder von uns schon erfahren. Der bewusste Einsatz von warmem und kaltem Wasser in Form von Waschungen, Güssen und Wickeln wirkt nicht nur entspannend, sondern auch schlaffördernd (siehe ab S. 172). Gönnen Sie sich regelmäßig diese sanfte Hilfe aus der Apotheke der Natur.

Achtsam abschalten

Bringen Sie am Abend Körper und Geist zur Ruhe, damit Sie nachts gut schlafen können. Begeben Sie sich dafür auf eine entspannende Reise durch Ihren Körper. Die Übung „Bodyscan" führt Sie vom kleinen Zeh über die Beine und den Oberkörper bis zur Stirn. Ein wenig Ruhe und die Bereitschaft, sich darauf einzulassen, das ist alles, was Sie dafür brauchen. Immer hilfreich sind Atemübungen zwischendurch. Oder Sie tun Ihrer verspannten Nackenmuskulatur mit einem Stille-Ritual etwas Gutes.

Konzentration mit dem Bodyscan

Eine wirkungsvolle Übung, um einen Gang herunterzuschalten, ist der Bodyscan. Sie brauchen dafür nur eine feste Unterlage, Ruhe und etwas Geduld. Legen Sie sich auf den Rücken, die Beine fallen locker auseinander, die Hände liegen entspannt neben der Hüfte. Lassen Sie sich so richtig in die Unterlage sinken. Atmen Sie einige Male tief ein und aus. Starten Sie nun mit dem Scan Ihres Körpers.

Ihre ganze Aufmerksamkeit wandert zum kleinen Zeh des linken Fußes. Spüren Sie ihn, so gut Sie können. Scannen Sie den Nagel, die Ober- und Unterseite des Zehs und den Zwischenraum zum nächsten Zeh. Wandern Sie auf diese Weise die ganze Zehenreihe ab und konzentrieren sich dabei ausschließlich auf den jeweiligen Zeh. Lassen Sie Ihre Aufmerksamkeit dann nach und nach das linke Bein hinaufwandern – Fuß, Knöchel, Unterschenkel, Knie und Oberschenkel, jeweils von vorn, hinten, rechts und links.

Mit dem rechten Bein verfahren Sie genauso. Dann folgen Becken, Bauch und Oberkörper, ebenfalls von allen Seiten. Nun sind nacheinander die Arme an der Reihe. Zum Schluss geht es in den Kopfbereich. Spüren Sie Kinn, Kiefer, Augen, Augenbrauen, Nase und Stirn. Am Ende der Reise räkeln Sie sich genüsslich auf der Unterlage und lassen die Übung eine Weile nachwirken.

Den Oberkörper abrollen

Lassen Sie den Stress heraus, indem Sie die Atmung verbessern und den Rücken aktivieren. Stehen Sie mit leicht gebeugten Knien, die Füße sind parallel schulterbreit auseinander, die Arme leicht angewinkelt, das Brustbein ist gerade. Atmen Sie 5-mal tief durch die Nase ein und den Mund aus. Rollen Sie den Kopf Halswirbel für Halswirbel Richtung Brustbein ab. Nehmen Sie sich etwa 2 Minuten Zeit dafür. Dann lassen Sie den Oberkörper ebenso langsam Richtung Füße sinken – so weit Sie kommen, im Idealfall berühren die Hände den Boden.

➡ Ein Bodyscan mit Anleitung fällt manchem leichter, etwa mit Buch und CD „Die heilende Kraft der Achtsamkeit" von Jon Kabat-Zinn und Ulrike Kesper-Grossman.

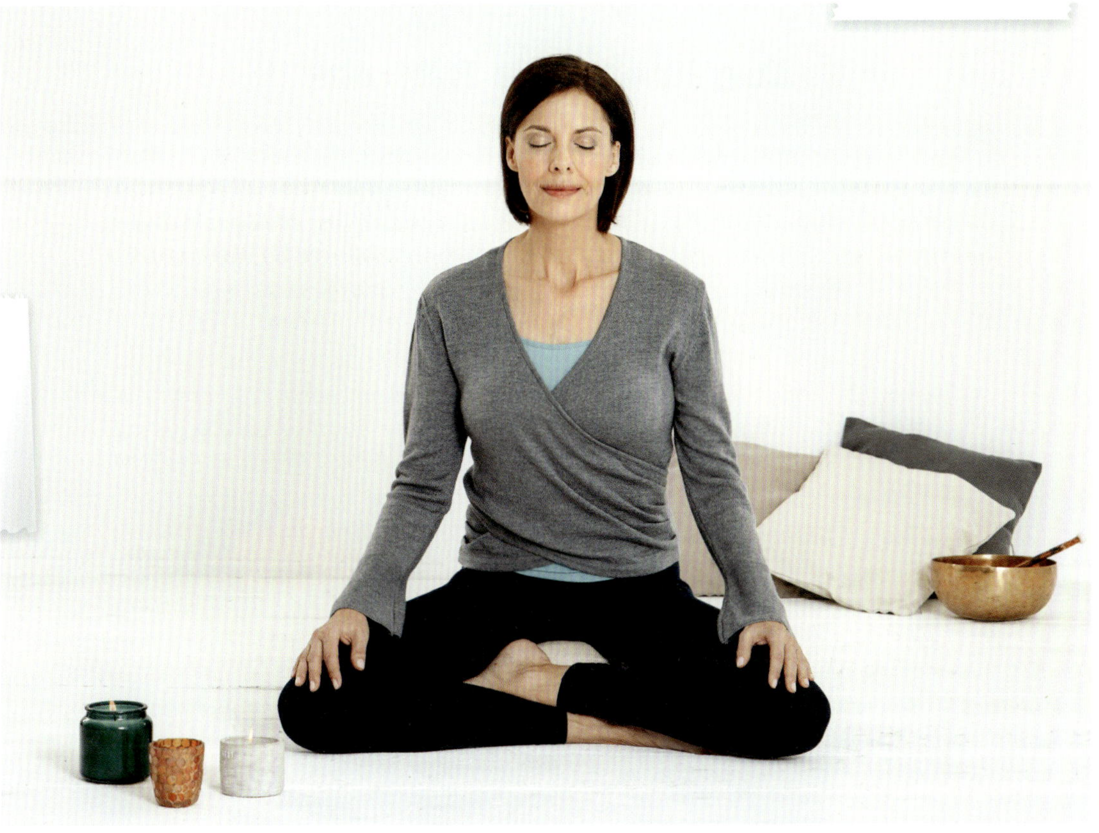

In den Boden sinken lassen

Stress wird oft im Nacken spürbar. Tun Sie deshalb Ihren Nackenmuskeln etwas Gutes. Legen Sie sich auf eine feste Unterlage, die Arme liegen locker neben dem Körper, die Handflächen zeigen nach oben. Öffnen Sie die Beine hüftbreit und lassen Sie die Füße nach außen fallen. Drehen Sie den Kopf langsam nach links, zur Mitte, dann nach rechts und wieder zur Mitte. Damit entspannen Sie die Nackenmuskulatur. Führen Sie das Kinn Richtung Brust und atmen mehrmals tief in den Bauch ein und aus. Beim Ausatmen stellen Sie sich vor, Ihr Körper sinke etwas tiefer in den Boden. Lassen Sie sich von der Erde tragen, die Gedanken kommen und gehen. Genießen Sie dieses Ritual 10 Minuten.

Die Atmung überprüfen

Wenn wir unter Druck stehen, wird die Atmung flacher. Mit gezielten Übungen können Sie sie wieder vertiefen. Legen Sie sich auf den Rücken, eine Hand liegt auf der Brust, die andere auf dem Bauch. Atmen Sie langsam und tief durch die Nase ein. Wenn Sie richtig atmen, hebt sich beim Einatmen die Hand auf dem Bauch höher als die auf der Brust. Halten Sie den Atem kurz an und atmen langsam aus. Finden Sie Ihren eigenen Atemrhythmus.

Die Kraft der Rituale

Rituale erleichtern das Leben ungemein. Wir mögen es, wenn wir wissen, was wann zu tun ist und was uns in welchen Situationen erwartet. Indem wir Dinge immer zur gleichen Zeit auf die gleiche Weise erledigen, sparen wir viel Energie und fühlen uns sicher. Der Körper belohnt uns für abendliche Rituale mit tiefem, gesundem Schlaf.

Rituale sind Anker in unserem Leben und dienen der Rhythmisierung zeitlicher und sozialer Abläufe. Sie sind fest im Alltag integriert. Oft sprechen wir auch von lieb gewordenen Ritualen. Ob der Morgenkaffee, der Freitagabend mit der Verheißung eines schönen Wochenendes oder das Sonntagsfrühstück. Wiederkehrende Feiertage oder Urlaub gehören ebenso zu strukturierenden Ritualen. Manche begleiten uns ein Leben lang, andere prägen bestimmte Lebensabschnitte. Sie geben uns Halt und vermitteln Geborgenheit. Für einen guten und erholsamen Schlaf sind abendliche Rituale besonders förderlich.

Ayurvedische Abendrituale

Rituale spielen im Ayurveda eine große Rolle. Dazu gehört, sich wenigstens einmal am Tag 30 bis 60 Minuten Zeit für sich zu nehmen. Da es meistens schwierig ist, morgens so ein Zeitfenster zu haben, bietet sich der Abend an. Zwischen 18 und 22 Uhr starten wir in die Regenerationsphase und können den Körper dabei unterstützen. Schauen Sie, was zu Ihnen passt, und probieren Sie die folgenden Empfehlungen einfach mal aus.

- Für das **Zungenschaben** verwenden Sie einen Esslöffel. Setzen Sie den Löffel nach unten gerichtet am Zungenende an und ziehen dann mehrmals Richtung Zungenspitze, um die Zunge von Belag zu befreien. So verhindern Sie, dass sich nachts Bakterien breitmachen.
- Das **Ölziehen** nährt die Nerven, das Zahnfleisch und entsorgt Giftstoffe aus dem Mundraum. Nehmen Sie 1 knappen Esslöffel Sesam-, Lein- oder Sonnenblumenöl in den Mund, „kauen" darauf herum und „schieben" das Öl mindestens 5 Minuten hin und her, gerne auch deutlich länger.
- Für die **Nasenspülung** füllen Sie eine Nasendusche mit 1%igem Salzwasser. Dafür in 100 Milliliter lauwarmes Wasser 1 Gramm Salz geben oder eine Fertiglösung aus der Apotheke verwenden. Das Spülen der Nase reinigt, löst überflüssigen Schleim und befeuchtet die Schleimhäute. Es soll sogar eine positive Wirkung aufs Schnarchen haben!
- Trinken Sie abends eine **ayurvedische Gewürzmilch** (siehe S. 95) oder gönnen Ihren Füßen eine **Massage** mit körperwarmem Öl.

Teezeremonie und schöne Düfte

Auch das abendliche Zubereiten und Trinken von Tee ist ein schönes Ritual. Schalten Sie für diese Zeit alle elektronischen Geräte aus. Brühen Sie einen schlaffördernden Tee auf (siehe S. 62, 90). Solange er zieht, können Sie bei Kerzenschein und eventuell einem schönen Duft wie Lavendel oder Rose eine der Übungen von S. 68/69 durchführen. Jede dauert etwa 10 Minuten, also genau die Zeit, die der Tee zum Ziehen braucht. Trinken Sie danach in aller Ruhe den Tee und lassen Sie den Tag Revue passieren, am Abend beginnend bis zum Morgen.

Stille-Rituale für das Bett

Es geht vielen so: Kaum liegen Sie im Bett, beschleicht sie die Furcht, nicht einschlafen zu können. Mit ein paar kleinen Tricks können Sie Ihren unruhigen Geist zur Ruhe bringen. Finden Sie heraus, welche dieser Übungen am besten zu Ihnen passt.

Den Atem beobachten

Wer glaubt, keine Zeit für Meditation zu haben, der wird mit dem folgenden Tipp eines Besseren belehrt. Achten Sie während des Einschlafens nur auf Ihren Atem. Nehmen Sie das Heben und Senken des Bauchs beim Atmen wahr und spüren Sie, wie die Luft beim Ein- und Ausatmen durch die Nase strömt und der Atem durch den Körper fließt. Selbst im Schlaf wirkt diese Meditation noch nach.

Schöne Bilder aus dem Kopfkino

Schäfchen zählen kann in Stress ausarten und genau das Gegenteil bewirken – man wartet angespannt aufs Einschlafen. Schalten Sie stattdessen lieber Ihr Kopfkino an: Stellen Sie sich Bilder von einem schönen Strand im Sonnenschein, einer blühenden Frühlingswiese oder einer idyllischen Berghütte vor. Ihrer Fantasie sind keine Grenzen gesetzt. Wichtig ist allein, dass Sie sich bei den Gedanken an das Bild wohl- und geborgen fühlen.

Selbsthypnose ausprobieren

Legen Sie sich bequem hin und schließen die Augen. Lassen Sie den Atem kommen und gehen. Zählen Sie bei jedem Ausatmen von zehn herunter, bis Sie bei null ankommen. Nehmen Sie sich Zeit dafür. Wenn Sie die Null erreicht haben, lenken Sie Ihre Aufmerksamkeit nacheinander auf Ihre Hände. Erspüren Sie, was die Handflächen, jeder einzelne Finger und der Handrücken empfinden. Geben Sie sich nun die Erlaubnis, alle Muskelspannung aus den Händen und Fingern zu lassen. Genießen Sie das einsetzende wohlige Gefühl von Entspannung so lange, wie es für Sie angenehm ist, oder bis Sie in den Schlaf sinken.

Schreibend Gedanken stoppen

Legen Sie einen Notizblock auf den Nachttisch. Bevor Sie sich schlafen legen, notieren Sie alles, was Sie unbedingt am nächsten Tag erledigen wollen oder müssen. Damit entlasten Sie schon mal Ihr Gehirn. Wenn Sie sich tagsüber über jemanden sehr geärgert haben, können Sie an diese Person einen „bösen Brief" schreiben, in dem Sie Ihre ganze Wut, Trauer oder Enttäuschung ausdrücken. Stecken Sie den Brief in einen Umschlag und vergraben Sie ihn irgendwo im Schrank. Sie werden sehen: Schreiben befreit und man gewinnt deutlichen Abstand zu dem Problem.

Mein besonderer Tipp

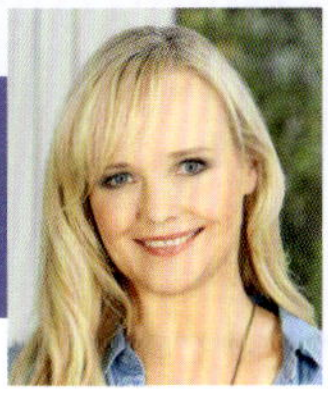

Feste Muster

Die beste Medizin, um gut in den Schlaf zu finden, ist ein festes Muster an Aktivitäten vor dem Zubettgehen. Wenn man ein Muster einführt und es ständig wiederholt, weiß der Körper ganz genau, was er tun muss. Führen Sie die abendlichen Routinehandlungen sehr bewusst durch, widmen Sie ihnen Ihre ganze Aufmerksamkeit. Diese Achtsamkeit kann Ihnen helfen, im Hier und Jetzt zu landen, die Eile wenigstens aus dem Abendritual zu verbannen.

Entspannen mit Stretching und Yoga

Yoga ist eine sehr effektive Möglichkeit, einen unruhigen Geist und verkrampften Körper gleichzeitig zu entspannen. Die Kombination von Körperhaltung (Asana), Atmung (Pranayama) sowie meditativen Elementen ist eine höchst wirksame Form, körperliche und geistige „Überspannungen" abzubauen. Eine zentrale Rolle kommt der Atmung zu. Beginnen Sie das Abschalten mit einfachen Dehnübungen.

Das **Dehnen des Oberkörpers** mobilisiert gleichzeitig die Brustwirbelsäule. Diese Übung ist ideal zum Runterkommen nach einem anstrengenden Tag. Gehen Sie dafür auf die Knie (eventuell auf einer dickeren Unterlage) und greifen nach den Sternen. Der Rücken ist lang, das Gesäß auf den Hacken. Strecken Sie die Arme langsam abwechselnd nach oben. Folgen Sie dem erhobenen Arm mit dem Blick. Atmen Sie mit dem Hochstrecken ein, halten den Atem oben an und atmen Sie beim Absenken aus. Den Arm wechseln und die Übung jeweils 10-mal wiederholen.

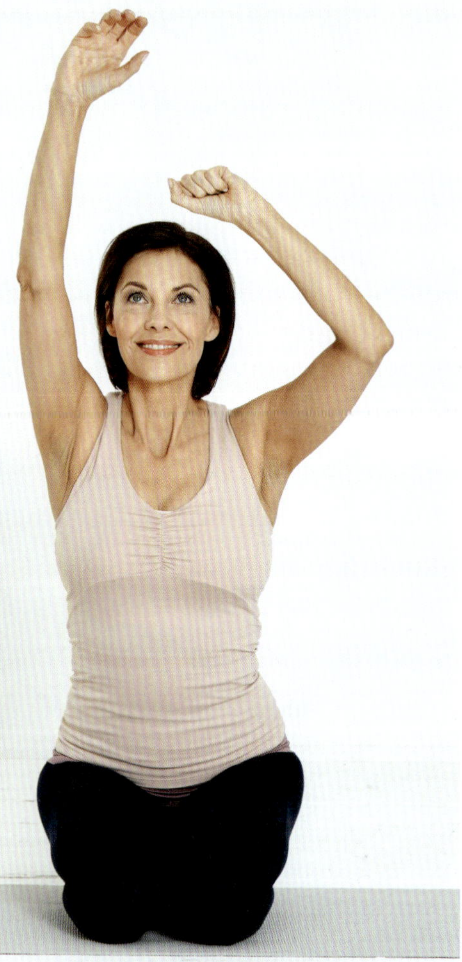

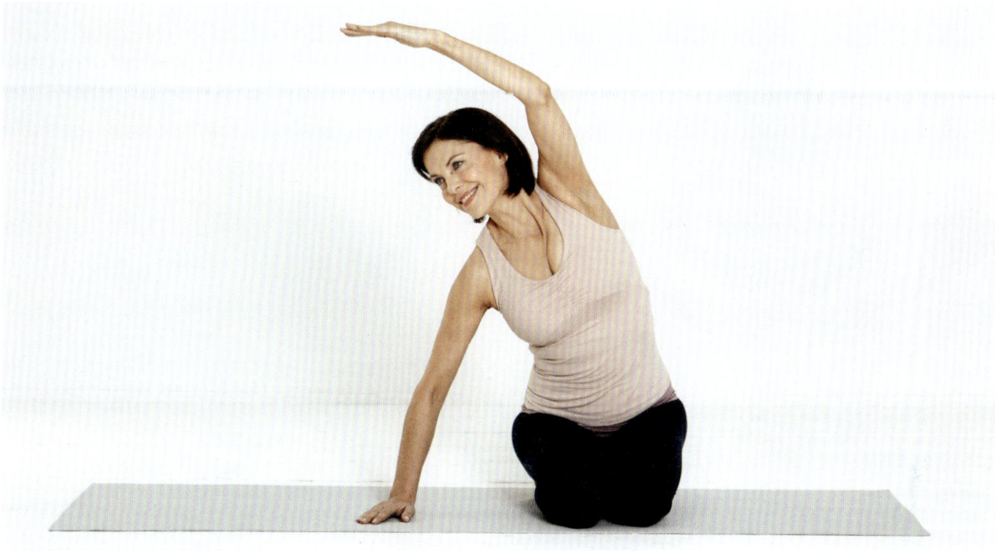

Seitliches Dehnen hält die großen Rückenmuskeln geschmeidig und verleiht Ihnen buchstäblich ein breites Kreuz. Gehen Sie auf die Knie (siehe Übung links) und strecken Sie den linken Arm nach oben. Stützen Sie sich mit der anderen Hand ab und führen den gestreckten Arm langsam weit über den Kopf, bis Sie ein leichtes Ziehen verspüren. Die Hüfte bleibt gerade. Beim Hochheben des Arms atmen Sie ein, dann den Atem anhalten und beim Absenken wieder ausatmen. Den Arm wechseln und die Übung jeweils 10-mal wiederholen.

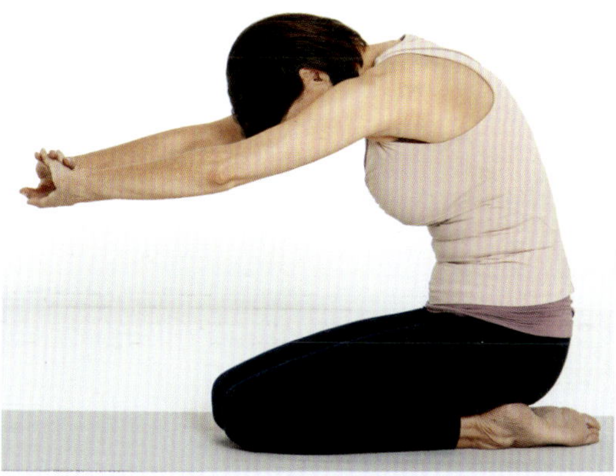

Der **runde Rücken** ist eine Kombination von Dehnung, Lockerung und Kräftigung für Wirbelsäule, Rücken-, Schulter- und Halsmuskeln. Die Ausgangsstellung: Der Rücken ist gerade, das Gesäß auf den Fersen. Verschränken Sie die Hände vor dem Bauch und atmen dabei tief ein. Machen Sie den Rücken rund, strecken die Hände nach vorn und drehen Sie die Handflächen nach außen. Dabei atmen Sie aus. Den Atem einige Sekunden anhalten und wieder die Ausgangsstellung einnehmen. Die Übung 5-mal wiederholen.

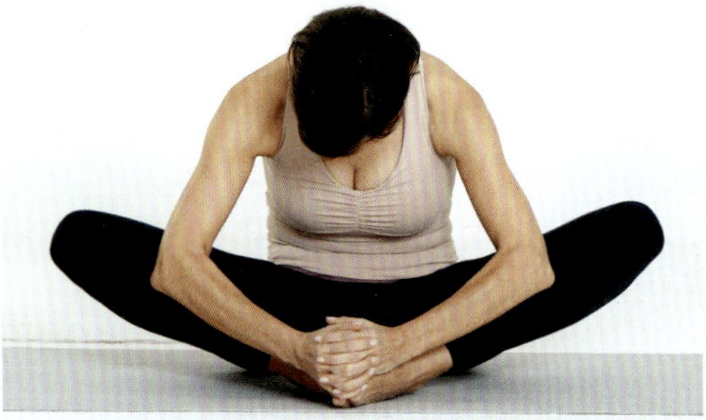

Der **Schmetterlingssitz** regt den Energiefluss an. Geistig steht die Yoga-Übung für die Bereitschaft, sich zu entwickeln und neu zu werden. Auf der körperlichen Ebene werden die Muskeln der Oberschenkel (innen und vorn) sowie der Hüfte gedehnt und die Hüftgelenke mobilisiert. Setzen Sie sich dafür im Schneidersitz auf den Boden. Umfassen Sie die Füße mit den Händen und beugen Sie den Oberkörper so weit nach vorn, wie es Ihnen möglich ist. Halten Sie die Spannung 1 bis 2 Minuten lang.

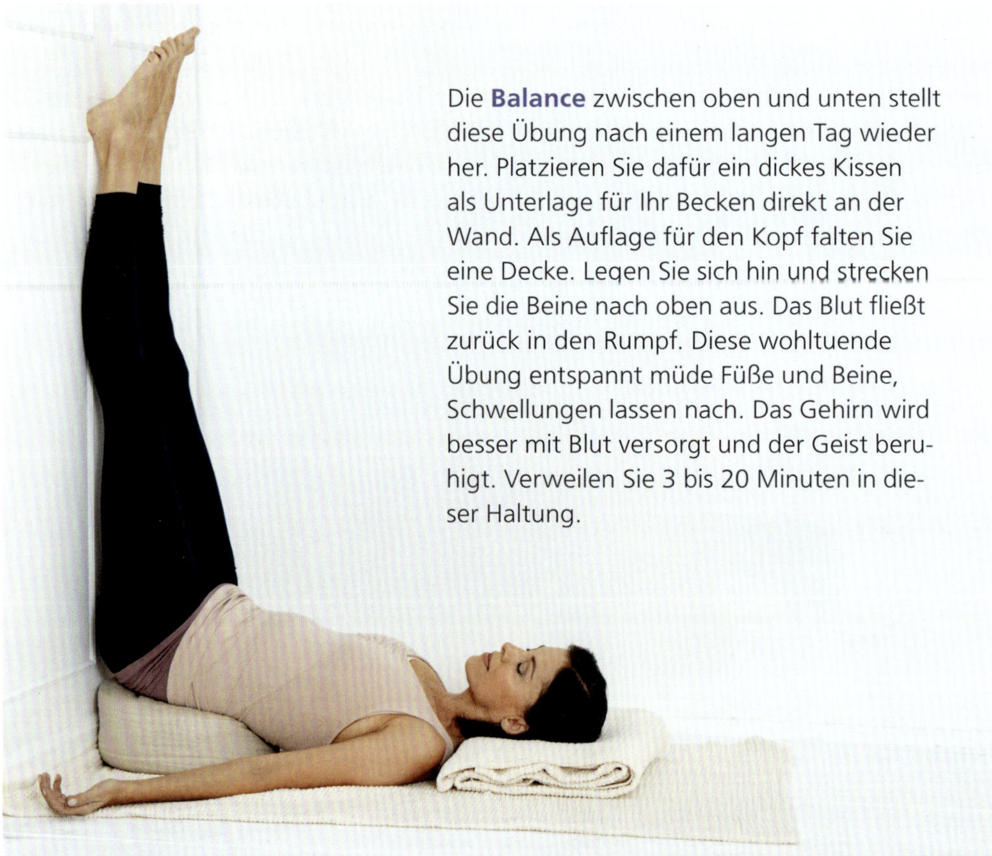

Die **Balance** zwischen oben und unten stellt diese Übung nach einem langen Tag wieder her. Platzieren Sie dafür ein dickes Kissen als Unterlage für Ihr Becken direkt an der Wand. Als Auflage für den Kopf falten Sie eine Decke. Legen Sie sich hin und strecken Sie die Beine nach oben aus. Das Blut fließt zurück in den Rumpf. Diese wohltuende Übung entspannt müde Füße und Beine, Schwellungen lassen nach. Das Gehirn wird besser mit Blut versorgt und der Geist beruhigt. Verweilen Sie 3 bis 20 Minuten in dieser Haltung.

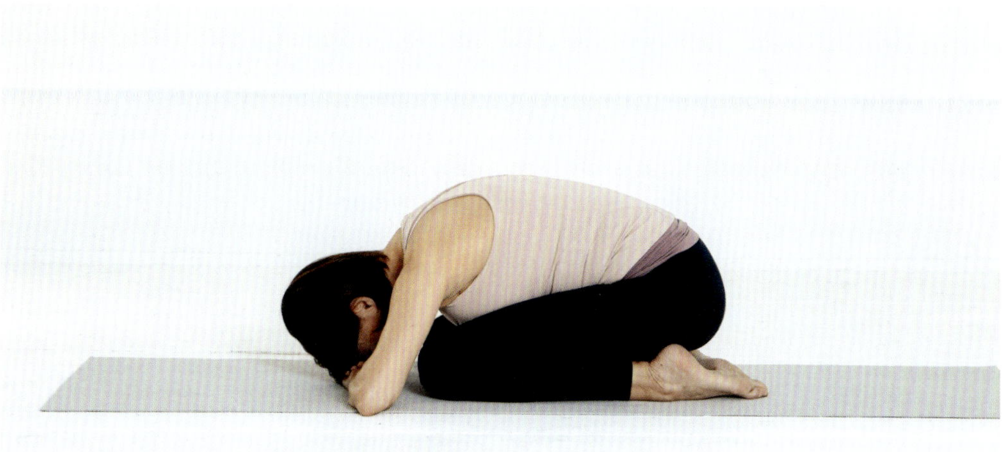

Völliges **Loslassen** auf geistiger Ebene sowie Entspannung der Wirbelsäule, Dehnung der Rücken- und Nackenmuskeln gelingen Ihnen mit dieser Übung. Setzen Sie sich dafür auf die Füße und legen Sie den Kopf vor den Knien auf die Handrücken. Alternativ können die Arme auch nach hinten gestreckt werden, die Handflächen zeigen nach oben. Bleiben Sie in dieser Position, bis Sie ganz ruhig sind. Dann lassen Sie los: Nacken, Gesicht, Augen, Mund und alles, was sich noch mit Anspannung bemerkbar macht. 30 Atemzüge. Beim Hochkommen rollen Sie Wirbel für Wirbel auf.

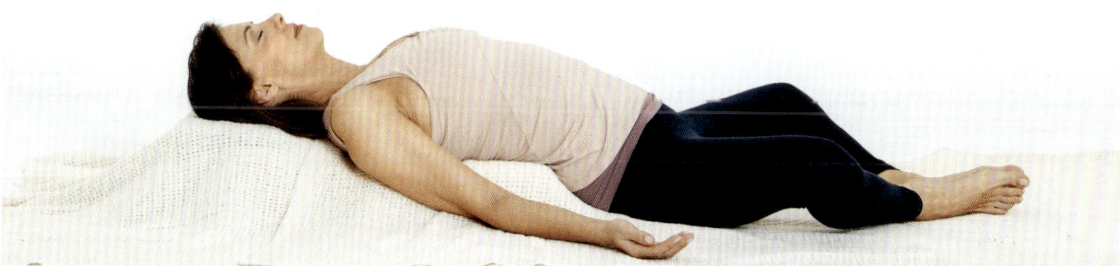

Mit dem **liegenden Schmetterling** weiten Sie Brustkorb und Herzbereich. Legen Sie dafür ein Polster, mehrere Kissen oder gefaltete Decken so, dass Kopf und Rücken bis zum Becken gestützt sind. Eventuell auch eine Rolle unter die Knie legen. Sie sollen sich komplett fallen lassen können. Winkeln Sie die Beine an und lassen Sie die Knie nach außen fallen, die Fußsohlen berühren sich. Die Hände liegen locker neben dem Körper, Handflächen zeigen nach oben. Atmen Sie tief ein und aus, spüren Sie dem Atem nach. Verweilen Sie in der Haltung 3 bis 20 Minuten.

Bewegung macht müde

Jahrtausendelang legten unsere Vorfahren Tag für Tag weite Strecken zu Fuß zurück – auf der Suche nach Nahrung, Wasser oder Baumaterialien. Unwirtliche Lebensumstände ließen sogar ganze Völker wandern. Heute wechseln wir vom Autositz auf den Bürostuhl und anschließend auf die Couch. Wie soll da ein Körper, der fürs Gehen konzipiert wurde, abends müde sein? Dagegen hilft nur eines: Bewegung!

Wach sein heißt in Bewegung sein. Unser bestimmender Rhythmus ist der Wechsel zwischen Wachsein und Schlaf und damit zwischen Aktivität und Ruhe, Phasen der Anspannung und Entspannung. Tagsüber sind wir körperlich und geistig leistungsbereit. Gesteuert wird das über Hormone und das vegetative Nervensystem. Nutzen Sie jede Möglichkeit, Ihren Körper in Bewegung zu bringen. Damit verbessern Sie den Stoffwechsel, fordern Muskeln und Knochen, stärken Herz und Kreislauf und sind abends auch rechtschaffend körperlich müde.

Bewegung ist unsere Natur

Laufen, Heben, Tragen, Bücken, Springen, Strecken, Klettern, Rennen – alles Bewegungsabläufe, die über Jahrtausende das Leben prägten. 20 bis 30 Kilometer sind unsere Vorfahren täglich unterwegs gewesen, um Nahrung, Wasser und Baumaterial heranzuschaffen. Muskelkraft und Gelenkigkeit waren dafür erforderlich. Und so ist das größte Organ des Menschen nicht umsonst die Muskulatur. Werden Muskeln nicht beansprucht, verkümmern sie. Genauso ergeht es den Gelenken. Sie werden nur durch Bewegung mit Nahrung versorgt, damit sie wie „geschmiert" laufen können.

Die nötige Kondition für einen bewegten Tag garantiert das Herz-Kreislauf-System. Wird es nicht regelmäßig in Schwung gebracht, kommen wir immer schneller aus der Puste. Auch das Hormonsystem gerät aus der Balance, wenn wir uns nur zwischen Bett, Autositz, Bürostuhl und Couch bewegen. Stresshormone können so nicht schnell genug abgebaut werden. Sie zirkulieren weiter im Körper, er ist in ständiger Alarmbereitschaft und auch die Muskulatur steht unter Spannung. Langfristig führt das zu einem Erschöpfungszustand mit Symptomen wie Konzentrationsschwierigkeiten, Schlafstörungen oder auch Verdauungsbeschwerden.

Couchabend oder Spaziergang?

Jeder weiß, die Antwort lautet: Spaziergang. Aber warum eigentlich? Es ist doch angenehm, auf der Couch zu liegen, eine bequeme Haltung einzunehmen, sich hin und wieder zu räkeln und fernzusehen. Der Körper fährt auch auf der Couch in den Feierabendmodus. Atmung, Blutdruck und Herzschlag sinken. Doch die Muskulatur steht noch unter Spannung und die tagsüber ausgeschütteten Stresshormone, die auf der Achse Autositz – Bürostuhl – Couch nicht durch Bewegung runtergefahren wurden, zirkulieren weiterhin im Körper. Werden Stresshormone nicht durch stressabbauende Hormone wie Serotonin oder Dopamin neutralisiert, unterdrücken diese die Produktion anderer Hormone, die für das Wohlbefinden und für den Schlaf wichtig sind.

Gut zu wissen

Sportler schlafen besser

Bei einem Vergleich von Sportlern und Nichtsportlern konnte gezeigt werden, dass körperliche Aktivität mit weniger Schlafproblemen einhergeht. Dazu wurden unter anderem Schlaftagebücher von Athleten und einer sportlich nicht aktiven Kontrollgruppe ausgewertet. Bei den Sportlern konnten 80 Prozent eine bessere subjektive Schlafqualität, eine kürzere Einschlafdauer und weniger Schlafunterbrechungen aufweisen. Aus der Gruppe der Bewegungsmuffel waren das nur 39 Prozent. Sie klagten zudem häufiger über Müdigkeit am Tag.

Sport sorgt für guten Schlaf

Regelmäßige körperliche Betätigung wie etwa Walking (siehe S. 80) erhöht die Schlafqualität erheblich, das konnte eine amerikanische Studie belegen. Die Probanden trieben 150 Minuten in der Woche moderaten bis intensiven Sport. Bei allen erhöhte sich die Zahl der Leicht- und Tiefschlafphasen. Ein moderates Sportprogramm sollte deshalb auch Teil einer Therapie bei Schlafproblemen sein. Optimal sind Ausdauersportarten, die zu einer Erhöhung der Atem- und Herzfrequenz führen. Wichtig ist vor allem die Regelmäßigkeit.

Generell gilt: Je größer die Zeitspanne zwischen dem Training und dem Zubettgehen, desto größer ist der Nutzen für die Schlafqualität. Wer die Möglichkeit hat, mit dem Fahrrad zur Arbeit zu fahren, kann das Sportliche mit dem Nützlichen bereits morgens verbinden. Ansonsten eignet sich der späte Nachmittag beziehungsweise frühe Abend für Berufstätige am besten, wenn sie intensiver trainieren wollen. Dann bleibt noch genug Zeit, um nach der körperlichen Anstrengung wieder herunterzufahren und in den Ruhemodus zu kommen.

Ein Abend- oder flotter Spaziergang am Tag ist in vielerlei Hinsicht eine gute Schlafvorbereitung. Sie bewegen sich, die Verdauung wird unterstützt, die Lungen bekommen eine Extraportion Sauerstoff und der Kopf wird frei. Das haben zahlreiche Studien ergeben. Spaziergänge wirken beruhigend und helfen so, Stress abzubauen. Wissenschaftler konnten zudem nachweisen, dass Spaziergänge die Gedächtnisleistung verbessern.

Wer seinen inneren Schweinehund überlisten will, schafft sich einen Hund an. Da gibt es keine Ausrede, man muss regelmäßig und auch abends raus. Hundebesitzer leiden seltener an Bluthochdruck und seltener an Diabetes, so Untersuchungen der George Washington University School of Public Health.

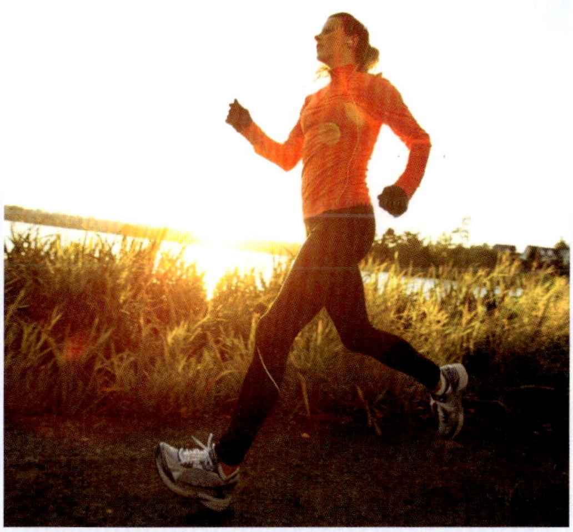

Schnüren Sie nach der Arbeit Ihre Sportschuhe. Eine Runde an der frischen Luft beruhigt den Geist und sorgt für guten Schlaf.

Die Hormone auf Trab bringen

Bewegung erhöht …

- **Serotonin**, das Glückshormon, aus dem bei Dunkelheit das Schlafhormon Melatonin gebildet wird. Man profitiert also gleich zweimal davon.
- **Dopamin**, ein Glückshormon, das im Gegensatz zu Serotonin eine längerfristige Motivationssteigerung und Antriebsförderung bewirkt.
- **Cortisol**, das Stoffwechselvorgänge aktiviert und für die Bereitstellung von Energie in Form von Glukose aus den Muskeln sorgt. Cortisol wirkt zudem entzündungshemmend.

Bewegung senkt …

- **Insulin**, den Melatoninunterdrücker. Von diesem Hormon wird weniger benötigt, da der Zucker aus dem Blut über Transporteiweiße direkt in die Muskelfasern wandert.
- **Ghrelin**, das Hormon für das Hungergefühl. Deshalb hat man nach sportlicher Betätigung auch lange keinen Hunger.
- **Adrenalin**, das Angsthormon. Das erklärt die blutdrucksenkende Wirkung von Sport.
- **Östrogen**, das weibliche Hormon, und so das Risiko für Brustkrebs.

Das richtige Maß für Bewegung

Sie müssen keinen Hochleistungssport treiben, um gut schlafen zu können. Es geht nicht um maximale Leistungen, sondern um optimale. Und zwar in Bezug zu Ihrer individuellen Leistungsfähigkeit, die mit einem Belastungs-EKG ermittelt werden kann. Wenn man von einem Maximum, also von 100 Prozent dieser jeweiligen Leistungsfähigkeit ausgeht, liegt das Optimum der Belastung für den Körper bei 50 bis 60 Prozent dieser Größe.

Man kann das Optimum auch mit einem Motor vergleichen: Weder übertouriges noch untertouriges Fahren bekommt ihm gut. Oder anders ausgedrückt, auch für die Bewegung gilt: Die Dosis macht das Gift. Zu viel ist genauso schädlich wie zu wenig. Das Optimum stellt die sogenannte Gesundheitszone dar, die für Rehabilitationen, die Stabilisierung des Herz-Kreislauf-Systems und als Regenerationstraining geeignet ist. Wenn Sie sich mehr bewegen wollen und bisher gar nichts oder nur sehr wenig sportlich aktiv waren, sollten Sie erst einmal klein anfangen. Vielleicht halten Sie nur ein paar Minuten durch. Das macht aber nichts, denn Sie können sich nach und nach steigern. Beim Laufen gibt es eine klare Regel für das richtige Maß für Einsteiger: Sie sollten laufen, ohne zu schnaufen, also sich mühelos nebenher noch unterhalten können.

Wandern, Tanzen, Yoga

Nicht jeder findet Spaß am Joggen oder Walken. Auch das Alter, familiäre oder gesundheitliche Probleme schränken die Trainingsmöglichkeiten ein. Finden Sie heraus, was in Ihren Alltag und zu Ihrer Belastbarkeit passt. Schließen Sie sich einer Wandergruppe an, belegen Sie einen Tanzkurs oder probieren Sie es mal mit Yoga. Suchen Sie sich Mitstreiter. Gemeinsam macht es mehr Spaß und außerdem ist man besser motiviert, Termine einzuhalten.

Das Bewegungskonto füllen

Was viele nicht wissen: Bei zahlreichen Alltagstätigkeiten bewegen wir uns schon im Bereich der optimalen Leistungsfähigkeit (Gesundheitszone) und leicht darüber. Treppen steigen und Fahrrad fahren, Holz hacken oder Beete umgraben ist gleichzusetzen mit moderater sportlicher Betätigung. Zügiges Gehen, die natürlichste Form der Fortbewegung, liegt exakt im optimalen Leistungsfenster.

Auch wenige Schritte werden zu vielen. Laufen Sie beim Zähneputzen und Telefonieren herum. Sie werden staunen, wie viele Schritte bei einem längeren Telefonat zusammenkommen. Nutzen Sie die Mittagspause für eine kleine Runde nach dem Essen. Parken Sie das Auto etwas entfernt von dem Ort, den Sie erreichen möchten. Es muss nicht unbedingt vor dem Büro oder der Tür Ihrer Freunde stehen. Lassen Sie den Fahrstuhl links liegen und nehmen Sie die Treppe. Versuchen Sie, täglich 10 000 Schritte zu gehen. Legen Sie sich einen Schrittzähler oder/und ein Bewegungstagebuch zu. Das motiviert und Sie haben Ihre Aktivitäten gut im Blick. Sie sehen, Sie müssen kein Leistungssportler werden, um von mehr Bewegung im Alltag zu profitieren.

Wer es schafft, täglich 30 Minuten körperlich aktiv zu sein, ohne sich übermäßig zu verausgaben, investiert nicht nur in die Lebens- und Schlafqualität, sondern auch in die Zukunft. Bewegung gilt mittlerweile als Rezept für Gesundheit bis ins hohe Alter. Menschen, die sich viel bewegen, altern langsamer. Eine einzigartige Langzeitstudie, die Sportwissenschaftler des Karlsruher Instituts für Technologie erstellten, brachte es an den Tag: Sportlich Aktive sind – motorisch gesehen – im Schnitt zehn Jahre jünger als die, die ihren Alltag überwiegend sitzend verbringen. Für die Studie wurden 500 Probanden 25 Jahre lang begleitet. Zudem stellten die Forscher fest, dass das Risiko für Übergewicht, Bluthochdruck und erhöhte Blutfettwerte um das Fünffache sinkt, wenn man zwei Stunden pro Woche Sport treibt.

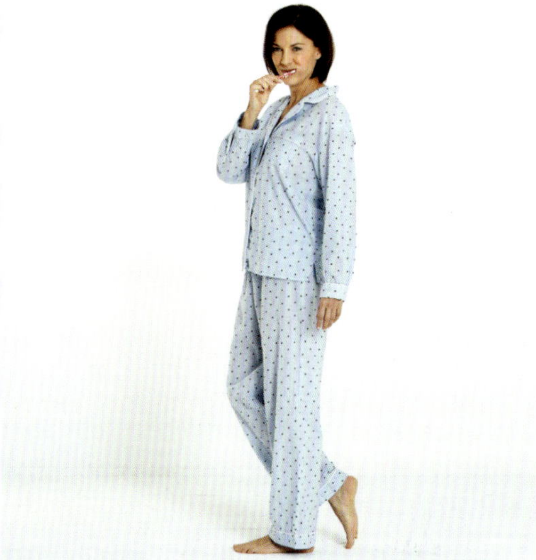

Gehen Sie beim Zähneputzen „spazieren" – Ihr Bewegungskonto wächst mit jedem Schritt.

Gut zu wissen

Biorhythmus und Leistungsfähigkeit

Im Tagesverlauf treten im menschlichen Organismus Leistungshöhen und Leistungstiefen auf, die die physische und psychische Leistungsfähigkeit beeinflussen. Die Leistungsbereitschaft eines Erwachsenen ist zwischen 7 und 13 Uhr sowie 16 und 21 Uhr am höchsten. Aber auch Jahresrhythmen sind von Bedeutung, unsere sportliche Leistungsfähigkeit ist im Herbst auf dem Höchst-, im Winter auf ihrem Tiefststand.

Ein bewegter Alltag

Ob Sie durch den Park gehen, Treppen steigen oder die Einkäufe nach Hause tragen – im Alltag gibt es unendlich viele Gelegenheiten, Stresshormone abzubauen und sich ganz nebenbei fit zu halten. Sie können auch walken, die Treppe als Sportgerät verwenden oder die Beine am Esszimmerstuhl kräftigen. Legen Sie einfach los!

Richtig walken

Walking ist ein Ganzkörpersport, der Stress abbaut. Zudem werden die Muskeln besser durchblutet und Verklebungen des Bindegewebes gelöst. Achten Sie darauf, dass Sie den Stock nach dem Abdrücken loslassen und nur noch über die Schlaufen halten.

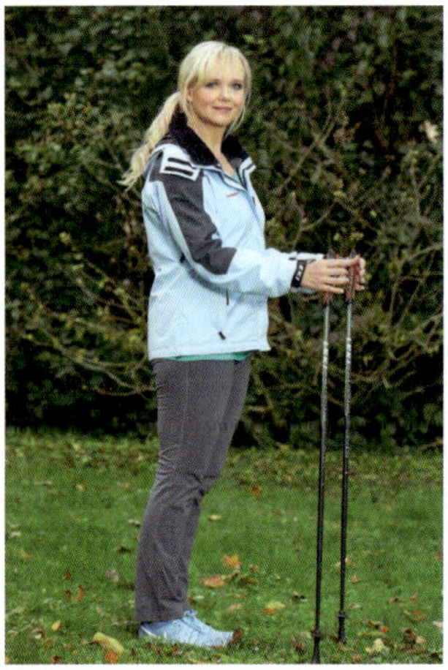

1. Die Hände an den Stöcken sind locker geschlossen oder leicht geöffnet. Geballte Fäuste deuten auf eine Verkrampfung hin. Der Armwinkel sollte nicht mehr als 90 Grad betragen. Wenn Sie auf einem Naturboden walken, sollten die Stöcke eine Lochspur hinterlassen. Das gilt als Zeichen für den richtigen Krafteinsatz. Falscher Stockeinsatz kann zu Nackenproblemen führen.

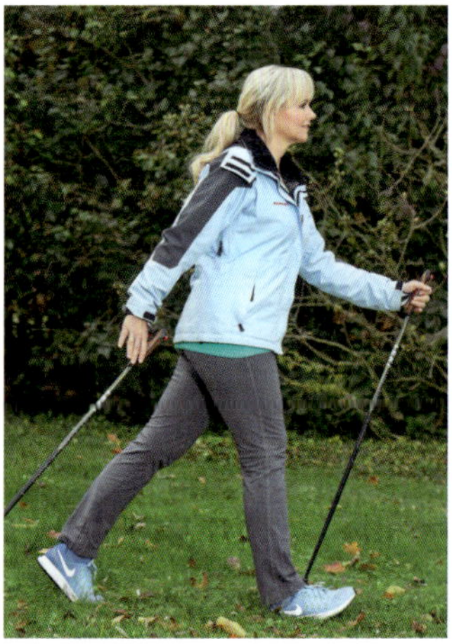

2. Setzen Sie Ihre Füße möglichst so auf, dass die Fußspitzen in die Gehrichtung zeigen. Die Füße sollten bei jedem Schritt flächig über der Ferse aufsetzen. Stock und damit die Arme und Beine bewegen sich immer diagonal, nicht parallel. Schwingen Sie die Stöcke richtig aus, bevor Sie sie auf dem Boden aufsetzen. Dann wieder gut abstoßen, das verleiht dem Körper einen Vorwärtsschub.

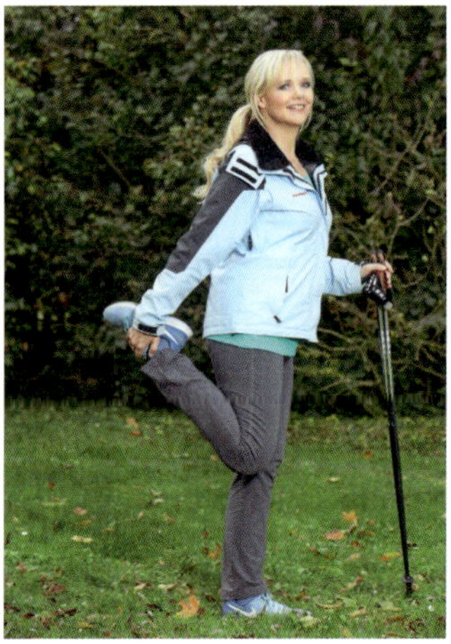

3. Nach dem Walking sollten Sie sich etwas Zeit für das Dehnen der Muskeln nehmen. Sie können sich dafür zum Beispiel mit der linken Hand auf den Stöcken abstützen, mit der rechten Hand ziehen Sie den rechten Fuß locker an den Po heran. Achten Sie dabei darauf, dass die Knie parallel sind. Halten Sie die Dehnung einige Atemzüge lang und wechseln Sie danach die Seite.

Schritt für Schritt: Treppensteigen

Treppensteigen lässt sich ganz leicht in den Alltag integrieren und ist ein gutes Kraft- und Ausdauertraining zum Muskelaufbau für Oberschenkel und Po.

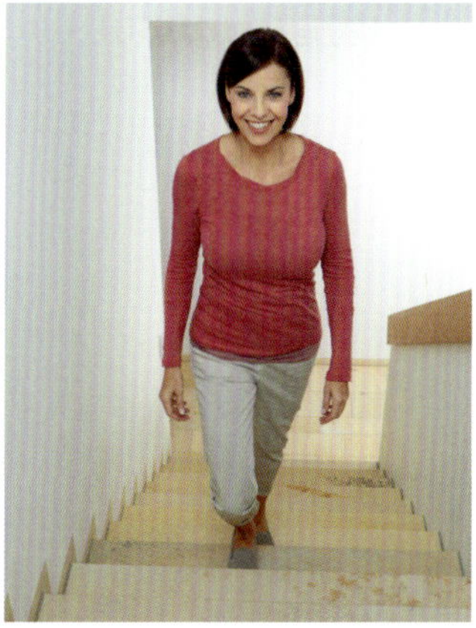

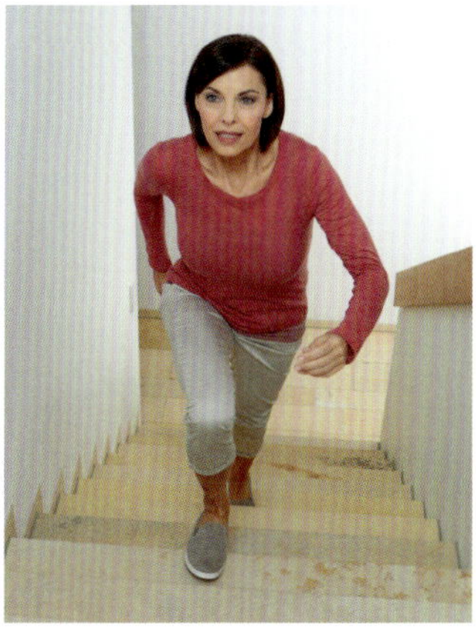

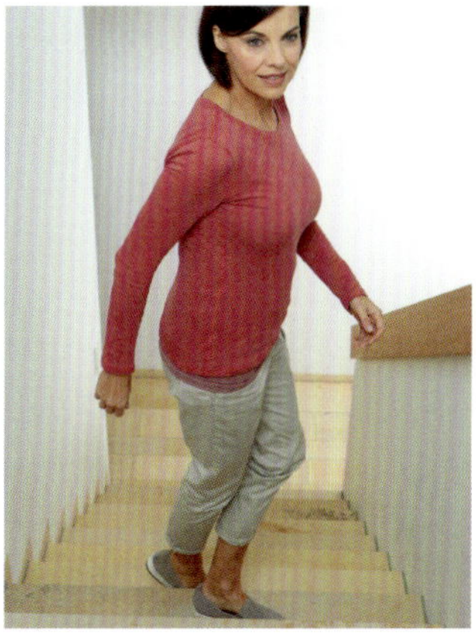

1. Steigen Sie eine Treppenstufe hinauf und gleich wieder hinunter. Machen Sie diese Übung 2 bis 3 Minuten lang. Wechseln Sie zwischendurch das Bein.

2. Steigern Sie die Intensität, indem Sie zwei oder drei Stufen mit einem Mal nehmen. Fortgeschrittene können auch mit Schlusssprüngen (beide Beine) die Treppe hochhüpfen.

3. Erklimmen Sie die Treppe seitlich in einem Seitstellschritt. Das fordert die Innenmuskeln der Oberschenkel und belastet den Oberkörper. Zudem trainiert es die Koordination.

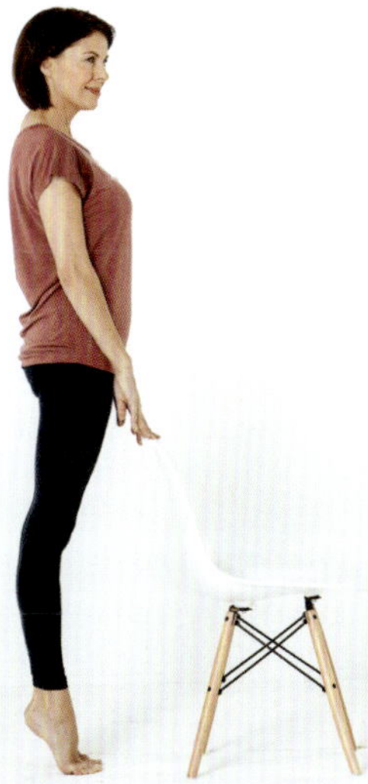

Wadenübung: Dieses „Wippen" können Sie leicht ein paarmal am Tag durchführen. Gerade für Vielsitzer ist es eine gute Möglichkeit, zwischendurch mal die Zehen und Waden zu belasten. Gleichzeitig betätigen Sie damit die Wadenpumpe, die das Blut aus den Beinen nach oben in die Lunge transportiert.
So geht's: Verteilen Sie das Gewicht gleichmäßig auf beide Beine. Heben Sie langsam die Fersen vom Boden und verlagern Sie das Gewicht auf die Großzehenballen. Sie verspüren ein leichtes Ziehen in der Wadenmuskulatur. Senken Sie die Fersen wieder langsam auf den Boden. Fühlen Sie dabei, wie die Wadenmuskulatur entspannt. Führen Sie diese Übung 3- bis 4-mal durch.

Die Renaissance des Nickerchens

Schlafcafés, Nap-Bars oder Schlafstudios machen seit einigen Jahren mit dem Nickerchen ein Geschäft. Sie stellen einen ruhigen Ort für ein kleines Mittagsschläfchen, neudeutsch: Power-Napping, zur Verfügung. Menschen, die diese Möglichkeit regelmäßig nutzen, schwören darauf. Da sind sie in guter Gesellschaft. Große Namen verbinden sich mit dem kleinen Nickerchen: Karl der Große, Isaac Newton oder Victor Hugo, um nur einige zu nennen.

In den südlichen Ländern gehört die Siesta zum Tagesrhythmus, so wie in asiatischen Kulturen. In China hat der Mittagsschlaf – auf Chinesisch Xeu-Xi – den Rang eines Grundrechts. Im 49. Artikel der Verfassung steht: „Wer arbeitet, hat ein Recht auf Xeu-Xi." Die traditionelle chinesische Medizin empfiehlt ihn zur Gesunderhaltung vor allem für ältere Menschen.
Chinesische Wissenschaftler fanden heraus, dass von 1000 befragten Hundertjährigen in der Provinz Sichuan die meisten regelmäßig Mittagsschlaf halten.

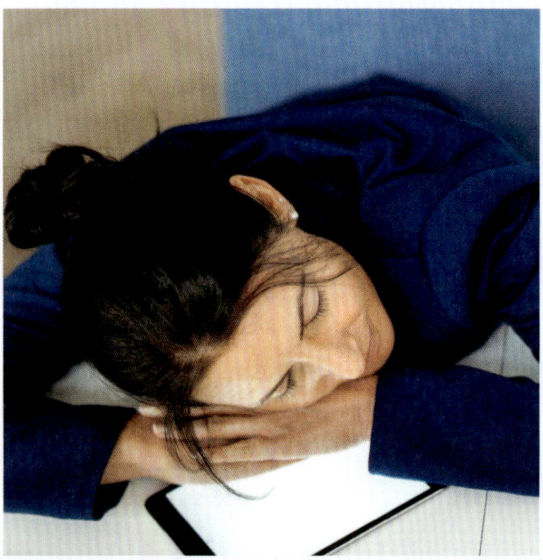

Das Leistungstief nach dem Mittagessen überbrückt man am besten mit einem Nickerchen.

Das Mittagstief

Zwischen 13 und 14 Uhr ist der Mensch in einem physischen und psychischen Leistungstief. Was spricht dagegen, diesem Bedürfnis nachzugeben? In hiesigen Breiten die Arbeitskultur. Denn die Mittagspause reicht gerade mal für den Weg zur Kantine und zurück an den Arbeitsplatz. Doch international tut sich etwas. Vorreiter sind die Japaner. Etliche Firmen stellen ihren Mitarbeitern abgedunkelte Relax-Center oder Nap-Shops zur Verfügung. Große Unternehmen wie Apple oder IBM richteten Ruheräume ein. Auch in Deutschland gibt es Vorreiter, etwa den Füllfederhersteller Montblanc. Und der heimliche Büroschlaf hätte bei dieser Entwicklung vielleicht auch eine Chance, rehabilitiert zu werden.

Abschalten und runterfahren

Nach dem Nickerchen kann man wieder richtig hochfahren – um bis zu 35 Prozent soll die Leistungsfähigkeit durch den Schlaf steigen. Er darf allerdings nicht zu lange dauern, denn dann droht die Gefahr, in den Tiefschlaf zu fallen, aus dem man eher zerschlagen und ziemlich schlaftrunken aufwacht. 10 bis maximal 30 Minuten sind das richtige Maß. Der Erholungswert kommt dabei weniger durch den leichten Schlaf oder das Dösen, sondern durch Abschalten und Entspannen. Langfristig profitiert auch das Herz-Kreislauf-System davon.

In den Schlafzimmern der Welt

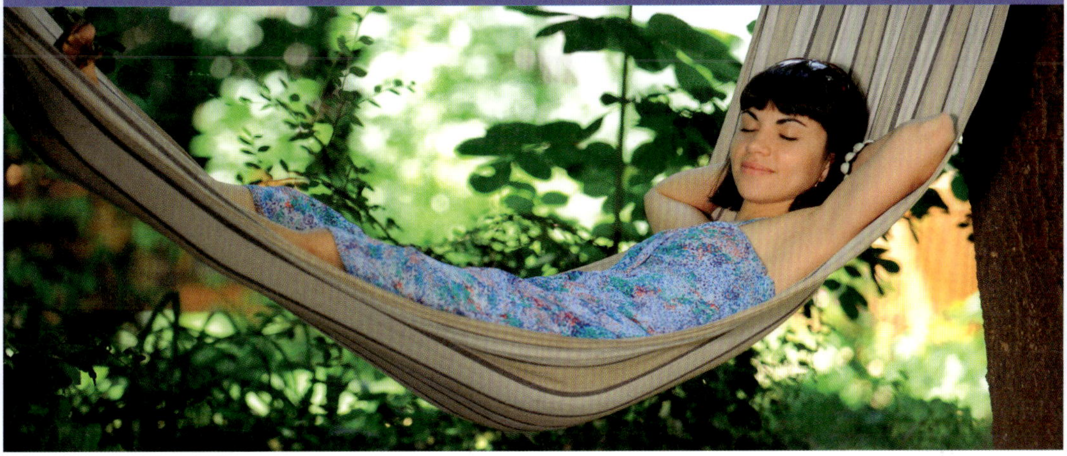

Weltweit ist das Schlafbedürfnis der Menschen relativ ähnlich. Die Art, sich zu betten, ist aber höchst unterschiedlich. Die einen lieben Polster, die anderen Hängematten.

- Etwa 62 Prozent der Mexikaner beten oder meditieren vor dem Zubettgehen und sie haben eine Vorliebe für Düfte wie Lavendel oder Jasmin im Schlafzimmer.
- Acht Prozent der Amerikaner teilen ihr Bett mit einem Haustier.
- Briten, Franzosen und Amerikaner teilen sich gerne große Decken mit ihrem Partner oder ihrer Partnerin. Meist werden zwei Decken, eine dünne und eine etwas dickere, dabei unter der Matratze fixiert. Bei uns sind die meisten Doppelbetten mit zwei dicken Decken aus Federn, Daunen oder Kunstfasern ausgestattet, sodass Paare nicht um die Decke kämpfen müssen.
- Rund ein Drittel der Skandinavier schläft nackt. Bei den Deutschen gehen nur 13 Prozent ohne Nachtwäsche ins Bett. Die Chinesen lieben ihre Pyjamas so sehr, dass sie sie auch tagsüber tragen.
- Viele Japaner vermeiden die Ausrichtung des Kopfkissens nach Norden. Traditionell werden die Toten in Japan mit dem Kopf nach Norden gelegt, der Aberglaube verbietet den Lebenden deshalb dieselbe Himmelsrichtung beim Schlafen.
- Die Franzosen haben eine Vorliebe für ausladende Polsterbetten, die oft zusätzlich mit vielen Kissen bestückt werden und eine durchgehende Matratze haben. Die Deutschen sind meist mit zwei Kissen zufrieden. In Asien werden hauptsächlich Futons genutzt. Das sind weiche Schlafunterlagen, die auf den Boden gelegt werden.
- Japaner und Inder nutzen das Bett auch als Sitzmöbel. Lateinamerikaner bevorzugen in sehr warmen Sommernächten die Hängematte. Eines haben alle Nationen gemeinsam: Die meisten Menschen lassen vor dem Schlafengehen den Fernseher laufen.
- In China gehört das Ofenbett zu den traditionellen Familienschlafstätten. Unter diesem Bett verlaufen Rohre von der Feuerstelle. Es ist darin also kuschlig warm.

KAPITEL 3

Einfach wieder gut schlafen

Das wünschen sich viele. Doch zum Glück ist dies mit einfachen Tricks gar nicht so schwer. Schon ein bestimmter Duft kann beruhigen und für besseres Einschlafen sorgen. Oder wie wär's mit kalten Socken, warmen Bädern und der heißen Sieben? Noch nie gehört? Dann wird es Zeit. Hereinspaziert in ein Schlafzimmer voller natürlicher Schlafmittel. Einfach und wirksam. Und garantiert nebenwirkungsfrei!

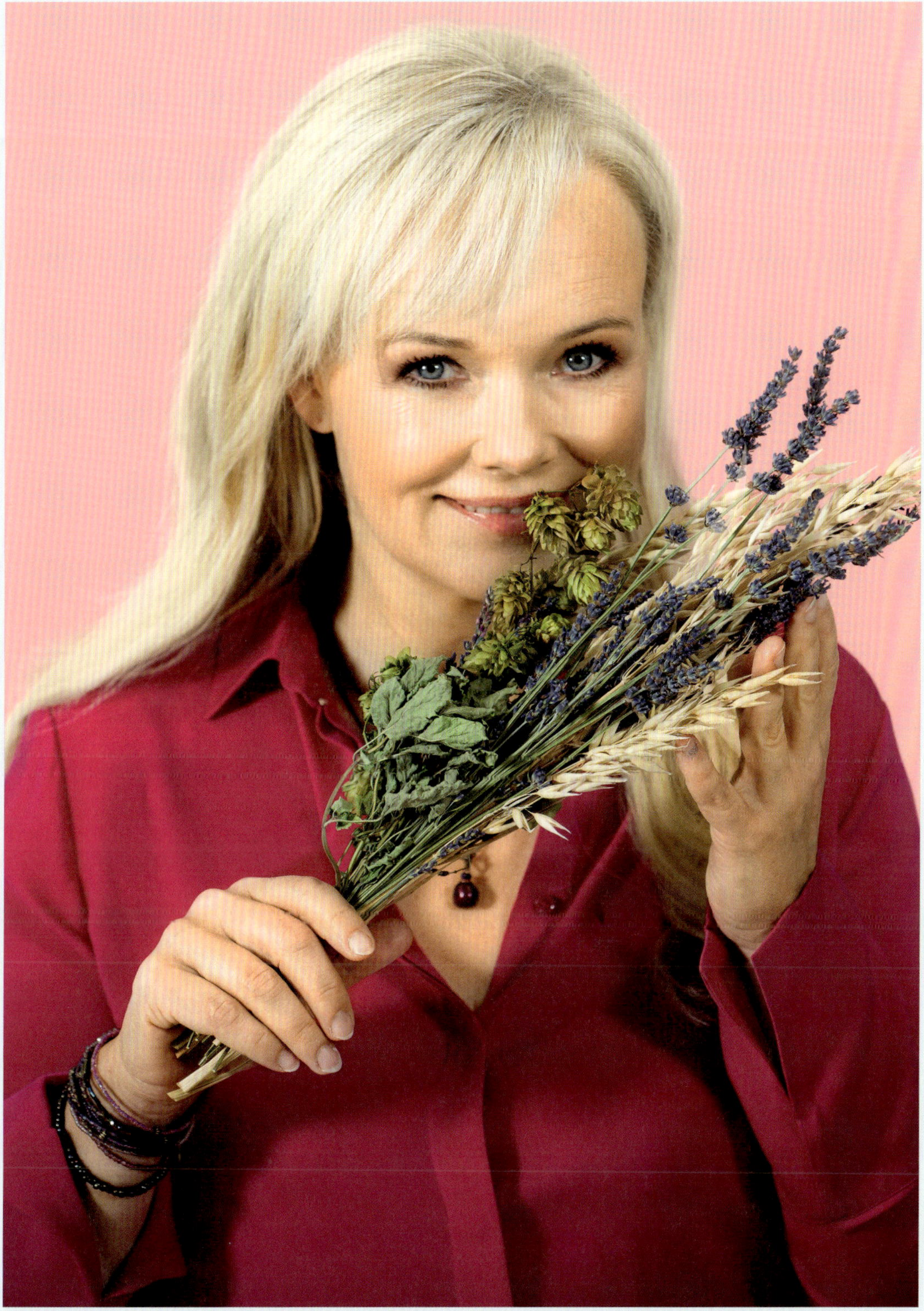

Einschlaf- und Durchschlafstörungen

Von allen bekannten Schlafstörungen gehören Ein- und Durchschlafstörungen zu den häufigsten. Kaum zu glauben, zwischen 2009 und 2016 hat die Zahl der Erwerbstätigen mit Ein- und Durchschlafproblemen um 66 Prozent zugenommen, wie eine aktuelle Studie belegt. Es sind also immer mehr Menschen in Deutschland davon betroffen, auch viele Jüngere. Unbehandelt können Schlafstörungen chronisch und damit krankhaft werden.

Ursachen

Viele Faktoren können das Ein- und Durchschlafen ungünstig beeinflussen. Häufig sind es alltägliche Probleme, die man im Kopf wälzt. Das Gedankenkarussell kommt einfach nicht zur Ruhe. Starke emotionale Belastungen wie Trauer, Trennung und sogar positive Gefühle wie Vorfreude können den Schlaf ebenfalls empfindlich stören. Doch nicht nur Gedanken und Gefühle sind Störfaktoren. Auch Krankheiten mischen sich in das Schlafgeschehen ein. So können psychische Erkrankungen wie Depression oder Burn-out den Schlaf ebenso torpedieren wie Schmerzen, Entzündungen, Herz-Kreislauf-Erkrankungen oder hormonelle Störungen. Selbst eine banale Erkältung beeinträchtigt den Schlaf. Einige Medikamente und Drogen gehören ebenso zu den Schlafräubern wie Alkohol oder Kaffee.

Bestimmte Medikamente haben ebenfalls Einfluss auf den Schlaf. Blutdrucksenkende Mittel können sich negativ auf das Ein- und Durchschlafen auswirken. Bei manchen Menschen rufen sie vermehrt Albträume hervor. Diuretika, die oft in Kombination mit Blutdruckmitteln verordnet werden, erschweren wegen ihrer entwässernden Wirkung das Durchschlafen. Auch Arzneien gegen eine überaktive Blase und Harninkontinenz gehören zu den möglichen Schlafstörern. Ebenso einige Medikamente gegen Depressionen, Parkinson und Asthma.

Die Gene können bei Insomnien (Schlafstörungen oder Schlaflosigkeit) ebenfalls eine Rolle spielen, wie in einer großen internationalen Studie nachgewiesen wurde. Bei Frauen ist Schlaflosigkeit in rund 60 Prozent der Fälle vererbbar, bei Männern in rund 40 Prozent.

Dass Umweltreize wie Licht, Lärm und Hitze den Schlaf beeinflussen, hat jeder schon erfahren. Ob und wie Elektrosmog sich auswirkt, wird kontrovers diskutiert.

Gut zu wissen

Nächtliches Aufwachen ist normal

Jeder wacht nachts auf, und zwar bis zu 28-mal. Das ist ein natürlicher Schutzmechanismus, der in der Entwicklung der Menschheit überlebenswichtig war. Denn das Leben in der Wildnis ist nicht nur tagsüber, sondern vor allem nachts gefährlich. In unseren heutigen sicheren Schlafzimmern funktioniert das evolutionäre Erbe allerdings unverändert. Das ist auch gar nicht schlimm, in der Regel erinnern wir uns an diese Aufwachaugenblicke gar nicht – es sei denn, wir schaffen es nicht, innerhalb von drei Minuten wieder einzuschlafen.

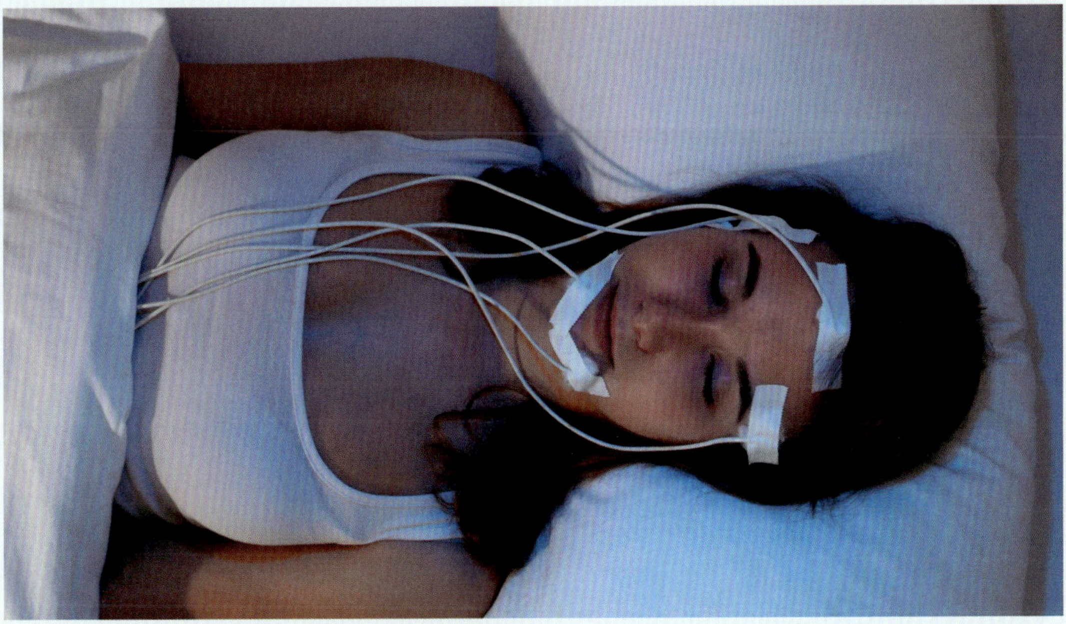

Im Schlaflabor werden Augenbewegungen, Hirnströme, Muskelspannung, Atmung oder Sauerstoffsättigung des Bluts aufgezeichnet. So kann ein Schlafprofil der einzelnen Schlafstadien erstellt werden.

Symptome

Sie haben Ringe unter den Augen, sind tagsüber müde und die Leistungsfähigkeit lässt zu wünschen übrig? Länger anhaltende Schlafstörungen machen reizbar und missmutig und im schlimmsten Fall krank. Sie können auch bestehende Krankheiten wie Diabetes oder Bluthochdruck verstärken. Ist Ihr Schlaf an drei und mehr Nächten pro Woche gestört, spricht man von klinisch bedeutsamen Störungen. Konkret bedeutet das, die Einschlafphase dauert länger als eine halbe Stunde oder Sie können nicht wieder einschlafen, wenn Sie nachts wach werden. Dauern diese Probleme länger als einen Monat an, besteht die Gefahr, dass sich ein Teufelskreis entwickelt. Sie haben Angst, schon wieder nicht ein- oder durchschlafen zu können. So kommt zusätzlicher Stress ins Spiel, der das Einschlafen noch schwieriger macht.

Diagnose

Schlafstörungen, die länger als einen Monat andauern, sollten Sie mit Ihrem Hausarzt besprechen. Er kann durch verschiedene Untersuchungen abklären, ob körperliche oder psychische Erkrankungen die Ursache der Störungen sind. Im Gespräch mit dem Arzt ist es wichtig, ihn über persönliche Probleme oder außergewöhnliche Belastungen zu informieren. Sie können ein wichtiger Hinweis sein. Gegebenenfalls wird er Sie zu Fachkollegen (Neurologe, Hals-Nasen-Ohren-Arzt, Endokrinologe) überweisen. Kommt der Hausarzt zu keiner Diagnose oder besteht die Schlafstörung trotz Behandlung weiter, wird er den Patienten an eine Schlafambulanz überweisen. Dort vermitteln den Schlafmedizinern verschiedene Tests und Fragebögen zusätzlich zu den bereits vorgenommenen Untersuchungen ein detailliertes

Mein besonderer Tipp

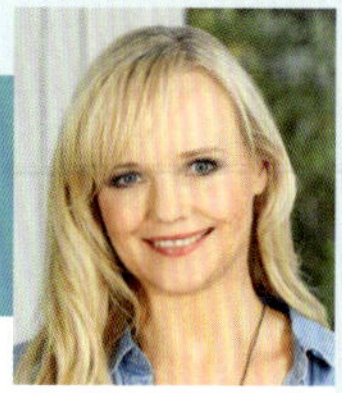

Albträume

Wer ständig von schwer zu ertragenden Träumen heimgesucht wird, sollte seinen Vitamin-B_6-Status überprüfen lassen. Dieses Vitamin beeinflusst unser Nervensystem und damit auch unseren Schlaf. In der Regel nehmen wir über die Nahrung genügend Vitamin B_6 auf. Schwangere, ältere Menschen, Genesende und Frauen, die die Antibabypille einnehmen, brauchen jedoch mehr davon. Einseitige Diäten, chronisch-entzündliche Darmerkrankungen, hoher Alkoholkonsum und Rauchen können ebenfalls zu einem Mangel führen. In Absprache mit dem Hausarzt kann es sinnvoll sein, einige Wochen lang täglich 50 bis 100 Milligramm B_6 zuzuführen.

Bild. In manchen Fällen ist eine weitere Untersuchung in einem Schlaflabor erforderlich. 312 Schlaflabore sind bei der Deutschen Gesellschaft für Schlafforschung und Schlafmedizin akkreditiert.

Standardtherapie

Sind körperliche oder psychische Krankheiten primär für die Ein- und Durchschlafstörung verantwortlich, müssen diese behandelt werden. In der Regel steht einem gesunden Schlaf dann nichts mehr im Weg. Wurde keine konkrete Ursache gefunden, spricht man von einer funktionellen Störung. Dann gilt es, die weiteren Auslöser für die Schlafprobleme herauszufinden und den Alltag schlaffreundlicher zu gestalten. Das reicht von einem geordneten Tagesablauf und Zeitmanagement bis zur Gestaltung des Schlafzimmers. Milde pflanzliche Arzneien als Tee, Bad oder Wickel unterstützen die Behandlung und können dabei helfen, wieder in einen normalen Schlaf-wach-Rhythmus zu kommen.

Die Einnahme von verschreibungspflichtigen Schlafmitteln sollte wegen der schweren Nebenwirkungen nur die allerletzte Möglichkeit und zeitlich eng begrenzt sein.

Naturheilkunde

Schlaf sollte nicht erzwungen werden. Er will und sollte einfach über uns kommen. Dabei helfen viele naturheilkundliche Anwendungen.

Wasseranwendungen

Das Kneipp-Repertoire an Einschlafhilfen ist umfangreich. Sie sind einfach in der Anwendung und sehr wirksam. Wechseln Sie zwischen den einzelnen Anwendungen – mal ein warmes Fußbad, mal ein kalter Knieguss, an einem anderen Abend eine Bauchwaschung.

- **Wassertreten** ist eine altbewährte Kneipp-Anwendung (siehe S.175), man kennt sie als morgendlichen Muntermacher. Abends wirkt Wassertreten schlaffördernd.
- Eine **Bauchwaschung** mit kaltem Wasser geht schnell und einfach (siehe S.173). Anschließend entspannt ins Bett kuscheln.
- Eine **Oberkörperwaschung** mit kaltem Wasser (siehe S. 173) dauert nur wenige Minuten und bringt viele Stunden Schlaf.
- Ein **warmes Fußbad** ist hilfreich, wenn Sie unter kalten Füßen leiden und dadurch nicht einschlafen können. Besonders Frauen sind davon betroffen. Ein warmes Fußbad erwärmt, beruhigt und fördert so den Schlaf. Das Wasser soll bis zur Wadenmitte reichen. Dauer: 10 bis

Baldrianwein herstellen

Dieses Rezept funktioniert nach dem Prinzip des Kaltauszugs, das heißt, man übergießt Pflanzenteile mit kalter Flüssigkeit und lässt sie einige Stunden oder Tage stehen. In der Zeit gehen die Wirkstoffe in die Flüssigkeit über. Der Wein hier enthält also die schlaffördernden Inhaltsstoffe von Baldrian.

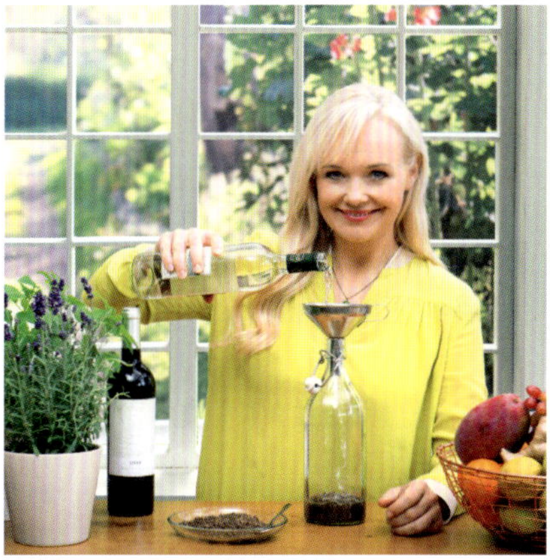

So geht's:

1. Füllen Sie ein gut verschließbares Glas mit 1 Liter Fassungsvermögen mit 30 Gramm getrockneter Baldrianwurzel. Dazu können Sie auch noch etwas Melisse geben.
2. Füllen Sie das Glas je nach Vorliebe mit einem halbtrockenen Weiß- oder Rotwein auf.
3. Lassen Sie den Ansatz 2 Wochen auf der Fensterbank ziehen und schütteln öfter mal durch.
4. Danach abseihen und eventuell mit Zucker oder Honig etwas süßen. 1 Likörglas Baldrianwein vor dem Schlafengehen trinken.

20 Minuten. **Wichtig:** bei Krampfadern das Wasser nur knöchelhoch einfüllen.

- Ein **kaltes Fußbad** wirkt ableitend und macht dadurch den Kopf frei. Auch die Füße werden erfrischt. Dauer: wenige Sekunden bei den ersten Fußbädern. Nachdem Sie ein gewisses Training haben, können Sie es auf 15 bis 60 Sekunden ausdehnen. Wichtig ist, dass Ihre Füße vor dem Fußbad schön warm sind. Anschließend das Wasser nur abstreifen, Socken anziehen und ins Bett gehen.
- **Wechselwarme Fußbäder** haben ebenfalls eine einschlaffördernde Wirkung (siehe S. 174). Dem warmen Wasser können Sie einen beruhigenden Badezusatz hinzufügen, etwa Baldrian, Hopfen, Lavendel, Melisse (siehe S. 96/97). **Wichtig:** nicht geeignet bei Krampfadern.
- Ein **kalter Knieguss** am Abend entspannt und beruhigt (siehe S. 176). Sie können ihn auch nachts anwenden, wenn Sie aufwachen und nicht mehr in den Schlaf finden.
- Ein **Vollbad** wirkt beruhigend und entspannend (siehe S. 175). Zusätze von Baldrian, Hopfen, Lavendel oder Melisse erhöhen die Wirkung (siehe S. 96/97). Die ideale Zeit für ein Vollbad ist 1 bis 1½ Stunden vor dem Schlafengehen. Dauer: 10 bis 20 Minuten. Zum Abschluss brausen Sie sich kalt ab oder nehmen eine kalte Ganzkörperwaschung vor (siehe S. 173). **Wichtig:** bei Herz-Kreislauf-Problemen die Wanne nur halb voll machen.

Pflanzliche Mittel

Die wichtigsten pflanzlichen Arzneien bei Schlafstörungen sind Baldrian, Hopfen, Lavendel, Melisse und Passionsblume (siehe S. 96/97). Ihre volle Wirksamkeit tritt nach etwa zwei Wochen regelmäßiger Anwendung ein.

Gut zu wissen

Gemmotherapie

Bestandteile der Gemmotherapie sind Knospen, Triebspitzen und Wurzeltriebe einer Pflanze, also die jüngsten und kräftigsten Teile. Durch die Extraktion mit einer Glycerin-Alkohol-Lösung werden die Wachstumskräfte der Pflanze als Heil- und Regenerationskraft für den Menschen verfügbar. Der Name dieser Pflanzentherapie leitet sich von vom lat. gemma (Knospe) ab. Die Idee entwickelte der belgische Arzt Pol Henry (1918–1988) in den 1950er-Jahren. Er untersuchte die Vitalstoffe in den jungen Pflanzenteilen und fand dabei Proteine, Polyphenole, Enzyme, Vitamine und vieles mehr in hohen Konzentrationen.

- **Baldriantee** ist das bekannteste Mittel bei Schlafstörungen. Übergießen Sie 2–3 Gramm getrocknete Baldrianwurzel (Apotheke) mit 250 Milliliter kochendem Wasser, 10 Minuten ziehen lassen, abseihen. Als Einschlafhilfe etwa 30 Minuten vor dem Schlafengehen 1 Tasse trinken, maximal 3 Tassen täglich.
- Eine **Teemischung aus Baldrian, Hafer und Co.** schmeckt angenehm und vereint die Heilpflanzen, die bei Schlafstörungen besonders wirksam sind. Vermutlich wirkt das im Haferkraut enthaltene Gramin beruhigend. Lassen Sie sich in der Apotheke folgende Mischung zusammenstellen: 90 Gramm Baldrianwurzel, 20 Gramm grüner Hafer, 20 Gramm Hopfenzapfen, 15 Gramm Melisse und 12 Gramm Passionsblumenkraut. Übergießen Sie 2 Teelöffel der Mischung mit 1 Tasse kochendem Wasser, 10 Minuten ziehen lassen, abseihen. Als Einschlafhilfe etwa 30 Minuten vor dem Schlafengehen 1 Tasse trinken.
- **Fertigarzneien** aus der Apotheke können Sie zusätzlich zu Schlaftees einnehmen. Es gibt eine große Auswahl an Kombinationspräparaten, die meist Baldrianextrakt plus Hopfen und/oder Melissenblätter und Passionsblume enthalten. Auch bei den Monopräparaten ist die Auswahl groß. Besprechen Sie die Einnahme und Dosierung mit Ihrem Arzt oder Apotheker.
- Leiden Sie zusätzlich unter einer depressiven Störung, können Sie **Johanniskraut** mit Schlaftees und Fertigarzneien kombinieren. Für einen Tee überbrüht man 1 bis 2 Teelöffel Johanniskraut mit 1 Tasse kochendem Wasser, 10 Minuten ziehen lassen, abseihen. Täglich 2 bis 3 Tassen trinken. Es gibt auch Fertigpräparate mit Johanniskraut in der Apotheke. Ob Tee oder Fertigpräparat, halten Sie bei der Einnahme von Johanniskraut Rücksprache mit Ihrem Arzt.
- **Gemmotherapie mit Silberlinde** (Tilia tomentosa) empfiehlt sich bei Ein- und Durchschlafstörungen, unruhigem Schlaf oder häufigem Erwachen (siehe Kasten). Nehmen Sie am frühen Abend und vor dem Schlafengehen je 2 Milliliter des Extrakts pur oder in Wasser ein. Manche Gemmoextrakte werden auch als Sprühstoß in den Mund angewendet (siehe Packungsbeilage). Dauer: in der Regel 8 bis 12 Wochen, eine längere Einnahme ist möglich.
- Wird die Schlaflosigkeit durch Erschöpfung, Überforderung oder depressive Verstimmungen befördert, kann eine Kombination der Gemmotherapiemittel **Mammutbaum** (Sequoia gigantea) und/oder **Feige** (Ficus carica) helfen, nervöse Spannungen abzubauen. Bei Kombination mehrerer Mittel mischen Sie jeweils 2 Milliliter der Präparate in 1 Glas warmem Wasser. Trinken Sie die Mischung am frühen Abend sowie vor dem Schlafengehen.

Bachblüten

Liegt Ihren Schlafstörungen eine seelische Belastung zugrunde, können Bachblüten helfen, das innere Gleichgewicht zu justieren (Auswahl siehe Tabelle unten).

- **Rescue-Tropfen:** Geben Sie bei besonders schlafstörenden Vorfällen 4 Notfalltropfen auf die Zunge oder in etwas stilles Wasser und trinken Sie die Mischung nach und nach in kleinen Schlucken. Einnahmedauer: 1 bis 4 Tage.
- **Blütenessenzen:** Bei länger anhaltenden Störungen wählen Sie die zu Ihren Beschwerden passenden Blütenessenzen. Geben Sie 2 Tropfen Blütenessenz in ein dunkles 30-Milliliter-Fläschchen (Apotheke) mit stillem Wasser. Tropfen Sie 4-mal täglich 4 Tropfen von der Mischung auf die Zunge. Sie können auch mehrere Essenzen kombinieren. Dafür geben Sie jeweils 3 Tropfen der ausgewählten Essenzen in das Fläschchen mit Wasser und nehmen ebenfalls 4-mal täglich 4 Tropfen ein. Einnahmedauer: 3 Wochen.

Unterstützung mit Bachblüten

Symptome	Bachblüte
Unruhe, Ungeduld	Impatiens
konkrete Ängste	Mimulus
Spannungszustände	Vervain
Gedankenkarussell	Chestnut
Angst, Panik, Notfall	Rescue

Schüßlersalze

Bei Schlafstörungen kann es sinnvoll sein, das Schüßlersalz Nr. 7, Magnesium phosphoricum, auszuprobieren (siehe Kasten). Dieses Salz wirkt vor allem bei Stress und Krämpfen oder Koliken, die von den Nerven ausgehen.

Mein besonderer Tipp

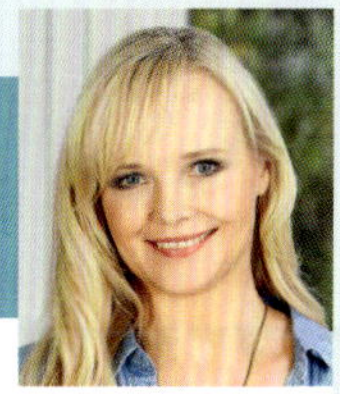

Heiße Sieben

Das Schüßlersalz Nr. 7 kann bei Einschlafstörungen und Nervosität hilfreich sein. Die Wirkung wird erhöht, wenn Sie das Salz als „heiße Sieben" einnehmen. Lösen Sie 10 Tabletten des Schüßlersalzes Magnesium phosphoricum D6 in einer halben Tasse heißem, abgekochtem Wasser auf. Zum Umrühren einen Kunststofflöffel oder ein Holzstäbchen nehmen. Die Mischung in kleinen Schlucken trinken, dabei jeden Schluck eine Weile im Mund behalten. So können die Moleküle des Salzes durch die Mundschleimhaut aufgenommen werden.

Ausleitende Verfahren

Menschen mit Bluthochdruck befinden sich in einem „Füllezustand", der sich auch ungünstig auf den Schlaf auswirkt. Ausleitende Verfahren wie Fasten, Aderlass oder blutiges Schröpfen können Erleichterung bringen. Studien sehen deren Wirkung vor allem in der Senkung des Hämatokrits, also des Anteils der Blutzellen. Der Hämatokritwert sagt etwas über die Fließeigenschaften des Bluts aus. Da dickes Blut schlechter fließt, muss das Herz mehr arbeiten. Nimmt man Blut ab, ersetzt der Körper die fehlende Flüssigkeit durch Gewebswasser – das Blut wird verdünnt, der Blutdruck sinkt. Ausleitungen nehmen Ärzte für Naturheilverfahren und Heilpraktiker vor.

- **Therapeutischer Aderlass:** Aus der Vene werden 100 bis 200 Milliliter Blut entnommen.

- Das **blutige Schröpfen** mittels Saugglocken am Rücken ist eine Art kleiner Aderlass.
- Die Wirksamkeit von **Heilfasten** wurde bei Bluthochdruck und beginnendem Diabetes in vielen Studien belegt.

Neuraltherapie

Der Neuraltherapeut sucht nach Störfeldern im Körper, die möglicherweise den Schlaf beeinflussen. Das können eine Nasennebenhöhlenentzündung, ein Abszess, eine Entzündung im Zahnbereich, chronische Anginen oder Narben nach einer Mandelentfernung sein. Injektionen mit einem lokalen Betäubungsmittel können in vielen Fällen helfen, diese Störfelder zu beseitigen. Ein Behandlungszyklus umfasst 6 bis 10 Injektionen mit dem Lokalanästhetikum Procain (1 %ige Lösung), einem Mittel zur örtlichen Betäubung. Dadurch kommt es zu einer besseren Durchblutung mit Schmerzausschaltung und zur Störfeldbeseitigung. So kann die Übertragungskette – entweder auf dem Nervenweg oder über die Funktionskette der Wirbelsäule – auf entfernte Organe oder Körpersysteme ausgeschaltet werden.

Anthroposophie

Anthroposophische Mittel können helfen, gestörte Rhythmen wieder zu synchronisieren.

- **Cardiodoron mite** (Weleda): Die Tropfen enthalten Eselsdistelblüten, Schlüsselblumen- und Bilsenkrautblätter. Nehmen Sie 3- bis 4-mal täglich 15 bis 20 Tropfen.
- **Bryophyllum** (Keimzumpe) wird auch als „pflanzliches Valium" bezeichnet. Es soll einen Neurotransmitter im Gehirn aktivieren, der angstlösend, beruhigend und stressauflösend wirkt. Bryophyllum liegt unter anderem als Urtinktur und als Pulver (Weleda/Wala) vor. Einnahme nach Packungsbeilage.
- **Calmedoron** ist ein Komplexmittel. Die Kombination mehrerer pflanzlicher Mittel fördert das Einschlafen und die Schlafqualität. Vor dem Schlafengehen 15 Globuli einnehmen.
- **Avena sativa comp.:** von dem Komplexmittel abends 15 Globuli einnehmen.
- **Zincum valerianicum comp.** (Hevert): von dem Komplexmittel 3-mal täglich 25 bis 40 Tropfen einnehmen.
- **Calmvalera** (Hevert): von dem Komplexmittel 3-mal täglich 25 bis 40 Tropfen einnehmen.

Homöopathische Mittel zur Behandlung von Schlafstörungen

Symptome	Mittel, Potenz und Dosierung
Grübeln, Zukunftsangst, Prüfungsangst	Argentum nitricum D12, abends 5 Globuli*
zu viele Grübeleien, Gereiztheit	Coffea arabica D6, abends 5 Globuli*
gestresster Mensch, Genussgifte, viele Medikamente	Nux vomica D6, 3-mal täglich 5 Globuli*
Unruhe, seelische Belastung, Erschöpfung	Passiflora incarnata D3, abends 5 Globuli*

* detaillierte Hinweise zur Einnahme siehe Kasten rechts

Homöopathie

Mit homöopathischen Mitteln sind bei richtiger Wahl – wenn das Mittel zur individuellen Symptomatik passt – gute Erfolge zu erzielen. In der Tabelle auf der linken Seite finden Sie weitere homöopathische Mittel zur symptomgenauen Behandlung von Schlafstörungen.

- Eines der wichtigsten homöopathischen Mittel zur Behandlung von Schlafstörungen ist **Avena sativa**, der Hafer. Zur Herstellung des Mittels werden die frischen, blühenden Pflanzen genutzt. Avena sativa wirkt auf das zentrale Nervensystem und wird neben Schlaflosigkeit auch bei Erschöpfung, zur Stärkung nach Krankheiten und bei depressiven Zuständen empfohlen. 20 Tropfen Avena-sativa-Urtinktur in etwas Wasser geben und in kleinen Schlucken vor dem Schlafengehen trinken.
- **Passiflora-incarnata-Urtinktur** unterstützt auch das Absetzen von synthetischen Schlafmitteln, um zum Beispiel von Benzodiazepinen wegzukommen. Geben Sie 5 bis 10 Tropfen Urtinktur in etwas warmes Wasser und trinken Sie es in kleinen Schlucken vor dem Schlafengehen.
- **Neurexan** (Heel) ist ein homöopathisches Komplexmittel, das bei stressbedingten Schlafstörungen hilfreich sein kann. Nehmen Sie es nach Packungsbeilage ein.

Gut zu wissen

Für die Einnahme homöopathischer Mittel empfiehlt sich folgender Ablauf:

tiefe Potenzen D3 bis D6

- **bei akuten Beschwerden:** 1 Gabe* stündlich, bis erste Besserung eintritt, dann alle 2 Stunden
- **bei chronischen Beschwerden:** 1 Gabe* 3-mal täglich, maximal 3 Wochen, dann 1 Woche Pause

mittlere Potenzen D12 oder C12

- **bei akuten Beschwerden:** 1 Gabe* stündlich, bis erste Besserung eintritt, dann alle 2 Stunden
- **bei chronischen Beschwerden:** 1 Gabe* 2-mal täglich, maximal 3 Wochen, dann 1 Woche Pause

Hochpotenzen ab D30/C30 sind nicht für die Selbstbehandlung geeignet. Sie sollten nur von erfahrenen Therapeuten ausgewählt werden.

* 1 Gabe entspricht 5 Globuli, 1 Tablette oder 5 Tropfen

Ernährung

- Eine **wichtige Regel** ist: Essen Sie abends spätestens zwischen 18 und 19 Uhr, damit der Körper noch genügend Zeit hat, die Nahrung aufzuspalten. Je später und je schwerer das Essen, desto länger liegt es im Magen. Der Magen hat seine beste Verwertungszeit morgens und vor allem am Mittag, abends dauert die Zersetzung des Essens bedeutend länger. Diese Erkenntnisse der Chronobiologie decken sich übrigens mit der chinesischen Organuhr.

Das Wissen um die biologischen Rhythmen ist seit Jahrtausenden fest in der TCM verankert. Durch Beobachtung und Systematisierung dieses Wissens hatten die Ärzte damals schon erkannt, dass sich bestimmte Krankheiten oder Beschwerden zu bestimmten Zeiten häufen und das Qi, die Lebensenergie, gestört ist. Das Qi durchströmt auf zwölf unsichtbaren Bahnen, den Meridianen, unseren Körper. Die Hauptmeridiane sind jeweils einem Organ zugeordnet. Alle zwei Stunden wird ein Meridian und somit ein bestimmtes Organ besonders gut mit Energie versorgt. Zwölf Stunden später hat das versorgte Organ dementsprechend seinen Tiefpunkt. Wenn wir im Einklang mit dem natürlichen Fluss unserer Lebensenergie leben, können wir unsere Organe bei ihrer täglichen Arbeit unterstützen. Für den Magen gilt also, ihn abends nicht allzu sehr zu belasten.

- Die **traditionelle chinesische Medizin (TCM)** und der **Ayurveda** empfehlen abends leichte und warme Mahlzeiten, um den Energieaufwand des Körpers gering zu halten. Kalte Speisen müssen von Magen und Darm erst auf Körpertemperatur erwärmt werden, bevor sie verdaut werden können. Auf den Stoffwechsel kann sich zu viel Kaltes ebenfalls ungünstig auswirken. Gedünstetes Gemüse oder leichte Gemüsesuppen sind deshalb ideal, auch eine Haferflockensuppe oder leichte Reisgerichte sind Alternativen. Ihrer Fantasie sind keine Grenzen gesetzt. Holen Sie sich Anregungen aus vegetarischen Kochbüchern.

Heilmittel aus aller Welt

- Im Ayurveda gibt es diverse pflanzliche Mittel zur Förderung der Schlafqualität. Dazu gehören **Ashwagandha** (Withania somnifera), die Schlafbeere, sowie **Brahmi** (Bacopa monnieri), das Nabelkraut. Ashwagandha unterstützt die Balance im Nervensystem und sorgt für Ruhe und Entspannung im Geist. Brahmi wirkt besänftigend, beruhigend und verbessert das Gedächtnis sowie die Konzentration. Nehmen Sie die Mittel nach Packungsbeilage ein (sofern vorhanden) oder fragen Sie Ihren Arzt, Apotheker oder Heilpraktiker.
- **Ayurvedische Gewürzmilch** (siehe rechte Seite): Sie wirkt dank der Inhaltsstoffe der Gewürze nervenberuhigend und ist deshalb eine gute Vorbereitung für eine entspannte Nacht. Der beruhigende Effekt der Gewürze ist eine Seite dieses Schlummertrunks. Die andere ist, dass das Tryptophan in der Milch die Melatoninproduktion unterstützt. Wenn Sie keine

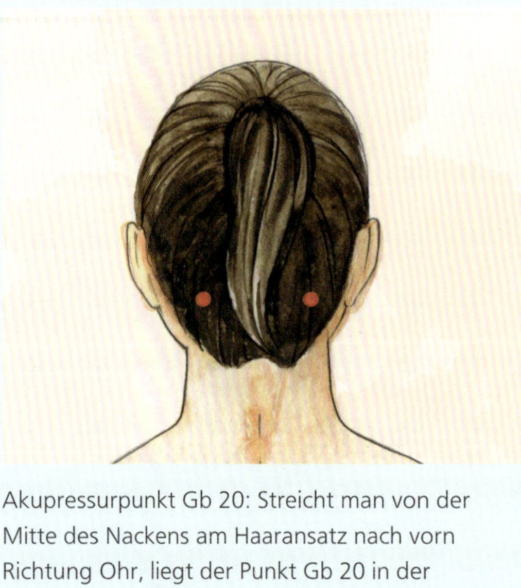

Akupressurpunkt Gb 20: Streicht man von der Mitte des Nackens am Haaransatz nach vorn Richtung Ohr, liegt der Punkt Gb 20 in der Vertiefung zweier Muskelansätze, dem Trapezmuskel und dem großen Kopfwendemuskel.

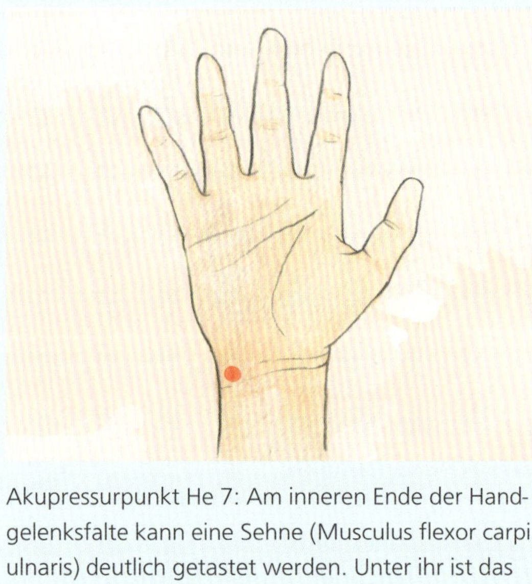

Akupressurpunkt He 7: Am inneren Ende der Handgelenksfalte kann eine Sehne (Musculus flexor carpi ulnaris) deutlich getastet werden. Unter ihr ist das Erbsenbein (Os pisiforme) zu fühlen. He 7 liegt vor dem Erbsenbein, auf der Daumenseite der Sehne.

Ayurvedische Gewürzmilch

Muskat, Zimt und Kardamom gehören in diese schlaffördernde Milch. Muskat und Zimt sind nervenberuhigend, Muskat ist zudem verdauungsfördernd. Kardamom wirkt krampflösend und unterstützt ebenfalls die Verdauung, sodass der Magen-Darm-Trakt nachts keine Schwerarbeit leisten muss.

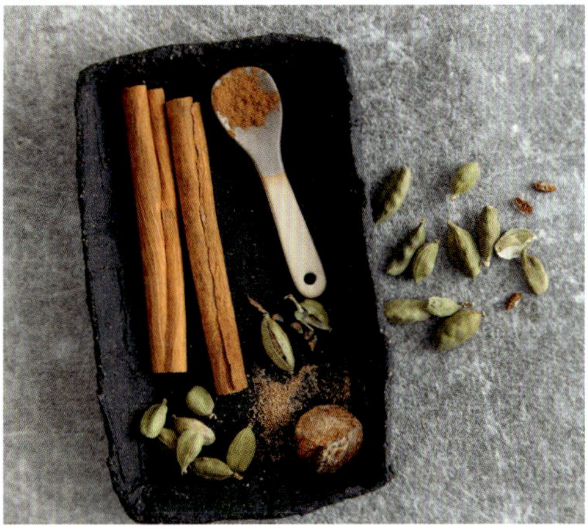

1. Kochen Sie frische Milch (keine H-Milch) mit 1 Msp. frisch geriebener Muskatnuss, 1 bis 2 geöffneten Kardamomkapseln und 1 Prise Zimtpulver auf.

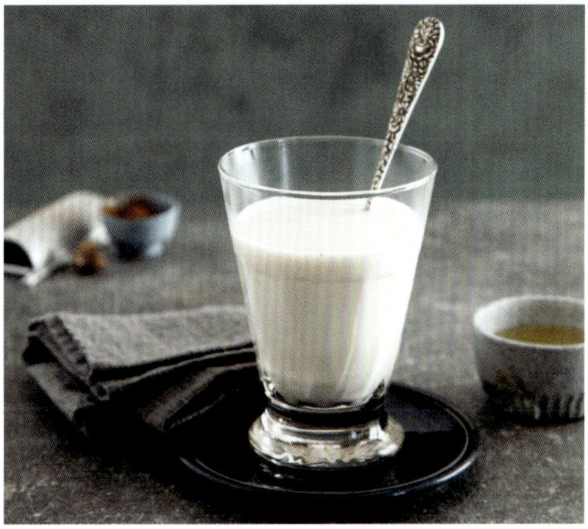

2. Geben Sie nach Belieben etwas Vollrohrzucker oder Honig dazu. Lassen Sie die Milch kurz abkühlen und trinken Sie sie vor dem Schlafengehen.

Milch vertragen oder sie nicht mögen, können Sie sie auch durch Mandelmilch ersetzen (siehe S. 137). Damit erhöhen Sie den Tryptophangehalt sogar noch um ein Vielfaches.

- **Akupressur:** Der Punkt Gb 20 (Gallenblasenmeridian) ist neben He 7 (Herzmeridian) der wirksamste Akupressurpunkt bei Schlafstörungen. Er liegt im Nacken (siehe Illustration links). Drücken Sie diesen Punkt vor dem Zubettgehen fest mit beiden Daumen 1 bis 2 Minuten. Das klärt den Kopf, verjagt unangenehme Gedanken, entspannt den Nacken und wirkt beruhigend auf das Nervensystem. He 7 ist ein Punkt auf dem Herzmeridian (siehe Illustration). Seine Stimulation wirkt herzberuhigend und schlaffördernd. Drücken Sie diesen Punkt 1 bis 2 Minuten vor dem Schlafengehen, Sie können dabei auch leicht kreisen.
- **Bauchmassage:** Sie kann starke Anspannungen lösen, die durch hohe Arbeitsbelastung, Sorgen oder Ängste entstanden sind. Nicht umsonst sprechen wir vom Bauchgefühl. Die Region um den Nabel ist nach der TCM zudem ein energetisches Zentrum. Am besten nehmen Sie die Bauchmassage im Bett vor. Reiben Sie zuerst die Handflächen gegeneinander, damit Ihre Hände warm werden. Massieren Sie den Bauch zuerst mit der einen Hand 20-mal gegen den Uhrzeigersinn, danach mit der anderen im Uhrzeigersinn ebenfalls 20-mal.

Einschlafhilfen aus der grünen Apotheke

Bei Einschlafstörungen können pflanzliche Mittel, Phytosedativa genannt, Erstaunliches bewirken. Als Sedativa (lat. sedare: beruhigen) bezeichnet man Mittel, die dämpfend auf das zentrale Nervensystem wirken. Der Vorteil pflanzlicher Arzneien liegt auf der Hand: Sie machen in der Regel nicht abhängig im Gegensatz zu fast allen chemischen Schlafmitteln. Dosieren Sie die Mittel aus der grünen Apotheke nach Packungsbeilage.

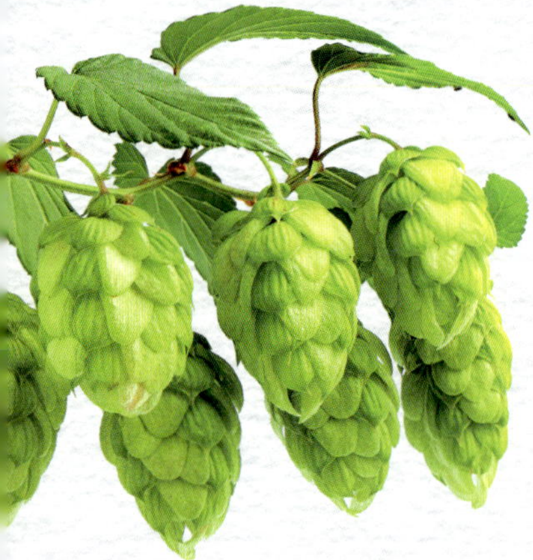

Hopfen (Humulus lupulus)

Verwendet werden die getrockneten oder frischen weiblichen Fruchtstände (Zapfen). Getrocknete Hopfenzapfen kann man geschnitten oder als Pulver zur Teezubereitung in der Apotheke kaufen.

Wirkung: Hopfen aktiviert die Bildung des Schlafhormons Melatonin, wirkt schlaffördernd und nervenberuhigend.

Tipp: Als Fertigpräparat in Kombination mit Baldrian wird die Wirksamkeit erhöht.

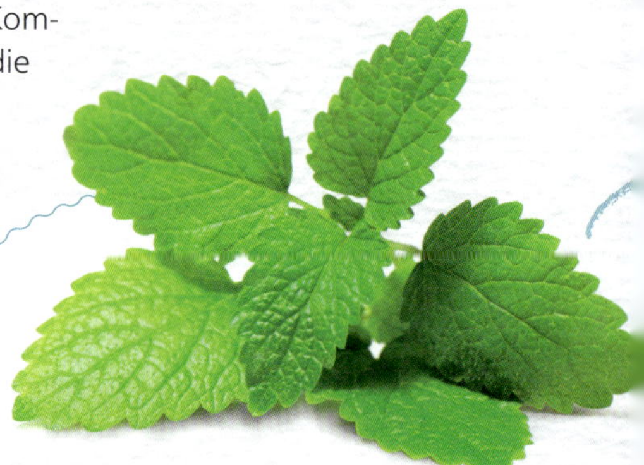

Tipp: Melisse eignet sich sehr gut für eine schlaffördernde Teemischung gemeinsam mit Hopfen und Passionsblumenkraut.

Baldrian (Valeriana officinalis)

Er ist der Klassiker unter den pflanzlichen Einschlafhilfen. Medizinisch verwendet wird die Wurzel. Die Wirksamkeit von Baldrian wurde in zahlreichen Studien belegt, obwohl einzelne Wirkmechanismen noch immer ungeklärt sind. Offensichtlich sind viele der rund 150 Einzelstoffe im Baldrian dafür verantwortlich, also ein ganzes Stoffgemisch.

Wirkung: Baldrian beseitigt Unruhezustände, hilft bei nervös bedingten Einschlafstörungen, verlängert die Tiefschlafphase und wirkt muskelentspannend.

Tipp: Nehmen Sie Baldrian langfristig ein, denn die volle Wirkung tritt erst nach einigen Tagen bis zwei Wochen ein.

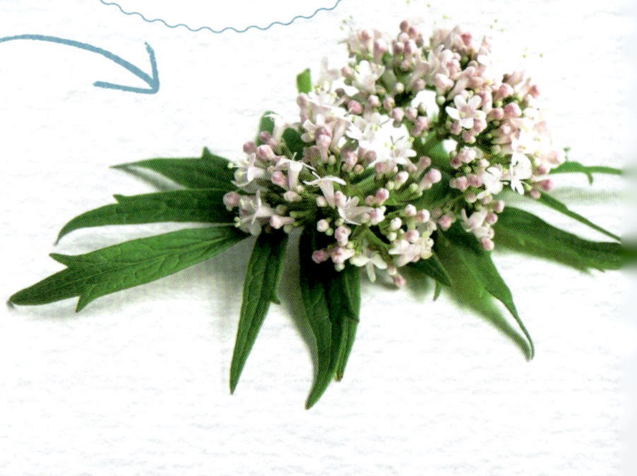

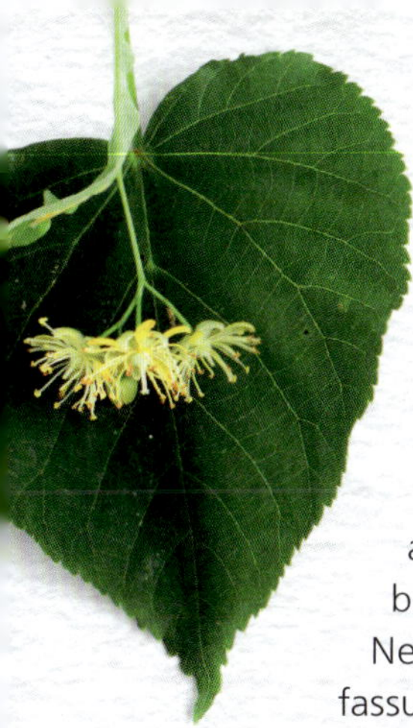

Silberlinde (Tilia tomentosa)

Die Gemmotherapie (siehe S. 90) empfiehlt einen Kaltwasserauszug aus den Knospen (Apotheke) der Silberlinde. Sie wirkt auf das zentrale Nervensystem und die psychische Verfassung, somit empfiehlt sie sich bei allen Formen von Schlaflosigkeit.

Wirkung: Silberlinde entspannt, beruhigt, wirkt angstlösend und nervenstärkend.

Tipp: Wer neben Schlafstörungen unter leichten depressiven Verstimmungen leidet, kann Silberlinde mit Feige kombinieren.

Lavendel (Lavandula angustifolia)

Er enthält ätherisches Öl, dessen Hauptbestandteile Linalool, Linalylacetat und Kampfer sind. Linalylacetat ist mit verantwortlich für den besonderen Lavendelduft. Er allein wirkt schon beruhigend und entspannend. Lavendel kann innerlich und äußerlich angewendet werden in Form von Salben, Badezusätzen oder Duftölen.

Wirkung: Lavendel ist beruhigend, angstlösend und somit gut gegen Einschlaf- und Durchschlafstörungen.

Melisse (Melissa officinalis)

Der wichtigste Inhaltsstoff von Melisse ist ätherisches Öl, das auch den charakteristischen Geruch prägt. Für Tees werden frische oder getrocknete Blätter verwendet, alternativ gibt es in der Apotheke Fertigextrakte.

Wirkung: Melisse beruhigt und wirkt krampflösend. Sie wird bei nervös bedingten Einschlafstörungen eingesetzt.

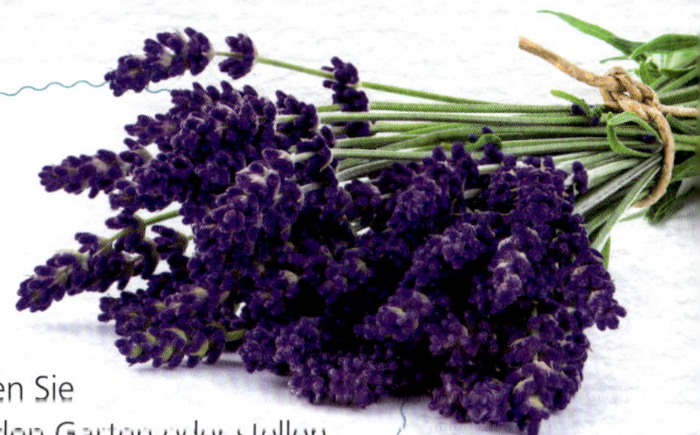

Tipp: Pflanzen Sie Lavendel in den Garten oder stellen Sie einen Kräutertopf aufs Fensterbrett. So haben Sie den besonderen Duft stets in der Nase.

Passionsblume (Passiflora incarnata)

Die uralte Heilpflanze war auch schon den Azteken bekannt. Seit Anfang des 20. Jahrhunderts wird sie in Europa bei nervösen Unruhezuständen und Einschlafstörungen empfohlen. Zum Einsatz kommt das getrocknete Kraut von blütentragenden Trieben.

Wirkung: Passionsblume beruhigt, wirkt angstlösend und blutdrucksenkend.

Tipp: Die Passionsblume enthält auch Phytohormone, die Wechseljahresbeschwerden lindern. Diese gehen oft mit Schlafstörungen und Unruhe einher.

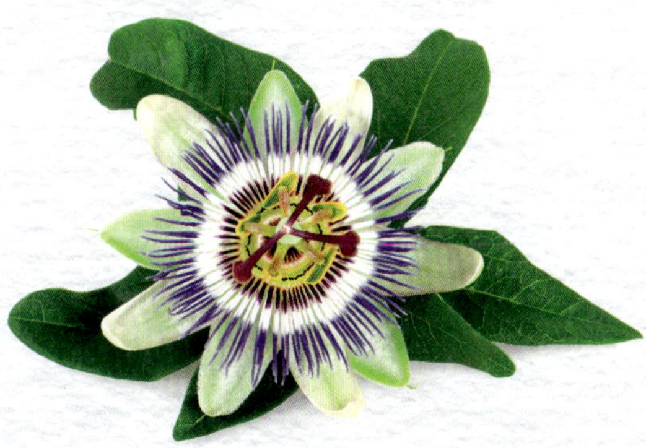

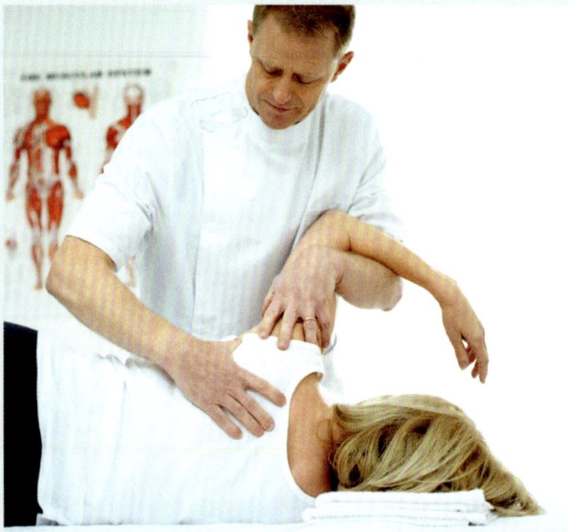

Probleme in Rücken, Schulter oder Kiefer können dazu führen, dass über eine Dauerstimulation des Sympathikus zu viele Stresshormone im Blut sind.

Osteopathie

Ein Besuch beim Osteopathen ist bei Schlafproblemen durchaus ratsam. Blockierte Wirbelgelenke, Entzündungen der Schulter oder angespannte Muskeln in Rücken, Nacken oder Kiefer können nicht nur Schmerzen verursachen, sondern auch dazu führen, dass man nicht mehr in seiner Lieblingsposition einschlafen kann. Der erhöhte Druck in der verhärteten Muskulatur führt außerdem zu einer Dauerstimulation des Sympathikus. Das bedeutet, es sind zu viele Stresshormone im Blut, was uns ebenfalls schlecht schlafen lässt. Diese Störungen kann ein Osteopath manuell auflösen, indem er Gewebe mobilisiert und Blockaden beseitigt. Seit dem Jahr 2012 übernehmen einige gesetzliche Krankenkassen die Kosten osteopathischer Behandlungen vollständig oder teilweise. Voraussetzung ist allerdings, dass eine ärztliche Bescheinigung oder Überweisung vorliegt und der Osteopath über eine anerkannte berufliche Qualifikation verfügt.

Bewegung

Der Internist, Kardiologe und Sportmediziner Wildor Hollmann meinte schon vor 20 Jahren, man müsse Bewegung auf Rezept verschreiben. Dabei ging es ihm nicht um Höchstleistungen im Freizeitbereich, sondern um Bewegung an sich, abhängig von der individuellen Leistungsfähigkeit.

Optimal sei, so seine Empfehlung für den Alltag, wenn man wöchentlich rund 1500 zusätzliche Kilokalorien durch körperliche Aktivität verbraucht. Das heißt also etwa 250 Kilokalorien täglich. Eine besonders geeignete Bewegungsart ist das Walken (siehe S. 80). Dieser schonende Ganzkörpersport ist für die Therapie von Schlafstörungen empfehlenswert. Mittelgroße zügige Schritte belasten die Gelenke weniger als weit ausholende langsame Schritte. Die Belastung und die Steigerung der Kondition hängen nicht nur von der Strecke, sondern vor allem von der Schrittfrequenz ab.

Schritte pro Minute	Art des Walking
unter 100 Schritte	kein Walking
100–110 Schritte	langsames Walking
110–120 Schritte	flottes Walking
120–130 Schritte	schnelles Walking
über 130 Schritte	Powerwalking

Entspannung

Schlaf sollte nicht erzwungen werden. Man kann aber die Bedingungen dafür optimieren, entspannende Abendrituale entwickeln (siehe S. 70/71) und versuchen, den Alltagsstress so gut wie möglich in den Griff zu bekommen.

- Unterziehen Sie Ihr **Schlafzimmer** einem kritischen Blick (siehe S. 57). Ist es so gestaltet, dass Sie darin zur Ruhe kommen können? Verbannen Sie Arbeitsunterlagen und elektronische Geräte aus dem Raum.

- Ein **Duftsäckchen** mit Lavendel oder Rose wirkt beruhigend, harmonisierend und schlaffördernd. Sie können es selbst herstellen, indem Sie ein dünnes Stoff- oder Gazesäckchen (etwa 10 × 20 cm) gut zur Hälfte mit getrockneten Rosenblättern oder Lavendelblüten füllen und zunähen. Schütteln Sie es zwischendurch auf und schon entfaltet sich der Duft wieder. Legen Sie das Duftsäckchen auf oder neben Ihr Kopfkissen.
- In einem **Rosenölbad** entspannen Geist, Seele und Muskeln. Rosenduft und die Wärme des Wassers wirken herzberuhigend. Verrühren Sie 4 Esslöffel Sahne mit 3 bis 5 Tropfen ätherischem Rosenöl und geben Sie die Mischung in das Wasser. Die Sahne dient als Emulgator, sodass sich das Öl gut im Wasser verteilt. Rosenöl veranlasst den Körper zur Ausschüttung von Opiaten, den Enzephalinen – eine wohlige Entspannung setzt ein. Es wirkt depressiven Verstimmungen entgegen, herzberuhigend und harmonisierend.

Gut zu wissen

Riechen mit dem ganzen Körper

Duftstoffe lösen über die Riechzellen eine Kettenreaktion in unserem Gehirn aus. Vor allem auf das limbische System, dem Hort der Instinkte und Erinnerungen, wirken Düfte anregend. Neuere Forschungen konnten zeigen, dass nicht nur die Nase, sondern auch die Haut und sogar innere Organe Riechzellen besitzen.

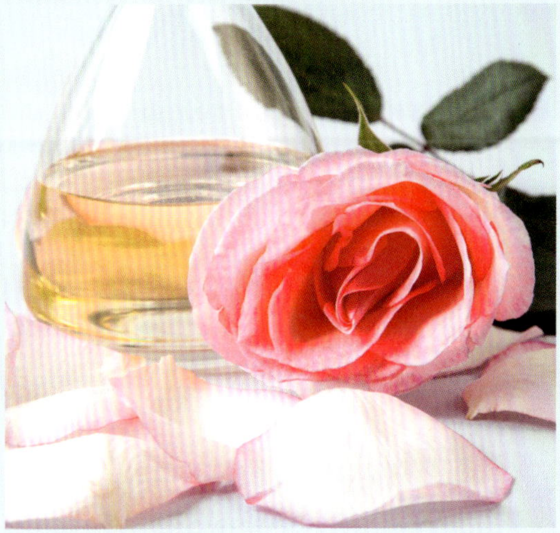

Rosenduft beruhigt und entspannt. Gönnen Sie sich nach anstrengenden Tagen ein Rosenölbad.

- Verströmen Sie abends **beruhigende Düfte.** Geben Sie dafür 1 bis 2 Tropfen ätherisches Rosen- oder Lavendelöl mit 20 Milliliter Wasser in eine Aromalampe. Oder Sie legen sich einen Zerstäuber (Streamer) zu.
- **Weitere ätherische Öle**, die den Schlaf fördern, sind Bergamotte, Benzoe, Eukalyptus, Jasmin, Kamille, Lavendel, Majoran, Narzisse, Neroli, Palmarosa, Sandelholz, Ylang Ylang und Zirbe. Suchen Sie sich Ihre persönliche Duftnote aus oder kombinieren Sie mehrere Düfte miteinander, etwa Lavendel mit Rose und Neroli.
- Ein **Lavendelölwickel** auf der Brust sorgt mit seinen ätherischen Ölen für Entspannung und erholsamen Schlaf (siehe S. 177).
- Mit regelmäßigen **Atemübungen** können Sie Stress im Griff behalten. Die 3–4–6-Atemübung können Sie ohne Aufwand mehrmals am Tag durchführen. Atmen Sie drei Sekunden lang ein, halten Sie vier Sekunden lang die Luft an und atmen Sie sechs Sekunden lang aus. Wiederholen Sie die Übung jeweils ein paar Mal und schon fühlen Sie sich ruhiger.

Restless-Legs-Syndrom

Restless Legs, also ruhe- oder rastlose Beine, das hört sich eigentlich harmlos an. Doch die Erkrankung ist alles andere als harmlos, raubt sie doch vielen Menschen regelmäßig den Schlaf. Manche wissen vor Verzweiflung nicht mehr ein und aus. Etwas mehr als drei Millionen Menschen sind in Deutschland davon betroffen, Frauen deutlich häufiger als Männer.

Ursachen

RLS ist keine Erkrankung der Neuzeit. Bereits 1685 beschrieb der englische Arzt Thomas Willis erstmals das Symptom der ruhelosen Beine. Knapp 200 Jahre vergingen, bis der deutsche Neurologe Theodor Wittmaack erneut über die Krankheit schrieb. Er nannte sie Anxietas tibiarum (Anxietas bedeutet im Deutschen Angst, Tibia das Schienbein). Erst als der Neurologe Hermann Oppenheim im Jahr 1923 die familiäre Häufung der Erkrankung entdeckte, geriet sie in den Fokus der Forschung. Der schwedische Neurologe Karl-Axel Ekbom führte die Bezeichnung Restless Legs ein.

RLS ist eine neurologische Erkrankung und gibt den Medizinern noch immer viele Rätsel auf. Was funktioniert da im Nervensystem nicht richtig und welche Mechanismen sind dafür verantwortlich? Fest steht, dass der Nervenbotenstoff Dopamin beteiligt ist. Wegen des Gewöhnungseffekts kommt er nur in schweren Fällen als Therapeutikum zum Einsatz.

Studien belegen, dass eine genetische Veranlagung eine Rolle spielt (primäres RLS). Bei etwa 50 Prozent der Betroffenen kann man in der Familiengeschichte weitere RLS-Fälle ausmachen. Bislang konnten sechs Gene identifiziert werden, die schon im Embryonalstadium an der Entwicklung des zentralen Nervensystems beteiligt sind. Ihre Rolle im Gehirn des Erwachsenen ist noch weitgehend unbekannt. Das Alter sowie hormonelle Faktoren (siehe Kasten S.102) sind weitere Risikofaktoren. Eine Reihe von Krankheiten können RLS verstärken oder damit einhergehen (sekundäres RLS). Dazu zählen andere Nervenleiden, Schilddrüsenüber- und -unterfunktion, Rheumaerkrankungen und Nierenleiden. Auch einige Antidepressiva, Neuroleptika und Schilddrüsenmedikamente können RLS begünstigen.

Symptome

Endlich Feierabend, der Sessel lockt zum Entspannen: Doch kaum kommt der Körper zur Ruhe, geht es los: Ziehen, Reißen, Kribbeln oder ein Druckschmerz in den Beinen lässt keine Ruhe zu. Manchmal sind auch noch die Arme betroffen und in seltenen Fällen die Brustwand. Nur aufstehen und bewegen lindern die Beschwerden. Die Missempfindungen können unterschiedlich stark ausgeprägt sein. Doch nicht nur die Feierabendruhe ist für RLS-Patienten ein Problem, sondern auch die Bettruhe. Das Einschlafen erscheint bisweilen fast unmöglich. Sogar während des Schlafs kann RLS zuschlagen. Dann ist die Nachtruhe dahin. Es fehlt die nötige Erholung, um am Tag leistungsfähig zu sein. Auf Dauer zermürbt der Schlafmangel nicht nur den Körper, er beeinträchtigt auch das seelische Befinden erheblich.

Zu Beginn können RLS-Symptome in Schüben auftreten. Dazwischen gibt es Phasen völliger

Beschwerdefreiheit. Die Erkrankung schreitet oft jedoch schleichend voran, das heißt, die Symptome verstärken sich von einem Schub zum nächsten.

Diagnose

Bei Verdacht auf RLS wird Ihr Hausarzt Sie an einen Neurologen überweisen. Bereiten Sie sich am besten auf das erste Gespräch vor, indem Sie die Fragen zum Selbsttest (siehe S. 103) im Vorfeld durchgehen. Je genauer Sie die Symptome und Umstände beschreiben können, desto besser kann sich der Arzt orientieren. Auch die medizinische Familiengeschichte wird erfragt. Dem Gespräch folgen eine körperliche und neurologische Untersuchung, um andere Krankheiten auszuschließen.

Zur Sicherung der Diagnose wird ein L-Dopa-Test durchgeführt. Dabei wird eine Testdosis des Medikaments L-Dopa verabreicht. Bessern sich daraufhin die Beschwerden, ist ein Restless-Legs-Syndrom wahrscheinlich. Tritt keine

Mein besonderer Tipp

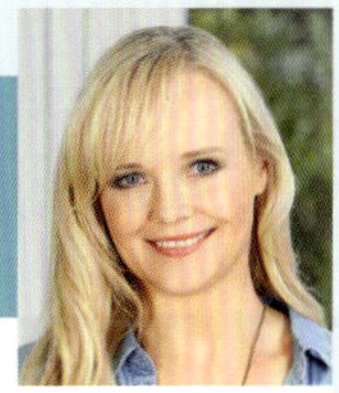

Eisenwerte überwachen

Eisen ist nicht nur an der Sauerstoffversorgung und Energiegewinnung der Zellen beteiligt. Es wird auch für die Herstellung von Dopamin benötigt. Zu wenig Eisen – zu wenig Dopamin. Das kann ein Restless-Legs-Syndrom auslösen oder die Symptome verstärken. Lassen Sie Ihre Blutwerte in Bezug auf Eisen überprüfen. Der Eisenspeicherwert (Ferritin) sollte über 50 ng/ml liegen. Eisenwerte kann man durch veränderte Ernährung, naturheilkundliche Mittel oder Eisentabletten erhöhen. Bei extrem niedrigen Werten wird Eisen als Infusion über die Vene verabreicht.

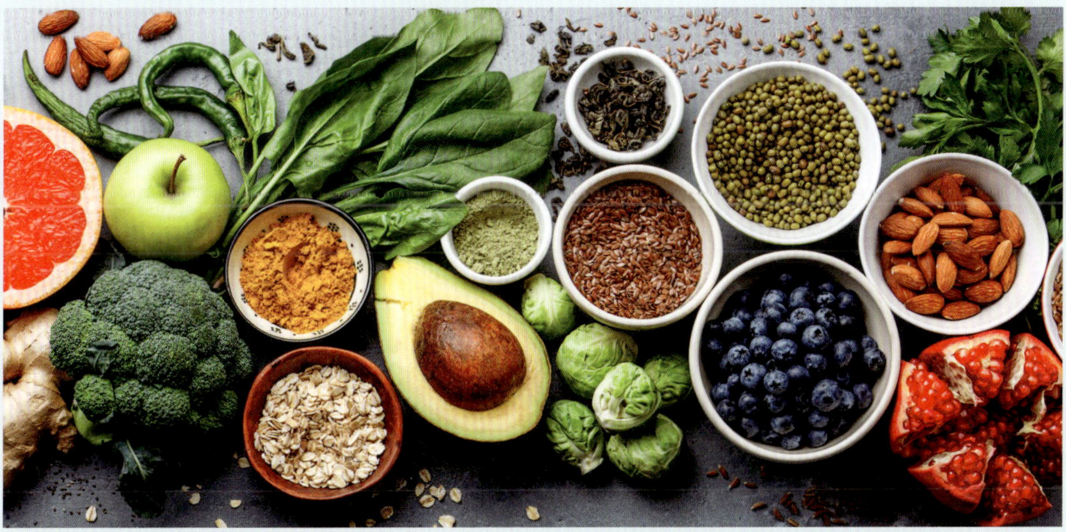

Männer benötigen pro Tag 10 Milligramm Eisen, Frauen sogar 15 Milligramm. Eisen ist nicht nur reichlich in Fleisch, sondern auch in grünem Gemüse, Vollkornprodukten und Hülsenfrüchten enthalten.

Gut zu wissen

RLS in der Schwangerschaft

Jede dritte Schwangere hat Schlafprobleme, weil ihre Beine kribbeln, zucken, schmerzen. Nach der Schwangerschaft verschwinden die Beschwerden wieder von selbst. Zum Glück verspüren die meisten Schwangeren nur milde RLS-Symptome. Auch in der Schwangerschaft können unruhige Beine oft mit Eisenmangel zu tun haben. Möglicherweise kommt bei schwangeren RLS-Patientinnen die genetische Veranlagung zum Tragen, die durch den veränderten Hormonhaushalt aktiviert wird. Die gute Nachricht: Das Baby leidet nicht unter den Beschwerden. Nach Rücksprache mit dem Arzt können Eisen- und Magnesiumpräparate zum Einsatz kommen. Erleichterung bringen zudem Kneipp-Anwendungen, Beinmassagen und Entspannungsübungen.

Besserung ein, kann ein RL-Syndrom trotzdem nicht zweifelsfrei ausgeschlossen werden. Zur weiteren Abklärung gehören folgende Untersuchungen: Laborwerte, um Eisen-, Nieren-, Schilddrüsenwerte, den aktiven Vitamin-B_{12}-Status und Folsäure zu bestimmen. Zudem wird der Schlaf mittels Polysomnografie (siehe S. 112) beobachtet, um periodische Beinbewegungen festzustellen. Diese als Periodic Limb Movements (PLM) bezeichneten Bewegungen sind in 80 Prozent der Fälle Anzeichen für das Restless-Legs-Syndrom. Bei älteren Menschen kommen diese Bewegungen aber auch im Zusammenhang mit anderen Erkrankungen vor.

Standardtherapie

Tritt RLS als Folge einer anderen Erkrankung oder als Nebenwirkung von Medikamenten auf, besteht die Chance der Heilung, indem die zugrunde liegende Krankheit behandelt beziehungsweise das auslösende Medikament durch ein anderes ersetzt wird. Beim primären RLS, das ohne eine Grunderkrankung Beschwerden verursacht, werden spezielle Medikamente (L-Dopa und ein Decarboxylasehemmer) verabreicht. Die Behandlung hat jedoch häufig Nebenwirkungen. Übelkeit, Benommenheit oder Kreislaufprobleme können auftreten. Deshalb ist es wichtig, die individuelle Dosierung zu finden. Ein anderes, nicht zu unterschätzendes Problem: Im Lauf der Therapie mit L-Dopa (und teilweise auch bei Verabreichung von Dopaminagonisten) kann es zu einer sogenannten Augmentation, einer Verstärkung der Symptome, kommen. Eine weitere Option sind Dopaminagonisten, das sind Wirkstoffe, die Dopaminrezeptoren stimulieren können. Als Alternative zur oralen Einnahme gibt es die Verabreichung in Pflasterform (Rotigotin-Pflaster).
Die kostenlose App „Mein RLS Monitor" hilft beim persönlichen Management der Erkrankung, unter anderem mit RLS-Tagebuch, Übersicht über die Symptomatik, einzunehmende Medikamente und vielem mehr.

Naturheilkunde

Etwa 90 Prozent der RLS-Patienten leiden unter Schlafstörungen. Bei leichten und mittleren Beschwerden kann man zunächst versuchen, die Symptome mit naturheilkundlichen Mitteln in den Griff zu bekommen und damit für einen erholsamen Schlaf zu sorgen. Bei schweren Ausprägungen können sie begleitend zur medikamentösen Therapie eingesetzt werden, um die Dosierung der Medikamente möglichst niedrig zu halten.

Der RLS-Selbsttest*

Bevor Sie einen Arzt aufsuchen, haben Sie mit dem folgenden Test die Möglichkeit festzustellen, ob Ihre Beschwerden möglicherweise RLS-Symptome sind. Wenn Sie mehr als zwei der folgenden zehn Fragen mit Ja beantworten konnten, sollten Sie mit Ihrem Arzt über diese Symptomatik sprechen. Bitte beachten Sie, dass in dieser Checkliste nicht alle Anzeichen für eine RLS-Erkrankung aufgeführt sind. Der Test kann nur Tendenzen aufzeigen und eine Diagnose durch den Arzt nicht ersetzen.

- Leiden Sie in Ruhe- und Entspannungssituationen (Fernsehen, Kino, Busfahrten etc.) unter unangenehmen bis qualvollen Missempfindungen wie Ziehen, Jucken, Reißen oder Kribbeln in Beinen oder Armen?

  ☐ Ja ☐ Nein

- Werden Sie in solchen Situationen durch einen unstillbaren Bewegungsdrang zum Aufstehen und Umhergehen gezwungen?

  ☐ Ja ☐ Nein

- Sind diese Beschwerden durch aktive Bewegung, kalte Fußbäder, Massagen o. Ä. vorübergehend zu lindern oder zu beseitigen?

  ☐ Ja ☐ Nein

- Haben Sie keine oder kaum Beschwerden, solange Sie am Tage in Bewegung sind?

  ☐ Ja ☐ Nein

- Bemerken Sie eine Zunahme der Beschwerden abends oder nachts?

  ☐ Ja ☐ Nein

- Leiden Sie unter Ein- und/oder Durchschlafstörungen?

  ☐ Ja ☐ Nein

- Fühlen Sie sich tagsüber häufig müde, abgespannt und erschöpft?

  ☐ Ja ☐ Nein

- Verhindern die Beschwerden in den Beinen auch tagsüber die ersehnte Ruhe und Entspannung und fühlen Sie sich durch die Beschwerden in sozialen Aktivitäten eingeschränkt (Verzicht auf Kino- oder Theaterbesuche, Vermeiden von Flugreisen etc.)?

  ☐ Ja ☐ Nein

- Bemerkt Ihr Partner nachts häufig unwillkürliche Zuckungen Ihrer Beine oder Füße, während Sie schlafen?

  ☐ Ja ☐ Nein

- Gibt es jemanden in Ihrer Verwandtschaft, der über ähnliche Symptome klagt?

  ☐ Ja ☐ Nein

* Quelle: RLS e. V., Deutsche Restless Legs Vereinigung, www.restless-legs.org

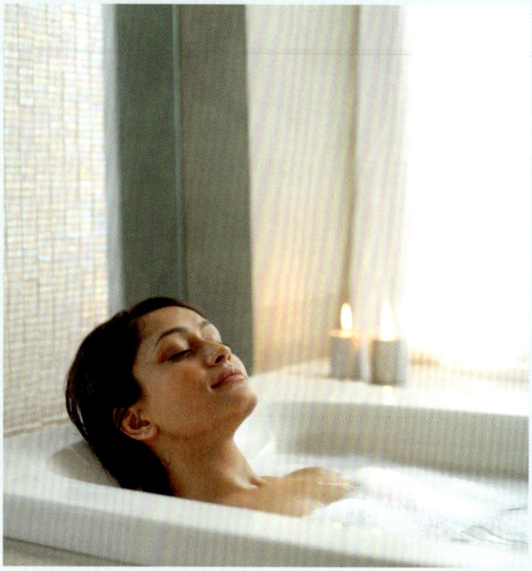

Ein Vollbad am Abend beruhigt und entspannt – beste Voraussetzungen für eine gute Nacht.

Gut zu wissen

Therapie in der Kältekammer
In einer kleinen Pilotstudie am Klinikum Bremen-Ost wurde bei 35 Patienten untersucht, ob und in welchem Umfang Behandlungen in der Kältekammer die RLS-Symptome verringern. Insbesondere Ganzkörperbehandlungen bei -60 °C führten zu deutlichen Besserungen der RLS-Beschwerden sowie der Schlaf- und Lebensqualität. Die Kosten für diese alternative oder ergänzende Therapie zur Medikamentenbehandlung werden allerdings von den meisten Krankenkassen nicht erstattet.

Wasseranwendungen

Verschiedene Kneipp-Anwendungen können Sie abends abwechselnd durchführen und sich so Erleichterung verschaffen. Achten Sie bei kalten oder wechselwarmen Anwendungen darauf, dass Ihre Füße warm sind.

- **Nasse Socken:** Sie gehören zu den einfachsten Kneipp-Mitteln und erleichtern wegen ihrer ableitenden Wirkung das Einschlafen generell. Darüber hinaus wirken sie auf die Beine beruhigend, abschwellend und entstauend. Tragen Sie die nassen, kalten Socken vor dem Schlafengehen 20 Minuten lang oder gehen Sie damit zu Bett (siehe S. 123).
- Ein **wechselwarmes Fußbad** hat ebenfalls eine beruhigende Wirkung. Der intensive Temperaturwechsel führt lokal zu einer Senkung der Muskelspannung und das Schmerzempfinden wird positiv beeinflusst (siehe S. 174).
- Machen Sie abends oder vor dem Schlafengehen einen **kalten Knieguss** (siehe S. 176).
- Hilfreich können auch **kalte Wadenwickel** sein, die vom Knöchel bis zur Kniekehle reichen (siehe S. 177). Dauer: 5 bis 20 Minuten. Sollten Sie zwischendurch einschlafen, können Sie die Wickel über Nacht dranlassen.
- Geht RLS bei Ihnen mit Juckreiz einher, bringt ein **Haferstrohbad** Linderung. Übergießen Sie 100 Gramm Haferstroh (Apotheke) mit 4 Liter kochendem Wasser. 30 Minuten ziehen lassen und abseihen. Geben Sie das Haferstrohwasser in das 36 bis 38 °C warme Badewasser. Badedauer: 10 bis 20 Minuten. Gehen Sie nach dem Bad gleich ins Bett, dann können Sie wohlig entspannt in den Schlaf gleiten.
- **Teilbäder** können Sie ebenfalls mit Haferstroh anreichern, etwa das warme Wasser eines wechselwarmen Fußbads. Passen Sie die Haferstroh- der Wassermenge an (siehe oben).
- **Einreibungen** mit Franzbranntwein oder mentholhaltigen Gels können die RLS-Symptome durch ihre kühlende Wirkung lindern.

• Abendliche **Massagen der Beine** mit Lavendelöl oder Aconit Schmerzöl haben eine beruhigende Wirkung auf den gesamten Organismus und speziell auf die Beine. Die Muskulatur wird gedehnt und entkrampft. Die Inhaltsstoffe der Massageöle wirken zudem beruhigend.

Pflanzliche Mittel

• Auch wenn Stress nicht die Ursache von RLS ist, kann er die Symptome verstärken. In diesen Fällen ist **Rosenwurz** (Rhodiola rosea) einen Versuch wert. Das in Sibirien heimische Gewächs ist auch als Goldene Wurzel oder Tundra-Ginseng bekannt. Rosenwurz wirkt regenerierend auf die Muskulatur und fördert die Botenstoffe Dopamin und Serotonin. Es zählt zur Pflanzengruppe der Adaptogene, das sind natürliche Substanzen, die die Widerstandsfähigkeit gegenüber Stress erhöhen. Rhodiola kann einerseits die Leistungsfähigkeit steigern, andererseits den Schlaf verbessern. Aufgrund seiner anregenden Wirkung sollte man Rhodiola (beispielsweise Rhodiolan®) nur morgens und mittags einnehmen, jeweils 1 Tablette vor dem Essen. Rhodiola muss etwa 2 Wochen regelmäßig angewendet werden, bis seine Wirkung spürbar wird.

• Kombinationspräparate mit **Baldrian, Hopfen und Passionsblume** (beispielsweise Moradorm-S) verhelfen zu einem besseren Schlaf. Nehmen Sie morgens und mittags je 1 Tablette, abends 2 Tabletten ein.

Schüßlersalze

• Das Schüßlersalz Nr. 21, **Zincum chloratum D6**, lindert Missempfindungen in Beinen und Füßen. Nehmen Sie 3-mal täglich 2 Tabletten.

• Probieren Sie gegen die Unruhe in den Beinen die **„heiße Sieben"** mit dem Schüßlersalz Nr. 7, Magnesium phosphoricum D6 (siehe S. 91). Es kann zudem den Schlaf fördern.

Mein besonderer Tipp

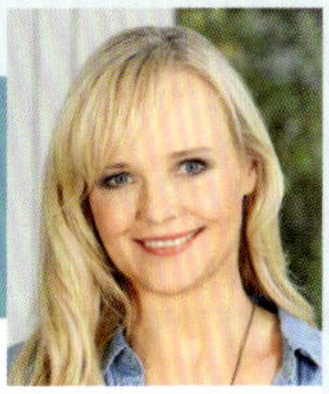

Kleine Anstöße – große Wirkung
Naturheilkundliche Methoden dienen in der Regel als Anstoß für den Körper, sich selbst zu helfen. Gerade bei chronischen Störungen bedarf es manchmal mehrerer Impulse. Am besten funktioniert es, wenn Sie an allen Fronten ein bisschen ändern – Bewegung, Ernährung, Rituale, Wasseranwendungen und pflanzliche Mittel kombinieren.

Neuraltherapie

Probieren Sie, ob Neuraltherapie in Ihrem Fall hilfreich ist. Zunächst wird der Arzt im Gespräch erkunden, ob Unfälle, Infekte oder Operationen in der Vergangenheit eine Entwicklungskette in Gang gesetzt hatten, die zu den Restless Legs führten. Zudem wird er prüfen, ob daraus resultierende Störfelder wie Narben, Entzündungen oder tote Zähne die Beschwerden hervorrufen, und diese gegebenenfalls beseitigen.

Anthroposophie

Das anthroposophische Menschenverständnis geht von einer Harmonie zwischen Auf- und Abbau, zwischen Geist und Materie aus. Das Ganze wird durch die uns eigenen Rhythmen (Schlaf, Herzschlag, Atmung, Verdauung usw.) miteinander verbunden und reguliert. Bei RLS sind die Rhythmen gestört und können mittels **Heileurythmie** wieder harmonisiert werden. Bei dieser speziellen Bewegungstherapie werden Laute in Bewegung umgesetzt.

Homöopathie

Eine Reihe von homöopathischen Mitteln kann die Symptome des Restless-Legs-Syndroms lindern (siehe Tabelle).

Heilmittel aus aller Welt

- Die traditionelle chinesische Medizin (TCM) geht bei RLS von gestörten energetischen Prozessen aus. Sie interpretiert die Krankheit als nach innen verlagerte trübe Hitzestauung, die insbesondere das Zentralnervensystem betrifft. Mittels **Akupunktur** wird der Therapeut versuchen, diese Blockaden zu lösen. **Wichtig:** nicht in der Schwangerschaft anwenden.
- Die **Akupressur** ist ein probates Mittel bei Knie- und Beinschmerzen sowie Schmerzen im Schienbein. Drücken Sie dafür den Punkt Ma 36 (siehe Illustration rechts unten) 1 bis 2 Minuten lang. **Wichtig:** nicht in der Schwangerschaft anwenden.
- Die ayurvedische Medizin empfiehlt einen Versuch mit einem Präparat aus **Juckbohnen** (Mucuna pruriens). Diese Pflanze wird seit mehr als 2 000 Jahren in der ayurvedischen Medizin verwendet. Zu den zahlreichen Wirkstoffen der Mucuna pruriens gehören Serotonin und L-Dopa (oder L-Dihydroxyphenylalanin). L-Dopa ist die wichtigste Vorstufe des Neurotransmitters Dopamin. Die Einnahme von Mucuna pruriens (Sanskrit Kapikacchu) sollten Sie unbedingt mit Ihrem Arzt besprechen.

Ernährung

- Meiden Sie **Koffein** in Form von Kaffee, schwarzem Tee, Mate-Tee oder Cola beziehungsweise streichen Sie diese Getränke ab Mittag von Ihrem Speiseplan. Beobachten Sie, ob sich daraufhin die Symptome verbessern. Übrigens: Auch Schokolade enthält Koffein. Verzichten Sie versuchsweise einige Wochen ganz auf koffeinhaltige Getränke und auf Schokolade – so können Sie testen, ob sich die RLS-Beschwerden verbessern.
- Trinken Sie **wenig Alkohol** oder meiden Sie ihn möglichst ganz, da er wie koffeinhaltige Getränke die Symptome verstärken kann. Besondere Vorsicht ist bei hochprozentigen Getränken angeraten.
- Achten Sie darauf, ausreichend **Eisen** zu sich zu nehmen. Bekannt ist, dass vor allem rotes Fleisch nennenswerte Mengen enthält. Doch mit Blick auf eine ausgewogene Ernährung, die

Homöopathische Mittel zur Unterstützung der RLS-Therapie

Leitsymptome	Mittel, Potenz und Dosierung
unruhige Beine/Muskelkrämpfe	Cuprum metallicum D6, 2-mal täglich 1 Tablette*
brennende Schmerzen nachts	Sulfur D12, 1-mal täglich 5 Globli*
Unruhe, ständiger Bewegungsdrang	Rhus toxicodendron, 3-mal täglich 5 Globuli*

* detaillierte Hinweise zur Einnahme siehe Kasten S. 93

Mein besonderer Tipp

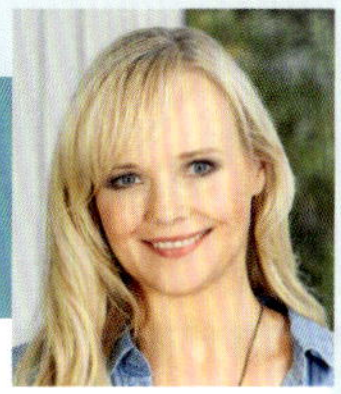

Vitamin-D-Status prüfen

Vitamin D ist nicht nur für gesunde Knochen unverzichtbar. Es mischt bei vielen weiteren Körperprozessen mit, etwa im zentralen Nervensystem. 2005 entdeckte man im Gehirn Vitamin-D-Rezeptoren. In einer kleinen Studie konnten Patienten mit primärem RLS, die ausnahmslos einen niedrigen Vitamin-D-Spiegel aufwiesen, durch die Gabe von hoch dosiertem Vitamin D über mehrere Monate ihre Beschwerden deutlich lindern. Lassen Sie also Ihren Vitamin-D-Spiegel prüfen und besprechen Sie mit Ihrem Arzt eine erhöhte Zusatzversorgung aus therapeutischen Gründen.

vor allem pflanzliche Lebensmittel bevorzugt, sind Rote Bete und Hülsenfrüchte sowie Vollkorngetreideprodukte zu bevorzugen. Die Eisenaufnahme aus diesen Lebensmitteln können Sie noch verbessern, indem Sie Vitamin-C-haltiges Gemüse oder Obst dazu verzehren. Wie bei allen Dingen gilt auch für Eisen: Die Dosis macht das Gift. Zu viel Eisen im Blut kann eine koronare Herzerkrankung begünstigen.

- Grundsätzlich gilt das Vermeidungsprinzip für bestimmte Substanzen, die RLS-Symptome verstärken oder hervorrufen können. Dazu zählen neben koffeinhaltigen Getränken und Alkohol auch Inhaltsstoffe in Lebensmitteln wie **Geschmacksverstärker** (Glutamat) oder **Süßstoffe** (Aspartam). Glutamat ist auch ein körpereigener Stoff, der wie Dopamin als Neurotransmitter wirkt. In einer Studie mit RLS-Patienten, die unter L-Dopa-Behandlung zwar eine Verbesserung der Unruhesymptome erfuhren, aber weiter über Schlaflosigkeit klagten, wurden hohe Glutamatspiegel im Gehirn festgestellt. Möglicherweise sind sie für die Übererregung verantwortlich. Das erklärt auch, warum eine zusätzliche Zufuhr vermieden werden sollte.
- Auch **Kohlensäure** kann die Symptome verstärken. Deshalb sollten Sie kohlensäurehaltige Getränke ebenfalls meiden. Also besser stilles Wasser oder gleich Leitungswasser trinken. Letzteres gehört in Deutschland zu den am besten überprüften Lebensmitteln.
- Essen Sie abends zur Förderung des Schlafs kleine Mengen **tryptophanhaltiger Lebensmittel** wie Milch und Milchprodukte (siehe S. 63). Anstelle von Schokolade eignen sich als kleine Naschereien Datteln oder Feigen, die ebenfalls tryptophanhaltig sind.

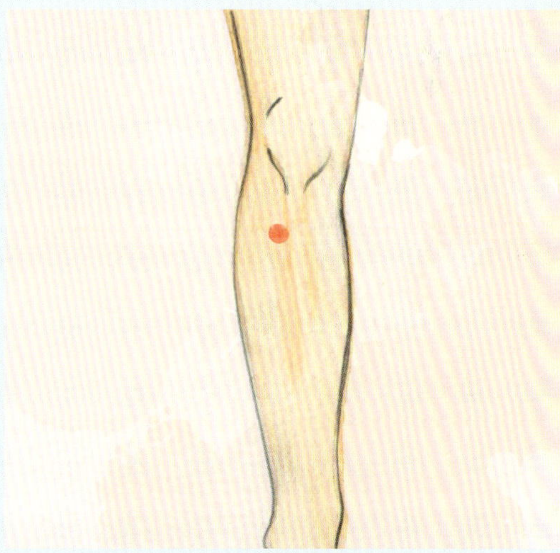

Der Akupressurpunkt Ma 36 liegt vier Fingerbreit unter der Kniescheibe, in der Vertiefung zwischen Schienbein und vorderem Schienbeinmuskel.

Mein besonderer Tipp

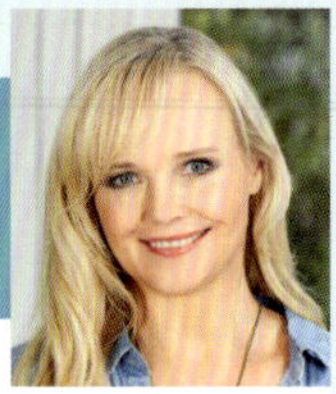

Was sagen mir die unruhigen Beine? Macht Sie etwas unruhig oder was macht Ihnen Beine? Was empfinden Sie im persönlichen oder beruflichen Umfeld als belastend, wovor würden Sie am liebsten davonlaufen? Scheuen Sie sich nicht, Hilfe bei einem Psychotherapeuten zu suchen, um mögliche seelische Aspekte Ihrer Erkrankung zu entdecken und Lösungsstrategien zu entwerfen.

Osteopathie

Eine Überprüfung der Lendenwirbelsäule und der Iliosakralgelenke durch einen Osteopathen ist oft ratsam. Denn Instabilitäten in der unteren Wirbelsäule und am Ursprung des Ischiasnervs können zu unwillkürlichen Muskelkontraktionen in den Beinen führen. Osteopathische Behandlungen von Fehlfunktionen in dieser Region haben schon so manche unruhigen Beine zur Ruhe gebracht.

Bewegung

Die einfache Formel lautet: bewegen ja, aber ohne Leistungsdruck. Schwere körperliche Anstrengungen abends sind tabu.

- Sehr zu empfehlen sind **Gymnastik** und sanfte **Dehnübungen** (siehe rechte Seite). Bauen Sie diese in Ihr Morgen- und Abendritual ein.
- **Qigong-** und **Tai-Chi-Übungen** sowie **Yoga** sind für RLS-Patienten sehr geeignet.
- **Ausdauersportarten** wie Schwimmen, Walken (siehe S. 80) und Fahrradfahren sind ebenfalls mögliche sportliche Betätigungen, solange sie moderat betrieben werden.
- Ein abendlicher **Spaziergang** ist ideal, er macht den Kopf frei und entspannt den Körper.
- Sitzen Sie viel am Schreibtisch, besprechen Sie mit Ihrem Arbeitgeber, ob Sie vielleicht teilweise an einem **Schreibpult** arbeiten können. Sollte das nicht möglich sein, wechseln Sie öfter zwischen Sitzen, Stehen und Gehen.
- Treten Sie **Reisen** frühmorgens an, bevor sich eventuell Tagessymptome bemerkbar machen.

Entspannung

Bei Schlafstörungen wird häufig das Erlernen von **Entspannungstechniken** wie autogenem Training oder progressiver Muskelentspannung nach Jacobson empfohlen. Für RLS-Patienten sind solche Übungen jedoch meistens ungeeignet. Es fällt Ihnen schwer, die nötige Ruhe aufzubringen. Trotzdem sollten RLS-Patienten für entspannende Momente im Tagesgeschehen und vor allem am Abend sorgen. Denn wie bei vielen anderen Erkrankungen ist Stress auch im Fall von RLS ein Mitauslöser oder Verstärker. Tipps zum Stressabbau finden Sie ab Seite 64.

- Lassen Sie den Tag abends Revue passieren. Wer von Sorgen geplagt ist, findet oft Erleichterung, wenn er diese aufschreibt. Das gute alte **Tagebuch** oder eine elektronische Variante entlasten das Kopfkarussell und das Herz. Getreu dem Motto: Geteiltes Leid ist halbes Leid. Das Schreiben hilft auch, Dinge klarer zu sehen.
- Stressen Sie sich nicht mit der Angst, wieder mal schlecht einschlafen zu können. Allein die **negative Erwartungshaltung**, die regelrechte Versagensangst, ist schon wieder Stress und kann zu dem unerwünschten Ergebnis führen.
- Nehmen Sie sich und Ihre Krankheit buchstäblich in die Arme. RLS gehört zu Ihnen, aber Sie sollten sich nicht von der Krankheit vereinnahmen lassen.

Die Beine dehnen

Dehnübungen sind für RLS-Patienten besonders gut als sanfte sportliche Betätigung geeignet. Gleichzeitig fördern sie auch die Entspannung.

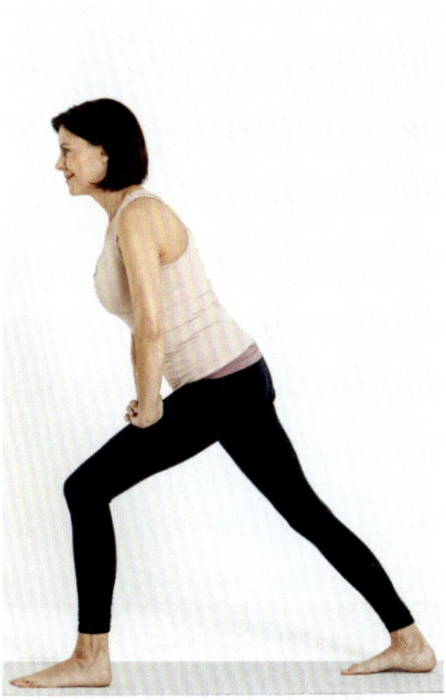

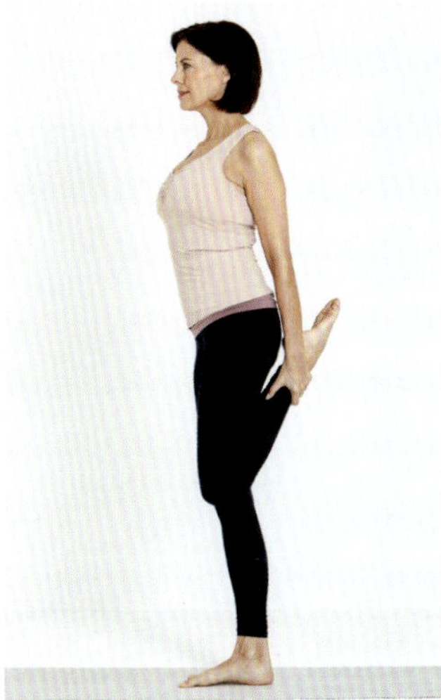

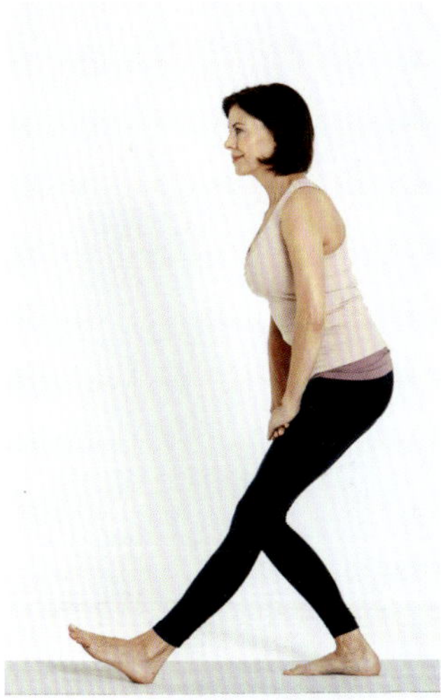

1. Unterschenkel: Machen Sie einen weiten Ausfallschritt. Die Füße sind parallel und zeigen nach vorn.

Beugen Sie das vordere Knie so weit, bis Sie die Dehnung in der hinteren Wade spüren.

Halten Sie diese Position 10 bis 20 Sekunden. Dann zurück in die Ausgangsposition und das andere Bein dehnen.

Wiederholen Sie die Übung 2- bis 3-mal.

Wichtig: Die Ferse des hinteren Fußes drückt immer auf den Boden. Der Oberkörper bleibt aufrecht.

2. Vorderseite der Oberschenkel: Stellen Sie sich aufrecht hin. Eventuell an einer Stuhllehne abstützen.

Heben Sie den linken Fuß nach hinten Richtung Gesäß und umfassen Sie mit der linken Hand den unteren Teil des Schienbeins. Ziehen Sie die Ferse Richtung Gesäß.

Halten Sie diese Position 10 bis 20 Sekunden. Danach das Bein langsam in die Ausgangsposition senken, kurze Pause und Seitenwechsel.

Wiederholen Sie die Übung 2- bis 3-mal.

Wichtig: Oberkörper und Becken müssen gestreckt sein.

3. Rückseite der Oberschenkel: Stellen Sie ein Bein mit der Ferse etwa eine Schrittlänge nach vorn. Das Gewicht ist auf dem hinteren, leicht gebeugten Bein.

Stützen Sie Ihre Hände auf den Oberschenkel des hinteren Beins.

Beugen Sie Ihren Oberkörper gestreckt nach vorn, bis in der Oberschenkelrückseite eine Dehnung zu spüren ist. Halten Sie diese Position 10 bis 20 Sekunden. Dann Seitenwechsel.

Wiederholen Sie die Übung 2- bis 3-mal.

Wichtig: Achten Sie darauf, dass die Hüfte parallel bleibt.

Schnarchen oder Schlafapnoe?

Vor allem Männer über 50 schnarchen. In dieser Altersgruppe sind bis zu 80 Prozent betroffen. Nach den Wechseljahren wird die Riege der männlichen Schnarcher zunehmend durch Frauen verstärkt. Dieses nächtliche Konzert stört in der Regel den Schlaf des Partners. Der Ruhestörer selbst schläft indessen tief und fest. Gefährlich wird das Schnarchen für Betroffene, wenn es mit längeren Atemaussetzern einhergeht.

Ursachen

Schnarchen und Schlafapnoe haben die gleichen Ursachen. Allgemein erschlafft Muskulatur im Schlaf. Auch die Rachenmuskulatur folgt diesem Muster. Unter bestimmten Voraussetzungen führt das Einatmen dann dazu, dass Gaumensegel und Zäpfchen zu vibrieren beginnen und die typischen Geräusche verursachen. Dieses einfache Schnarchen kann zwar lästig sein, hat aber keinen Krankheitswert. Denn es kommt genügend Sauerstoff in der Lunge an.
Ein teilweiser oder sogar vollständiger Verschluss der Atemwege wird durch eine „Übererschlaffung" der zuständigen Muskeln wie dem Zungen-Kinn-Muskel oder den Gaumenmuskeln hervorgerufen. Dem Gewebe fehlt die nötige Festigkeit und es sinkt übermäßig zusammen. Die Übergänge zur obstruktiven Schlafapnoe (lat. obstructio: Verschluss), also dem vollständigen Verschließen des Atmungskanals, sind fließend.
Übergewichtige Menschen sind zusätzlich gefährdet. Denn Fett setzt sich nicht nur an Bauch und Hüfte an. Die Zunge ist bei Übergewichtigen häufig ebenfalls dicker, außerdem lagert sich am Hals beidseitig des Rachens Fettgewebe ein, das die Atemwege zusätzlich verengt. Etwa 80 Prozent aller Patienten mit Schlafapnoe sind übergewichtig.
Zudem werden Schnarchen und Schlafapnoe durch Alkohol, Rauchen und Medikamente (beispielsweise Betablocker, Schlafmittel und Arzneimittel, die die Muskelspannung herabsetzen) begünstigt; das Schlafen in Rückenlage wirkt sich ebenfalls negativ aus.
Die oberen Luftwege können ebenso durch folgende Faktoren eingeengt sein: Schnupfen, Allergien, Nasennebenhöhlenentzündungen, gekrümmte Nasenscheidewand, vergrößerte Gaumen- und Rachenmandeln, fliehender Kiefer, Fetteinlagerungen im Rachenbereich und nachlassende Muskelspannung im Alter.
In etwa jedem zehnten Fall einer Schlafapnoe liegt die Ursache im Gehirn – und zwar in der Steuerzentrale der Atemmuskeln. Diese Form nennt man zentrale Schlafapnoe. Den Atemmuskeln fehlt kurzzeitig der Befehl vom Gehirn, aktiv zu werden. Teilweise ist die Atmung vor dem Atemaussetzer besonders flach, man spricht von der Cheyne-Stokes-Atmung. Es gibt auch eine Mischform beider Schlafapnoen.

Symptome

Beim Schnarchen entstehen während des Schlafs laute Atemgeräusche in den oberen Luftwegen. Das Rasseln, Pfeifen oder Röcheln kann erhebliche Lautstärken entwickeln, den Weltrekord hält eine Frau mit 111 Dezibel – das entspricht dem Lärmpegel einer Motorsäge oder eines Rockkonzerts. Der durchschnittliche Schnarcher bringt es auf 60 bis 80 Dezibel. Die natürliche Schmerzgrenze liegt bei 120 Dezibel

(Presslufthammer). Das normale Schnarchen, auch wenn es laut ist, hat keine gesundheitlichen Folgen, sieht man von der Ruhestörung des Partners ab.
Schnarcher, die über Tagesmüdigkeit, Konzentrationsstörungen oder häufiges Wegnicken (Sekundenschlaf) untertags klagen, sind eventuell vom Schlafapnoe-Syndrom betroffen. Dabei kommt es während des Schlafs immer wieder zu Atemaussetzern (Apnoe), die 30 Sekunden und sogar länger andauern können. Setzt die Atmung wieder ein, wird sie in der Regel von lauten Schnarchgeräuschen begleitet, die dann allmählich wieder „normaler" werden, bis der nächste Atemaussetzer das Schnarchen unterbricht.

Eine Schlafapnoe liegt vor, wenn in einer Stunde mehr als fünf Atemaussetzer auftreten, die jeweils mindestens zehn Sekunden andauern. Die Vorstufe der Apnoe ist gekennzeichnet von Phasen verminderter Atemtiefe (unter 30 Prozent des normalen Atemvolumens) und wird als obstruktive Hypopnoe bezeichnet. Dabei kann es neben Weckreaktionen des Betroffenen auch zum Anstieg des Kohlendioxidgehalts und zu einer Verminderung des Sauerstoffgehalts im Blut kommen.
Symptome wie nachlassende Gedächtnisleistung, Kopfschmerzen, Libidoverlust und/oder Potenzprobleme können ebenfalls auf eine Schlafapnoe zurückzuführen sein. Eine ärztliche Abklärung ist unbedingt erforderlich.

Der Atemfluss im Schlaf

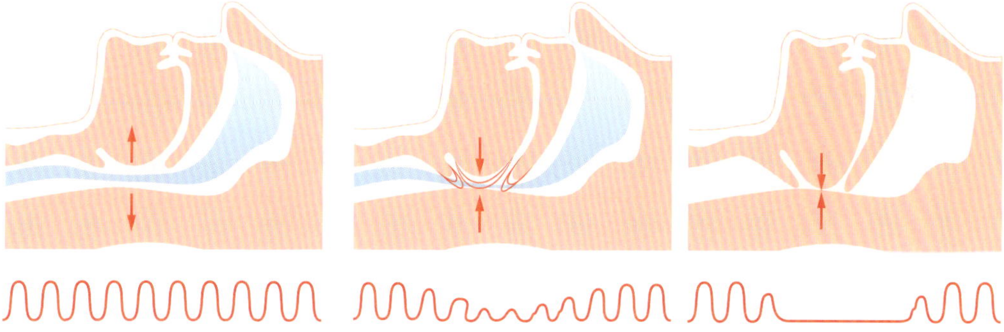

Ob entspannter Schlaf, Schnarchen oder Schlafapnoe – der Luftstrom im Rachen macht den Unterschied. Er ist jeweils als Kurve unter den Illustrationen dargestellt.
Bild 1: Der Luftstrom kann ungehindert die Mundhöhle und den Rachen passieren. Der Atemfluss findet ungehindert statt. Die Atemkurve zeigt gleichmäßige Ausschläge.
Bild 2: Durch Erschlaffung der Schlundmuskulatur kommt es zur zeitweisen Verengung der Atemwege. Die Atmung wird flacher, es kommt auch zu Weckreaktionen.
Bild 3: Der Rachen ist völlig verschlossen. Der Luftstrom ist gänzlich unterbrochen. Es kommt zu Atemaussetzern. Die Atemkurve bleibt ohne Ausschläge.

Das wird im Schlaflabor gemessen

Von Kopf bis Fuß: Zehn verschiedene Körperfunktionen werden bei der Polysomnografie im Schlaflabor gemessen. Mit ihrer Hilfe kann ein individuelles Schlafprofil und damit eine Diagnose der Schlafstörung erstellt werden.

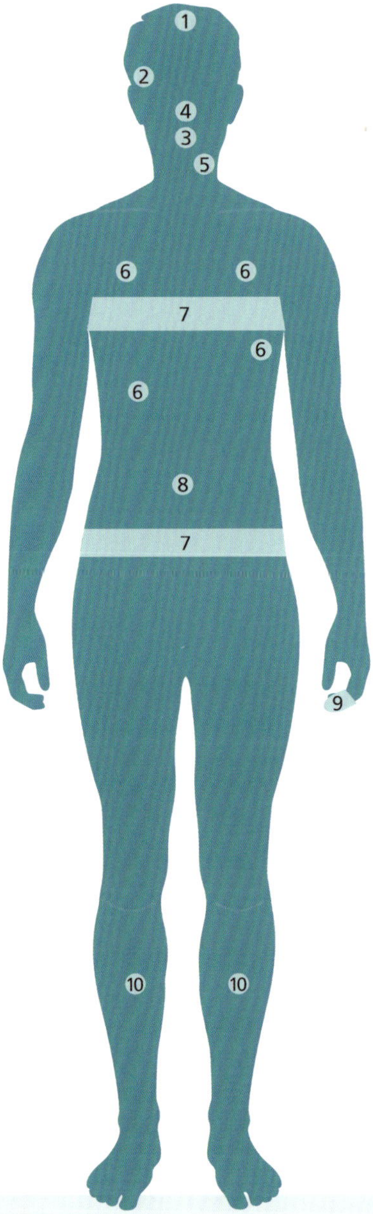

1. EEG (Elektroenzephalografie): Diverse Elektroden an der Kopfhaut messen die Gehirnströme während der Schlafphasen.
2. EOG (Elektrookulografie): Elektroden in Augennähe überwachen die Augenbewegungen während des REM-Schlafs.
3. EMC (Elektromyografie): Die Elektroden am Kinn geben Auskunft über die Muskelspannung, die sich innerhalb der Schlafphasen verändert.
4. Atemfühler an Nase und Mund: Sie messen die Atemströme, denn Schnarchen ist strömungstechnisch sehr vielfältig.
5. Schnarchmikrofon: Es wird am Hals befestigt und zeichnet die Geräusche auf.

6. EKG (Elektrokardiogramm): Elektroden über und unter dem Herzen zeichnen die Herzaktivitäten auf.
7. Gurte mit Dehnungssensoren um Brust und Bauchraum erfassen die Atembewegungen in diesen Bereichen und die Anstrengung während des Atmens.
8. Lagesensor am Rumpf: Er erfasst die verschiedenen Körperpositionen. Zusätzlich kann eine Infrarot-Videokamera die Bewegungen aufnehmen.

9. Pulsoxymeter am Finger: Es misst die Sauerstoffsättigung des Bluts.
10. Aktometer an den Beinen: Es registriert die Bewegungen im Schlaf.

Hoher Blutdruck

Die regelmäßige Unterversorgung des Körpers mit Sauerstoff bei einer Schlafapnoe lässt den Blutdruck ansteigen und die Herzfrequenz auf bis zu 30 Schläge pro Minute sinken. Damit es nicht zum Ersticken kommt, löst das Gehirn eine kurzzeitige Aufweckreaktion aus, die durch lautstarkes Schnarchen begleitet wird. Jetzt steigt die Herzfrequenz abrupt auf über 200 Schläge pro Minute. Solche häufigen Attacken auf das Herz-Kreislauf-System bleiben nicht ohne Folgen: Herzinfarkt, Herzschwäche und Schlaganfall drohen. Herzrhythmusstörungen können ebenfalls auftreten. Bei hohem Blutdruck sollte man deshalb auch immer an Schlafapnoe denken.

Mein besonderer Tipp

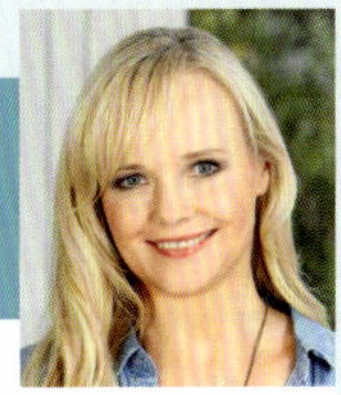

Schnarch-App für Paare und Singles

Eine App auf dem Smartphone oder Tablet kann helfen (z.B. SnoreLab oder Anti Snore), um herauszufinden, ob man ein harmloser Schnarcher ist oder es zu gefährlichen Atemaussetzern kommt. Die App zeichnet die Schnarchgeräusche mithilfe des Mikrofons auf und analysiert sie. Das Schnarchen beim Schlafapnoe-Syndrom hat einen charakteristischen Klang und Rhythmus, sodass die App einen ersten Hinweis liefern kann, ob eine Schlafapnoe vorliegt. Sie kann jedoch keine ärztliche Diagnose ersetzen, sondern Sie lediglich dazu veranlassen, einen Arzt aufzusuchen.

Diagnose

Zunächst wird der Hausarzt in einem Gespräch erste Anhaltspunkte erfragen und eine körperliche Untersuchung durchführen. Für weitere Befunde wird der Patient an einen Hals-Nasen-Ohren-Arzt oder Pneumologen (Lungenfacharzt) überwiesen. Gibt es körperliche Erkrankungen oder anatomische Veränderungen, die die Atmung behindern? Auch das Schlafgeschehen wird untersucht. Dafür bekommen Betroffene eine Apnoe-Screening-Gerät mit nach Hause. Mittels Sensoren werden nachts die Atmung, der Sauerstoffgehalt im Blut, Atemgeräusche, Körperbewegung und -lage registriert. Am nächsten Tag kommt der Patient mit dem Gerät zur Auswertung in die Praxis. Erhärtet sich durch diese Aufzeichnungen der Verdacht auf eine Schlafapnoe, bringt die sogenannte polysomnografische Untersuchung im Schlaflabor endgültige Sicherheit.

Die Polysomnografie (aus dem Griech.: den ganzen Schlaf aufzeichnen), kurz PSG, ist ein diagnostisches Verfahren zur Messung von Körperfunktionen und stellt die umfangreichste Untersuchung des Schlafs einer Person dar (siehe linke Seite). Übrigens wurde mit dieser Untersuchungsmethode die obstruktive Schlafapnoe erstmals 1966 von dem französischen Neurologen Henri Gastaut diagnostiziert. Die Polysomnografie und ihre Auswertung sind aufwendige Verfahren. Die Schlafmediziner analysieren und bewerten mehrere hundert Seiten mit den unterschiedlichsten Daten. Im Falle der Schlafapnoe fließt auch der sogenannte AHI-Index mit ein. Er ergibt sich aus der durchschnittlichen Anzahl von Atemaussetzern (Apnoen) und Atemzügen mit vermindertem Luftdurchfluss (Hypopnoen) pro Stunde Schlaf. Bei einem AHI zwischen 15 und 30 wird die Apnoe als „mittelgradig", bei einem AHI über 30 als „schwer" eingestuft.

Standardtherapie

Gegen Schnarchen und Schlafapnoe gibt es keine Medikamente. Da die Ursachen sehr unterschiedlich sein können, gilt es, diese möglichst auszuschalten. Das betrifft die Therapie von Atemwegserkrankungen, Probleme im Kieferbereich oder HNO-Erkrankungen. Auch die Verringerung von Übergewicht gehört zu den therapeutischen Maßnahmen. Allein die Gewichtsabnahme kann eine Schlafapnoe zum Verschwinden bringen. Die symptomatische Therapie mit einem Atemgerät, dem NCPAP-Gerät (nasal continuous positive airway pressure), das den Schlafenden über eine Maske mit Sauerstoff versorgt, ist bei der Schlafapnoe das Mittel der Wahl. Wenn die NCPAP-Therapie nicht wirkt oder aus anderen Gründen nicht möglich ist, kommt die Behandlung mit einer Zahnschiene (Protrusionsschiene) infrage. Der Unterkiefer und die Zunge werden damit vorn gehalten. Die Muskeln können nicht erschlaffen, sondern bleiben stabil und die Atemwege

Yoga-Wechselatmung

Diese Atemtechnik erhöht die Lungenkapazität, wirkt beruhigend und senkt den Blutdruck – beides hilfreiche Maßnahmen bei Schlafapnoe. Die Wechselatmung beugt zudem Erkältungen, Allergien und Asthma vor, die den Atem nachts stark belasten. Setzen Sie sich für die Übung bequem auf eine Stuhlkante oder den Fußboden. Der Rücken ist gerade. Atmen Sie einige Male entspannt ein und aus, bevor Sie beginnen.

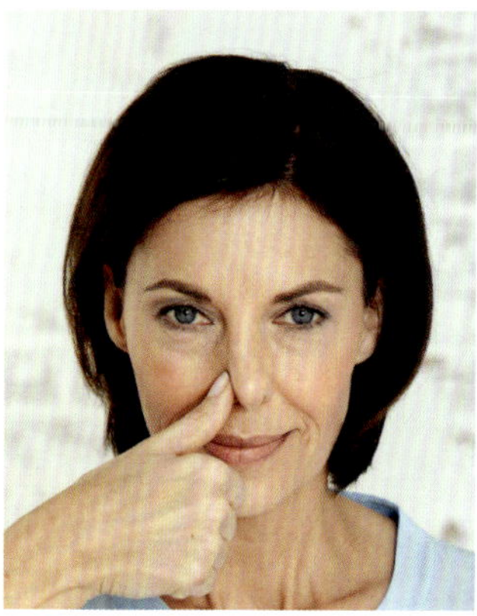

1. Schließen Sie mit dem rechten Daumen das rechte Nasenloch. Atmen Sie 4 Sekunden tief durch das linke Nasenloch ein. Schließen Sie nun das linke Nasenloch mit dem Ringfinger und halten die Luft 4 Sekunden an.

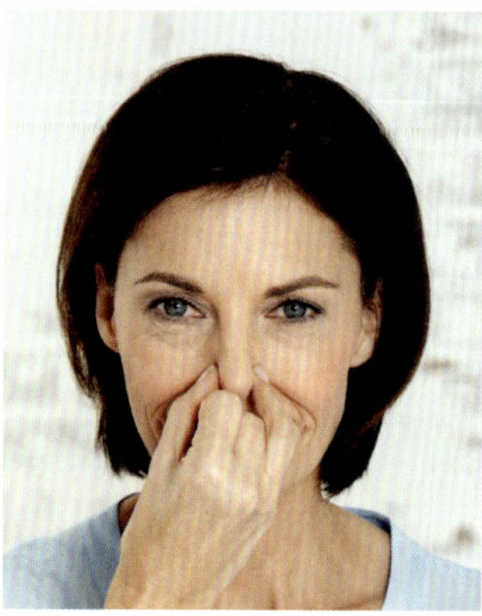

2. Öffnen Sie nun das rechte Nasenloch zum Ausatmen. Das sollte etwa die doppelte Zeit beanspruchen. Atmen Sie dann wieder für 4 Sekunden durch das rechte Nasenloch ein. Verschließen Sie wieder beide Nasenlöcher.

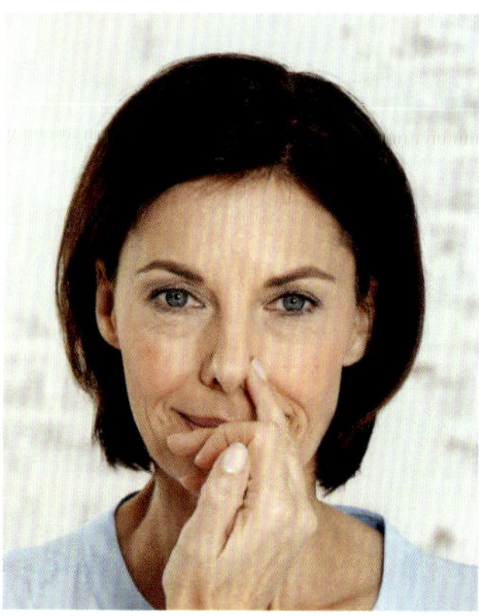

3. Öffnen Sie die linke Nasenseite zum Ausatmen und danach atmen Sie wieder über das linke Nasenloch ein. Wiederholen Sie die Wechselatmung mehrmals. Sie eignet sich auch gut für eine kleine Entspannungspause tagsüber.

offen. Die Therapie ist keine gängige Kassenleistung und muss beantragt werden.
Zu den großen Innovationen zählt die Neurostimulationstherapie (Hypoglossusnerv-Stimulation) für Patienten mit mittelschwerer bis schwerer obstruktiver Schlafapnoe, die für eine NCPAP-Therapie nicht geeignet sind oder diese nicht tolerieren. Dabei wird ein Impuls-Generator implantiert, der beim Einatmen den Unterzungennerv dazu anregt, den Zungengrundmuskel vorn zu lassen. Die Therapie hat NUB-Status 1 (neue Untersuchungs- und Behandlungsmethoden) und damit die höchste Klassifikation für Innovationen. Sie wird bislang in 20 deutschen Kliniken angeboten. NUB-Status 1 erlaubt gesetzlich Versicherten die Behandlung.

Heilmittel aus aller Welt

Eine ideale Verbindung zwischen Körper und Atmung stellt Yoga her. Bei allen Übungen wird die Atmung ganz bewusst eingesetzt.

- Die **Yoga-Wechselatmung** ist eine probate Übung gegen Schnarchen (siehe Kasten links).
- Die **Atembremse** (ind. Ujjayi: siegreiche Atmung) ist eine wichtige Übung aus dem Atem-Yoga. Sie kräftigt die Atemorgane und das Zwerchfell, hilft bei Asthma und stärkt Herz sowie Nerven. Setzen Sie sich dafür auch wieder entspannt hin, der Oberkörper ist aufrecht, die Augen sind geschlossen. Der Mund bleibt beim Ein- und Ausatmen geschlossen. Ziehen Sie die Muskulatur im Rachen leicht zusammen, um die Stimmritze zu verengen. (Das machen wir übrigens automatisch beim Flüstern.) Stellen Sie sich nun vor, beim Ein- und Ausatmen ein lang gezogenes „Haaa" zu sagen. Sie werden im Resonanzraum des Kopfes einen an Meeresrauschen erinnernden Ton vernehmen. Wenn das zunächst schwerfällt, dann öffnen Sie minimal die Lippen. **Wichtig:** Bleiben Sie locker, auch wenn es nicht gleich klappt. Wiederholen Sie diese Atmung 3-mal und steigern dann auf 15 Atemzüge. Ausatmen und Einatmen sollten etwa gleich lang sein.
- Die **Akupressur** von Gb 20 (siehe S. 94), den beiden Nackenpunkten, hilft bei Nackensteife. Die Nackenmuskulatur entspannt und die vordere Halsmuskulatur bekommt wieder mehr Spannung. Kau- und Nackenmuskulatur sind gemeinsam verschaltet. Ein steifer Nacken führt dazu, dass die vorderen Muskelketten im Kau- und Rachenbereich erschlaffen. Durch Akupressur kommen die Gegenspieler wieder in ihren ausgewogenen Zustand: Der Nacken entspannt, die Kaumuskeln bekommen dadurch wieder Eigenspannung, was ein übermäßiges Erschlaffen im Schlaf verhindert.

Mein besonderer Tipp

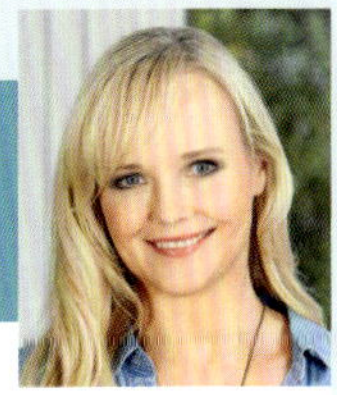

Kauen als Therapie

Meiden Sie „weiche" Kost wie Weißbrot, Kuchen, Kartoffelbrei usw. Zum Abnehmen eignet sich eine vorwiegend pflanzliche und vollwertige Kost, am besten nur leicht gedünstet, sodass sie noch Biss hat. Lenken Sie Ihre Aufmerksamkeit ganz bewusst auf das Kauen. Nehmen Sie sich Zeit dafür. Das ist einerseits eine Übung aus dem Achtsamkeitstraining und hilft Stress abzubauen. Andererseits trainieren Sie gleichzeitig die Muskulatur von Zunge, Gaumen und Schlund. Knabbern Sie öfter knackiges Obst, Möhren oder anderes Gemüse roh als Vorspeise oder Nachtisch. Nüsse sind abends leckere „Trainingsobjekte".

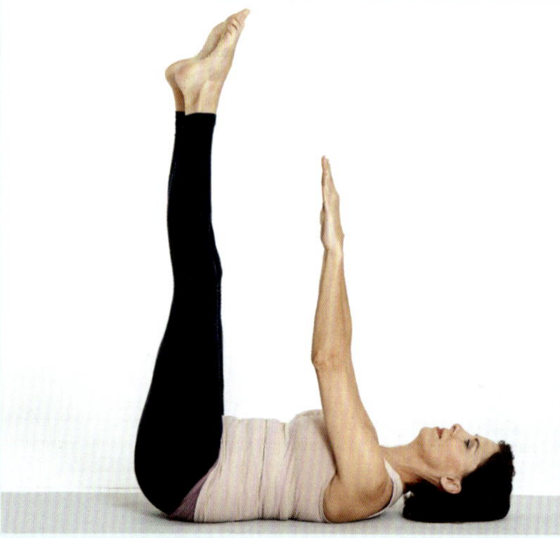

Legen Sie sich auf den Rücken und strecken Sie alle Viere nach oben. Halten Sie die Stellung 90 Sekunden. Diese Übung erscheint auf den ersten Blick harmlos, fordert jedoch die Bauchmuskeln.

Ernährung

- Auch für Schnarcher gilt: Abends sollte nur **leichte, fettarme Kost** auf den Tisch kommen. Denn oft haben Schlafapnoe-Patienten nicht nur Übergewicht, sondern auch noch Sodbrennen. Um abzunehmen, können Sie Dinner Cancelling probieren: Verzichten Sie mehrmals in der Woche auf eine Mahlzeit, am besten auf das Abendessen. Eine Gewichtsreduktion kann die Schlafapnoe beseitigen. Doch wer stark übergewichtig ist, schafft es oft nicht allein. Eine individuelle Ernährungsberatung ist in solchen Fällen eine wirksame Unterstützung. Auch ambulantes Heilfasten kann den Einstieg erleichtern. Krankenkassen beraten dabei und bezuschussen solche Maßnahmen.
- Viele Schnarcher, vor allem aber Menschen mit Schlafapnoe, leiden an nächtlichem Sodbrennen. **Übergewicht** begünstigt Sodbrennen, da der Druck auf den Magen zusätzlich erhöht wird. Auch der Unterdruck, der bei Atemaussetzern im Brustkorb entsteht, drückt die Magensäure in die Speiseröhre. Essen Sie deshalb nicht vor dem Zubettgehen. Meiden Sie außer fettreichem Essen auch Süßes, Alkohol und koffeinhaltige Getränke. Sie zählen zu den Säurelockern.
- Für die Verdauung von Eiweiß wird viel Magensäure benötigt. Deshalb eiweißhaltige Lebensmittel am besten mit **basisch** wirkenden Gegenspielern essen. Dazu gehören fast alle Gemüsesorten, vor allem Kartoffeln, Möhren und Kohlrabi.
- Ein wirkungsvolles Mittel gegen Sodbrennen ist **Heilerde.** Lösen Sie 1 Esslöffel Heilerde in 1 Glas warmem Wasser auf und trinken es. Die feinen Partikel der Heilerde binden die Magensäure ganz natürlich. Sie haben eine extrem große Oberfläche, an der sich nicht nur Magensäure, sondern auch Cholesterin, Fette und Schadstoffe binden können. Empfehlenswert ist Luvos® Heilerde (fein). **Wichtig:** Heilerde nicht zusammen mit Medikamenten anwenden, sondern erst mehrere Stunden nach der Einnahme der Medikamente trinken. Die Wirkstoffe könnten von der Heilerde absorbiert werden und die Einnahme wäre vergeblich.
- Achten Sie auf ausreichende **Pausen** zwischen den Mahlzeiten. Mindestens vier Stunden sollten es sein, damit der Magen ausreichend Zeit hat, die Nahrung zu verarbeiten.

Medikament Bewegung

- **Kau-, Nacken- und Augenmuskeln** sind gemeinsam verschaltet. Bei Fehl- und Überbelastung reagieren diese (wenig beachteten) Muskelgruppen nicht anders als andere. Es kommt auf der einen Seite zu Verspannungen und als Gegenreaktion an der falschen Stelle zum Nachlassen von Spannung. So führt ein verspannter Nacken dazu, dass die Kau- und Schlundmuskeln zu wenig Spannung haben.

Den Nacken entspannen

Der Nacken und seine Muskulatur spielen auch bei der Schlafapnoe eine nicht zu unterschätzende Rolle, hier als Gegenspieler zur vorderen Muskulatur. Wo immer eine muskuläre Anspannung besteht, wird diese an anderer Stelle ausgeglichen. Manchmal allerdings genau an der falschen Stelle – „verkehrte Welt" sozusagen.

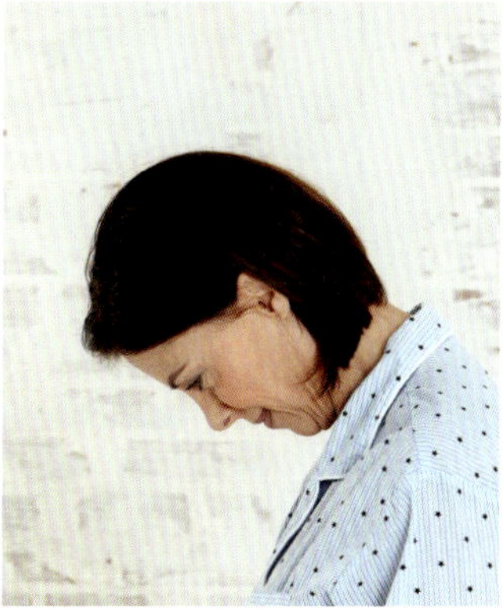

1. Setzen Sie sich mit geradem Rücken auf die Vorderkante eines Stuhls. Führen Sie das Kinn Richtung Brust, bis ein leichter Zugschmerz im Hals- und Nackenbereich auftritt. Der Schmerz kann sogar bis in den Rücken hinunterziehen.

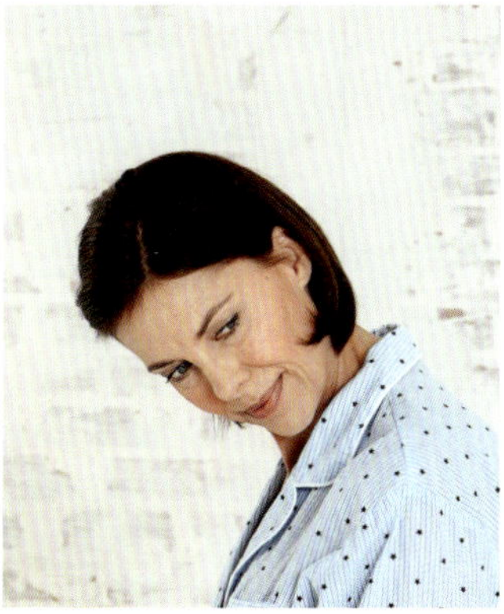

2. Bewegen Sie das Kinn während der Dehnung leicht nach unten links und dann nach unten rechts. Auf diese Weise dehnen Sie die seitlichen Halsmuskeln.

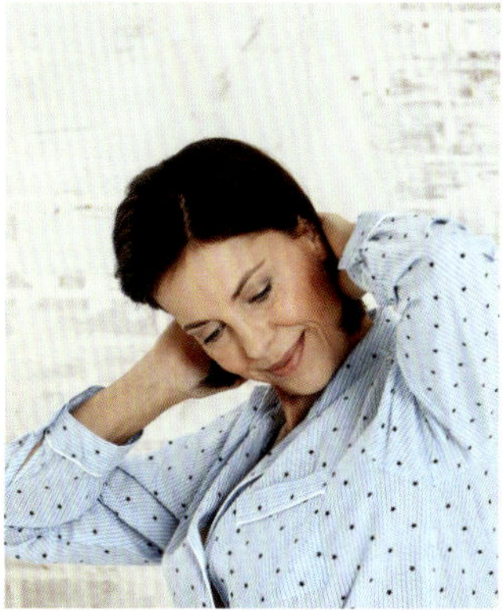

3. Verschränken Sie die Hände und drücken Sie damit auf den Hinterkopf. So verstärken Sie den Zug in der Nackenmuskulatur. Das Kinn nach links und rechts bewegen. Im Gegenzug spannen vorn die Hals-, Gaumen- und Schlundmuskeln an.

Der Zungenmuskel, der anatomisch mit dem Unterkiefer verbunden ist, sinkt durch ungenügende Muskelspannung zu weit nach hinten. Der Atemweg wird eingeengt oder zeitweise sogar verschlossen. Um dieses Ungleichgewicht zu beheben, muss man die vordere Muskulatur trainieren (siehe Übung oben).

- **Verspannungen im Nacken** haben viele Ursachen. Eine kann sogar aus dem Bauch kommen. Eine schwache Bauchmuskulatur trägt nämlich zu Nackenverspannungen bei, was besonders bei übergewichtigen Menschen vorkommt. Sie können das ganz einfach nachvollziehen, indem Sie Ihre Bauchmuskeln anspannen und beobachten, was im Nackenbereich passiert: Ihre gesamte Haltung verändert sich. Der Bauch übernimmt sozusagen Verantwortung für den Rücken und damit auch für den Nacken. Trainieren Sie deshalb Ihre Bauchmuskeln (siehe Übung links oben). Wenn Sie Muskeln durch regelmäßiges Krafttraining aufbauen, steigt Ihr Energieverbrauch. Auch in Ruhe verbrauchen größere Muskeln mehr Energie und das hilft wiederum beim Abnehmen.

7 Tipps gegen Schnarchen

Vielen Auslösern für „normales" Schnarchen kann man mit kleinen Tricks zu Leibe rücken. Manchmal gilt es, Gewohnheiten wie das Rauchen über Bord zu werfen – das fällt dann schon schwerer. Egal ob es sich um eine Schlafapnoe oder harmloses „Sägen" handelt, der Partner profitiert letztlich auch davon. Eine ernsthafte schlafbezogene Atmungsstörung (obstruktive Schlafapnoe, OSA) gehört jedoch in die Hand eines Arztes und muss je nach Ursache behandelt werden.

Nasenklammer für freie Atemwege

Sind die Atemwege in der Nase zu eng, kann eine Nasenklammer helfen. Sie hat die Form eines Halbrings, der an beiden Seiten etwas breitere Enden aufweist. Die Klammer spreizt und fixiert die Nasenflügel von innen, sodass mehr Luft über die Nase in die Lunge gelangen kann.

Atemtrainer

Es gibt verschiedene Atemtrainingsgeräte, die nicht nur bei Erkrankungen der Lunge, sondern auch zur allgemeinen Steigerung der Atemleistung zum Einsatz kommen, etwa bei Sportlern. Diese Geräte produzieren einen Atemwiderstand, gegen den man ein- und ausatmet. So wird die Atemmuskulatur gestärkt, was auch das Schnarchen lindern kann.

Alkohol macht Muskeln schlaff

Verzichten Sie möglichst auf Alkohol, er lässt die Muskulatur im Rachenraum zusätzlich erschlaffen. Dann sinkt der Unterkiefer samt Zungengrund nach unten und verengt den Atemkanal.

FaceFormer

Mit dem speziell gegen das Schnarchen entwickelten FaceFormer kann die Mundmuskulatur tagsüber trainiert werden. Das patentierte Medizingerät besteht aus einem Lippenkeil und einem Mundschild. Die Übungen erfordern nicht viel Zeit, sind überall und auch mal zwischendurch zu machen. Nachdem die Nasenatmung allmählich verbessert wurde, kann der FaceFormer nachts im Mund platziert und so das Atmen durch den Mund unterbunden werden. Das natürliche Atmen durch die Nase wird wieder trainiert. Der Weg bis dahin dauert zwar einige Zeit, aber es kann sich lohnen.

Abendgymnastik für den Kopf

Wir trainieren alle möglichen schlaffen Muskeln, nur nicht die im Kopfbereich. Dabei weisen Mund, Rachen, Gesicht und Kopf so viele Muskeln und feinste Muskelkettenfunktionen auf wie an keiner anderen Stelle des Körpers. Bauen Sie in das abendliche Ritual vor dem Schlafengehen kleine Übungen zur Kräftigung der Muskulatur im Mundraum ein:

- Klemmen Sie eine Zahnbürste oder einen Kugelschreiber zwischen die Zähne und beißen Sie fest zu (Dauer: 1 Minute).
- Pressen Sie Ihre Zunge bei geschlossenem Mund kräftig gegen die Zähne des Unterkiefers (Dauer: ein paar Minuten).
- Drücken Sie mit der Hand Ihren Unterkiefer fest nach hinten. Halten Sie dem Druck mit Ihren Kiefermuskeln stand (Dauer: etwa 1 Minute). Die Übung ein paarmal wiederholen.

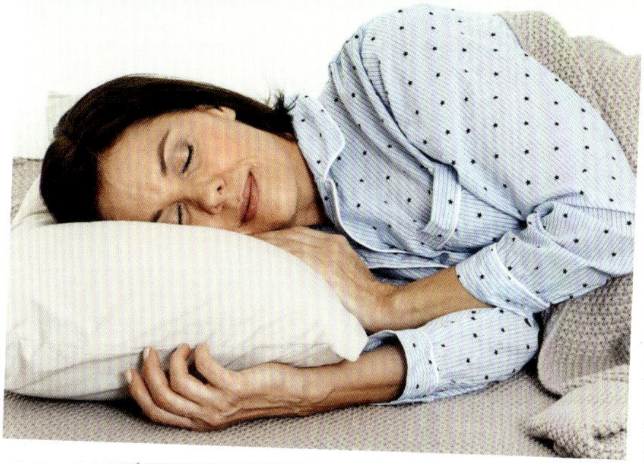

Seitenlage provozieren

Vermeiden Sie die Rückenlage im Bett, denn in dieser Position können Gaumen, Zäpfchen oder Zunge zurückfallen und Schnarchen hervorrufen. Mit einem Seitenschläferkissen stabilisieren Sie die Seitenlage. Oder Sie greifen zu einer härteren Methode und nähen in den Rücken des Schlafanzugoberteils einen Tennisball ein.

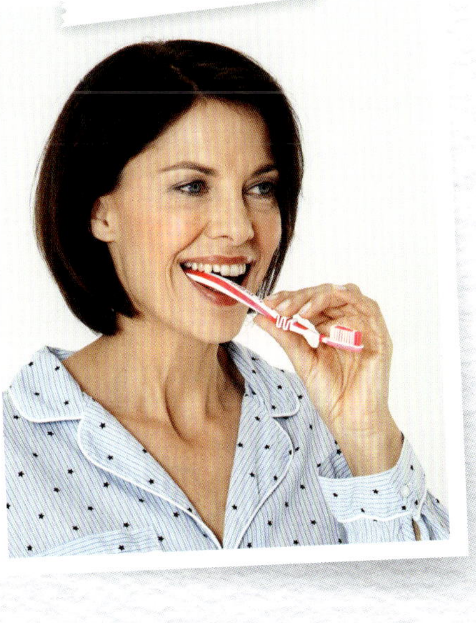

Feuchte Nasenschleimhäute

Entzündungen der Nasennebenhöhlen sind eine häufige Ursache fürs Schnarchen. Die Schleimhäute in der Nase sind eine wichtige Virenbarriere. Trocknen sie zu sehr aus, können sie ihrer Aufgabe nur noch eingeschränkt nachkommen. Ein harmloser Schnupfen kann sich dann schnell zu einer Nasennebenhöhlenentzündung ausweiten. Regelmäßige Spülungen mit einer Nasendusche können dem vorbeugen. Zudem können Sie die Luftfeuchtigkeit im Schlafzimmer erhöhen, indem Sie ein feuchtes Handtuch aufhängen.

Zähneknirschen

Zähneknirschen ist auf dem Vormarsch. Im Rahmen einer deutschlandweiten Studie bezeichneten Zahnärzte dieses Phänomen als das sich am meisten ausbreitende Krankheitsbild. Vor allem als Folge steigender Stressbelastung. Zähneknirschen, auch Bruxismus genannt, gehört zu den sogenannten Parasomnien, also Verhaltensauffälligkeiten, die im Schlaf geschehen.

Ursachen

Bruxismus kann verschiedene Ursachen haben. Manchmal liegt es an einer neuen Zahnfüllung oder Zahnersatz, die zu einer Veränderung des Zahnkontakts von Ober- und Unterkiefer führen, oder an Fehlstellungen. Durch Knirschen und Anspannung der Muskeln versucht der Körper, die Störung der Bisslage auszugleichen. Doch mit Abstand vor allen anderen Ursachen geht Knirschen im Schlaf auf psychischen Stress zurück. Frauen sind deutlich häufiger betroffen als Männer. Neben Stress können auch Atmungsstörungen (Schlafapnoe) während des Schlafs, übermäßiger Alkoholkonsum und bestimmte Medikamente für Bruxismus eine Rolle spielen.

Symptome

Das deutlichste Symptom ist das Knirschen und Pressen selbst, von dem aber die meisten Betroffenen keine Ahnung haben. Sie schlafen ja und der Schlaf wird in der Regel nicht durch diese Aktion gestört. Weitere Symptome können unerklärliche Kopfschmerzen, eine verspannte Nackenmuskulatur oder Tinnitus sein. Aber auch ein Knacken der Kiefergelenke beim

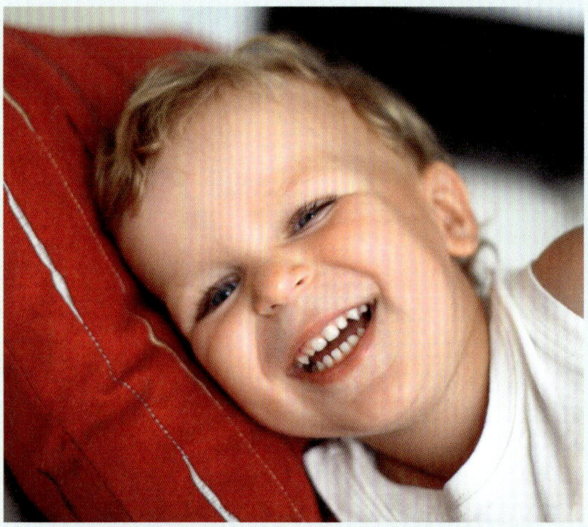

Auch bei Kindern gibt es „Knirscher". Neben Fehlstellungen des Kiefers können Probleme im Elternhaus, Kindergarten oder der Schule Ursachen sein.

Gut zu wissen

Der Kiefer ist sensibel

Körperliche, seelische oder geistige Belastungen gehen nicht nur ans Herz oder schlagen auf den Magen, sie machen auch dem Kiefer zu schaffen. Werden die Augen als Spiegel der Seele bezeichnet, so spricht man beim Kiefer vom Mülleimer der Seele. Da wird nachts zerkaut, was tagsüber nicht runtergeschluckt werden konnte. Man beißt sich im wahrsten Sinne des Wortes nachts an etwas die Zähne aus.

Der CMD-Selbsttest*

Sie leiden unter unerklärlichen Kopfschmerzen, Verspannungen im Nacken oder Ohrgeräuschen? Möglicherweise steckt eine craniomandibuläre Dysfunktion (CMD) dahinter. Das ist der Überbegriff für eine Fehlregulation der Muskel- oder Gelenkfunktion im Kiefer. Sie kann, muss aber nicht schmerzhaft sein. Die CMD ist manchmal stressbedingt. Nachfolgende Symptome können Anzeichen für das Vorliegen einer CMD sein. Je mehr Fragen Sie mit Ja beantworten können, desto wahrscheinlicher ist eine solche Störung. Dieser Fragebogen ersetzt keine ärztliche Diagnose, sprechen Sie Ihren Zahnarzt auf Ihre Beobachtungen an.

- Quälen Sie regelmäßig Nacken- oder Kopfschmerzen?
  ☐ Ja ☐ Nein
- Leiden Sie öfter unter einseitiger Migräne?
  ☐ Ja ☐ Nein
- Haben Sie öfter Gesichtsschmerzen?
  ☐ Ja ☐ Nein
- Haben Sie Schmerzen vor dem Ohr (Kiefergelenk) beim Kauen?
  ☐ Ja ☐ Nein
- Bemerken Sie häufig ein Knacken im Bereich der Kiefergelenke?
  ☐ Ja ☐ Nein
- Sind Sie morgens müde und verspannt trotz genügend Schlaf?
  ☐ Ja ☐ Nein
- Knirschen und/oder pressen Sie mit Ihren Zähnen?
  ☐ Ja ☐ Nein
- Sind einzelne oder mehrere Zähne temperaturempfindlich?
  ☐ Ja ☐ Nein
- Haben Sie Ohrgeräusche oder öfter ein „verstopftes Ohr"?
  ☐ Ja ☐ Nein
- Leiden Sie unter Schwindel?
  ☐ Ja ☐ Nein
- Haben oder hatten Sie überdurchschnittlich viel Stress?
  ☐ Ja ☐ Nein
- Fühlt sich Ihr Biss beim Zubeißen ungleichmäßig an?
  ☐ Ja ☐ Nein

* Quelle: www.cmd-therapie.de, Autor: Dr. Christian Köneke, Bremen

Öffnen und Schließen oder Schwierigkeiten, den Kiefer weit zu öffnen, sind mögliche Hinweise auf nächtliches Knirschen. Hält dieser Zustand an, kann es zu Schäden im Zusammenspiel von Mund, Kiefergelenk und Muskulatur, zu einer sogenannten craniomandibulären Dysfunktion (CMD) kommen.
Vor allem aber hinterlässt der Bruxismus Spuren am Gebiss. Der Zahnarzt kann Knirschen an abgeflachten, abgeschliffenen oder abgenutzten Zähnen erkennen. Davon sind zunächst die Eckzähne betroffen, dann die Frontzähne und schließlich die Mahlzähne. Kein Wunder, denn beim Knirschen wirken unheimliche Kräfte: Der Druck ist oft zehnmal so stark wie beim Zerkleinern von Nahrung.

Gut zu wissen

Botox gegen Bruxismus

Botulinumtoxin, meist nur Botox genannt, ist ein Medikament, das zur Entspannung der Muskulatur verhilft. Als Therapie bei Zähneknirschen wird Botox in je drei Punkte auf den Wangen injiziert. Der volle Effekt tritt erst nach einiger Zeit ein und hält sechs bis acht Monate an. Die Kosten für eine Botoxbehandlung werden von gesetzlichen Krankenkassen nicht übernommen.

Diagnose

Es gibt drei Möglichkeiten der Diagnose: Sie spüren die erwähnten Symptome, Ihr Partner macht sie aufs nächtliche Knirschen aufmerksam oder der Zahnarzt entdeckt verdächtige Spuren an den Zähnen. Auch aus diesem Grund sind halbjährliche Kontrollen beim Zahnarzt wichtig. Deuten die Symptome auf einen Bruxismus oder eine CMD hin, geht es darum, den Ursachen auf die Spur zu kommen. Eine erweiterte Diagnostik ist vor allem bei Schmerzen und eingeschränkter Mundöffnung erforderlich. In seltenen Fällen muss auch ein Tumor diagnostisch ausgeschlossen werden.

Standardtherapie

Je nach zugrunde liegender Ursache wird therapiert. Manchmal reicht es, Unebenheiten im Biss zu beheben. Darüber hinaus können bei akuten Beschwerden auch Medikamente zur Schmerzminderung und Muskelentspannung eingesetzt werden. Stressbedingtes Zähneknirschen und -pressen sollte interdisziplinär behandelt werden. Idealerweise gehören eine physiotherapeutische sowie eine psychotherapeutische Behandlung zusammen. Eventuell muss auch ein HNO-Arzt oder Orthopäde hinzugezogen werden. Wichtig für den Patienten ist das Erlernen von Entspannungsverfahren.
Von Zahnarztseite wird eine Aufbissschiene verordnet und angepasst. Sie wirkt wie ein Schutzschild zwischen Ober- und Unterkiefer und verhindert ein weiteres Abschleifen der Zähne. In bestimmten Fällen kann diese Schiene auch so gefertigt werden, dass sie die Kiefergelenke entlastet, indem sie direkten Einfluss auf die Bisslage ausübt. Die Schiene hat es allerdings schwer, Akzeptanz zu finden. Bei vielen schlummert sie Nacht für Nacht nicht im Mund, sondern auf dem Nachttisch.

Naturheilkunde

Gerade bei stressbedingtem Bruxismus gibt es viele Möglichkeiten der Selbsthilfe oder spezielle Therapien aus der Naturheilkunde, um Spannungen abzubauen. Allein das Bewusstwerden des Knirschens und die Frage, woran man so zu knabbern hat, ist ein erster Schritt.

Hilfe von außen in Form von Massagen, Güssen oder Auflagen entspannt über den Körper zudem Geist und Seele.

Wasseranwendungen

- Morgens oder auch zwischendurch kann ein **kalter Gesichtsguss** gute Dienste leisten. Er wirkt einerseits erfrischend und andererseits beruhigt er. Das sorgt auch für eine Entspannung der Gesichtsmuskulatur. Entfernen Sie den Duschkopf, legen Sie ein Handtuch um den Hals und beugen sich über den Wannenrand. Führen Sie den Wasserstrahl an der rechten Schläfe beginnend über die Stirn zur linken Schläfe und über die Stirn zurück zur rechten Gesichtshälfte. Fahren Sie nun mit drei senkrechten Strichen die rechte Seite auf und ab, dann in gleicher Weise die linke Seite begießen. Anschließend umkreisen Sie das Gesicht noch 3-mal im Uhrzeigersinn. Versuchen Sie dabei, langsam durch den Mund ein- und auszuatmen. Zum Schluss das Gesicht abtupfen.

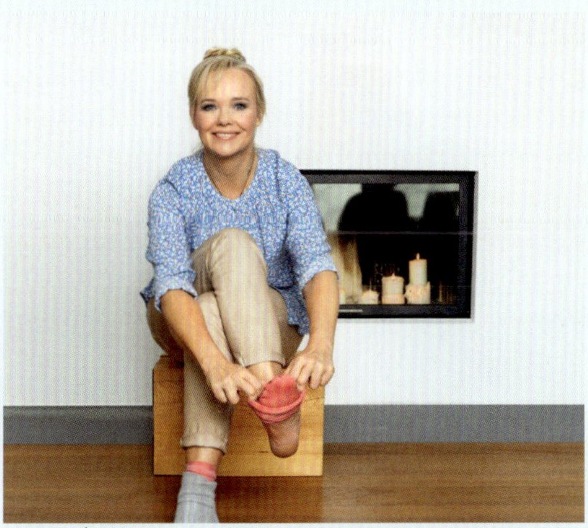

Tauchen Sie vor dem Schlafengehen Baumwollsocken in kaltes Wasser und wringen Sie sie leicht aus, ziehen Sie sie an und stülpen Sie Wollsocken darüber. Die Socken können Sie nachts anlassen.

- Wärmen Sie abends den Schläfen- und Wangenbereich mit jeweils einem **feuchtwarmen Waschlappen** und massieren Sie anschließend die Kaumuskulatur. Nehmen Sie dafür die Daumen und kreisen mit tiefen, langsamen Bewegungen in diesem Bereich.
- Beruhigend auf das vegetative Nervensystem wirken verschiedene kalte Wasseranwendungen wie der **kalte Knieguss** (siehe S. 176) oder die **kalte Oberkörperwaschung** (siehe S. 173). Sie erleichtern auch das Einschlafen. **Nasse Socken** (siehe Foto) ziehen förmlich die Gedanken aus dem Kopf und unterbrechen das stressige Gedankenkarussell.

Pflanzliche Mittel

Kurzfristigen Stress halten Menschen ohne Probleme aus, denn er gehört zum Leben. Problematisch wird lang anhaltender Stress und die damit verbundene andauernde Ausschüttung von Stresshormonen, die das vegetative Nervensystem in Daueranspannung versetzen.

- Die Klassiker unter den beruhigend wirkenden Pflanzen sind **Lavendelblüten, Hopfenzapfen, Melissenblätter, Baldrianwurzel** oder **Passionsblumen.** Sie helfen nicht nur beim Ein- und Durchschlafen, sondern auch bei der Bewältigung von Stress.
- Ein **Apfelschalentee** hilft gegen Nervosität und geistige Erschöpfung, Unruhe und allgemeinen Stress. Kochen Sie die frische Schale eines Apfels oder 2 Esslöffel getrocknete Apfelschalen (Teegeschäft) mit 1 Tasse Wasser auf. Dann 20 Minuten ziehen lassen, nach eigenem Ermessen mit Honig süßen und trinken. Durch Zugabe von 1 Esslöffel **Hafersaft** (Apotheke, Reformhaus) wird die Wirkung verstärkt. Für den Tee sollten Sie unbehandelte Bio-Äpfel verwenden. Auch ein klassischer **Pfefferminztee**, der aber mindestens 10 Minuten ziehen muss, entfaltet eine Anti-Stress-Wirkung.

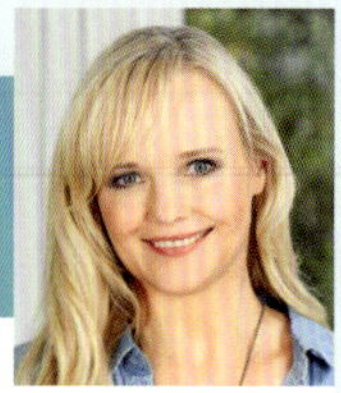

Mein besonderer Tipp

Ruhe finden mit Knospentherapie

In der Gemmo- oder Knospentherapie (siehe S. 90) wird unter anderem aus den frischen Knospen der Feigen ein Auszug (Mazerat) hergestellt. Dieses Mittel hat eine tief greifende, beruhigende und angstlösende Wirkung und ist vor allem bei stressbedingten und psychosomatischen Beschwerden zu empfehlen. Nehmen Sie morgens nach dem Frühstück 2 Milliliter (Messkappe) der Feigenlösung ein. Abends können Sie dann die gleiche Menge Silberlinde nehmen. Sie hat neben einer beruhigenden und schlaffördernden auch noch eine krampflösende Wirkung.

Anthroposophie

- Nervenstärkend bei Stress und Erschöpfung wirkt **Neurodoron®** (Weleda). Es harmonisiert und stabilisiert Körper, Geist und Seele, hilft bei Nervosität, Angst- und Unruhezuständen, depressiver Verstimmung, Rekonvaleszenz (Genesung) und Kopfschmerzen. Das Mittel ist für den Tag geeignet, da es beruhigt, aber nicht müde macht.
- Nachts wirkt **Calmedoron®** (Weleda) beruhigend und krampflösend. Auch für RLS-Patienten einen Versuch wert. Einnahme nach Packungsbeilage.
- Bei Erschöpfung durch starken Leistungsdruck, Überarbeitung oder Schlafmangel hift **Levico comp. Globuli velati** (Wala). Lassen Sie 1- bis 3-mal täglich 5 bis 10 Globuli unter der Zunge zergehen.

Homöopathie

Das homöopathische Einzelmittel **Cina maritima** stammt aus den Blütenköpfchen einer Asternart. Es wirkt bei Krämpfen und Nervosität und wird insbesondere beim Knirschen mit den Zähnen empfohlen. Nehmen Sie abends vor dem Schlafengehen 5 Globuli Cina D6. Unter den homöopathischen Komplexmitteln eignen sich unter anderen Nervoheel® oder Neurexan® (Heel). Diese Mittel erhalten Sie rezeptfrei in der Apotheke. Die Einnahme erfolgt nach Gebrauchsanweisung.

Biofeedback-Training

Diese Methode verbessert die Wahrnehmung, Kontrolle und Beeinflussung des Körpers. Dabei werden Körperfunktionen, die dem Patienten normalerweise nicht bewusst sind, gemessen und in Form von optischen oder akustischen Signalen rückgemeldet. Der Patient kann mithilfe dieses Feedbacks lernen, die Signale in die gewünschte Richtung zu verschieben. Bei Menschen mit Bruxismus oder CMD wird die Aktivität der Kaumuskulatur mithilfe einer Sonde am Kaumuskel abgeleitet und auf einem Bildschirm sichtbar gemacht. Ziel des Trainings ist es, dass die knirschende Kaubewegung auch ohne das akustische Signal aufhört. Die gesetzlichen Krankenkassen übernehmen die Kosten nicht.

Bachblüten

Ungeduldige oder hektische Menschen profitieren von Impatiens, dem Drüsigen Springkraut. Impatiens, die Bachblüte Nr. 18, ist passend für Personen, die besonders schnell sprechen, denken, handeln und schnell mit allem fertig werden wollen. Wird das „Zähneknirschen" also von Unruhezuständen, Nervosität und Überreiztheit begleitet, kann Impatiens hilfreich sein. Schlafstörungen oder Muskelverspannungen können zusätzlich gemindert werden. Geben Sie 2 Tropfen Impatiens in 1 Glas stilles Wasser und trinken Sie die Mischung schluckweise. Oder Sie mischen 30 Milliliter stilles Mineralwasser mit 4 Tropfen Impatiens in einem Fläschchen mit Pipette (aus der Apotheke) und geben daraus mehrmals am Tag 4 Tropfen direkt auf die Zunge.

Heilmittel aus aller Welt

- Die Behandlung von Schmerzen und Funktionsstörungen ist eine Domäne der **Akupunktur.** Bei Bruxismus kommt ein ganzes Akupunktur-Paket zusammen: Es werden direkt auf die Kiefergelenke und die Kaumuskulatur einwirkende Punkte akupunktiert. Zusätzlich kann man Punkte zur Muskelentspannung und zur psychischen Entspannung nadeln. Es gibt auch Zahnärzte mit der Qualifikation Akupunktur.
- Als Hausmittel eignet sich eine **Akupressur** der Kaumuskulatur. Beginnen Sie in der Nähe der Ohren unter dem Jochbein, kreisen Sie zunächst mit dem Mittel- und Ringfinger am Ansatz dieses Muskels. Dann drücken Sie diese Stelle ein paar Sekunden. Wandern Sie mit den Fingern etwa 1 cm weiter nach vorn und wiederholen das Ganze. Danach noch 1 Zentimeter vorrücken, den Muskel weiter bearbeiten. Nach Beendigung schließen Sie die Augen, spüren den Energiezuwachs in diesem Muskel und die einsetzende Entspannung.

Osteopathie

Ein Spezialgebiet der Osteopathie ist die Cranio-Sacral-Therapie, eine sanfte manuelle Methode zur Behandlung von Kiefer- und Kaufunktionsproblemen, Schleudertrauma, Stress, Schlaflosigkeit sowie chronischen Schmerz- und Spannungszuständen des Kopfes und der Wirbelsäule. Gearbeitet wird vor allem an Schädel (Cranium), Kreuzbein (Sacrum) und den dazwischenliegenden Strukturen. Der Therapeut arbeitet mit feinen manuellen Impulsen, die eine Eigenregulierung und Regeneration des Körpers einleiten. Der Ausgleich im vegetativen Nervensystem führt zu einer tiefen Entspannung. Auch Fehlspannungen in der Kaumuskulatur oder ein Fehlgleiten im Kiefergelenk kann man mit dieser Therapie lösen.

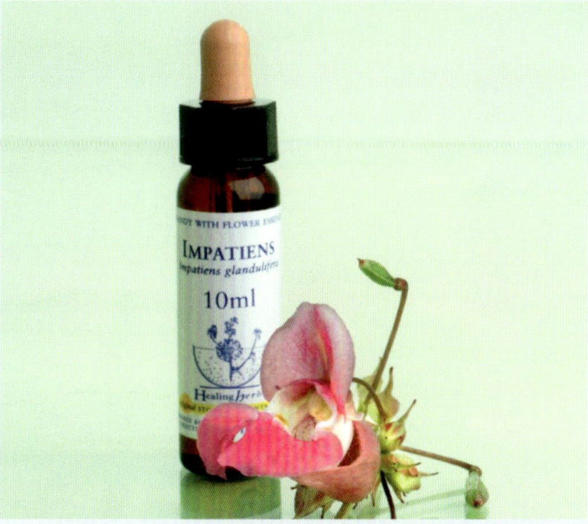

Impatiens, das Drüsige Springkraut, ist für Menschen geeignet, die sehr ungeduldig sind. Geht etwas nicht schnell genug – ob im Straßenverkehr oder bei der Arbeit –, sind sie genervt und angespannt.

Bewegung

Achten Sie einmal bei der Arbeit, beim Autofahren oder beim Sport ganz bewusst auf Ihren Mund- und Kieferbereich. Ist Ihre Zungen- oder Gesichtsmuskulatur angespannt? Haben Ihre Zähne Kontakt? Wo liegt Ihre Zunge gerade? Merken Sie sich folgende Faustregel: Die Zähne sollten sich nur berühren, wenn Sie schlucken oder essen, ansonsten gilt die Devise „Lippen zu, Zähne auseinander". Ob Kiefergelenk, Zähne oder Muskeln in diesem Bereich – sie alle reagieren auf Fehlstellungen oder Fehlbelastungen. So kann auch eine falsche Körperhaltung ungünstige Auswirkungen auf die Kiefer-

Mein besonderer Tipp

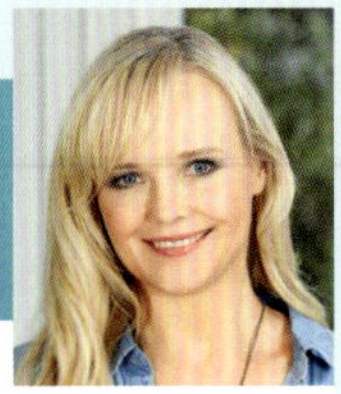

Gähnen entspannt

Stecken Sie ein paar Sekunden die kleinen Finger in die Ohren und öffnen Sie den Mund weit. Beobachten Sie dabei, wie sich Ihr Unterkiefer bewegt. Bald werden Sie anfangen zu gähnen. Das wirkt sehr entspannend auf den gesamten Kopfbereich und lockert auch die Mundmuskulatur. Außerdem wird dem Gehirn beim Gähnen vermehrt Sauerstoff zugeführt.

gelenke haben. Computerarbeit beispielsweise macht nicht nur dem Rücken zu schaffen. Wer beim Arbeiten ständig den Kopf nach vorn verlagert, setzt eine ganze Kettenreaktion in Gang: Auf dem Zungenbein entsteht ein Zug und der Unterkiefer wird nach hinten gezogen. Dadurch schieben sich auch die Kiefergelenke nach hinten. Eine Fehlstellung, die zu Fehlbiss und möglicherweise zu Zähneknirschen führt. Dieses Beispiel zeigt deutlich, wie alles mit allem zusammenhängt. Deshalb bekommen CMD-Patienten in der Physiotherapie auch Übungen für zu Hause gezeigt. Nachfolgend ein paar kleine Übungseinheiten. Neben dem gezielten Training geht es dabei ebenso darum, die Körperwahrnehmung zu schulen.

- Mit dem **Korkentrick** Muskulatur dehnen und Kiefer entspannen: Schneiden Sie einen Weinkorken auf die Spanne von Ober- und Unterkiefer zu. Klemmen Sie den öfter dort ein und lassen ihn eine Weile an Ort und Stelle. Gut geeignet zum Beispiel beim Fernsehen.
- Mit dem **Zungenkreisen** kann man weitere Muskelgruppen trainieren und gleichzeitig den Kiefer lockern. Beginnen Sie mit den hinteren Backenzähnen rechts oben. Zählen Sie mit der Zunge innen die Zähne der rechten Seite bis zur Mitte der Schneidezähne. Dann auf der rechten Seite außen entlang zurück von den Schneidezähnen bis hinten. Schließen Sie die Augen und achten Sie darauf, wie sich die rechte Hälfte anfühlt. Dann wird die Übung genauso auf der linken Seite wiederholt. Wiederum Pause und achtsam der linken Hälfte nachspüren.

Entspannung

Da Stress der häufigste Auslöser für Bruxismus ist, sollten Sie diesen so weit wie möglich reduzieren. Finden Sie heraus, wer oder was Ihnen am meisten zu schaffen macht. Gehen Sie Ihre Alltagsverpflichtungen durch und schauen Sie, welche Aufgaben Sie auf mehrere Schultern verteilen können. Schwelende Konflikte in der Familie, Partnerschaft oder im Berufsleben sollten Sie offensiv angehen. Machen Sie im wahrsten Sinne des Wortes den Mund auf. Kauen Sie nicht auf Problemen rum. Nicht immer gibt es ideale Lösungen, aber allein das Aussprechen ist ein erster Schritt zur Befreiung. Suchen Sie einen Ausgleich, indem Sie eine Entspannungs- oder Bewegungstherapie erlernen und regelmäßig durchführen. **Meditation, progressive Muskelentspannung** nach Jacobson (PME), **autogenes Training, Yoga** oder **Feldenkrais** können hier hilfreich sein. Volkshochschulen und Fitnessstudios bieten zahlreiche Kurse dafür an. Auch der klassische Spaziergang oder regelmäßige Ausflüge in die Natur sind heilsame Quellen. Alles, was Sie freut und entspannt, hilft auch, dem Zähneknirschen die Zähne zu zeigen.

- **Progressive Muskelentspannung** für die Gesichtsmuskulatur: Knautschen Sie das Ge-

Das Gesicht entspannen

Eine kleine Gesichtsmassage zur Lockerung der Muskulatur und besseren Durchblutung können Sie zwischendurch immer wieder mal einlegen.

Reiben Sie die Hände aneinander, sodass sie warm werden. Legen Sie die warmen Hände auf die Wangen und massieren Sie diese mit leicht kreisenden Bewegungen.

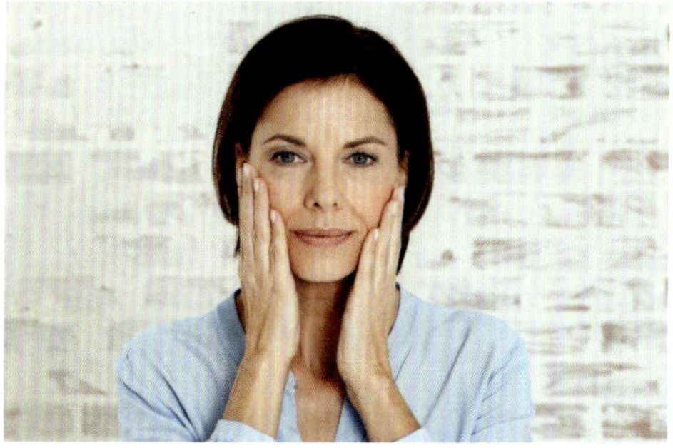

Den Kiefer entspannen

Eine Übung gegen ständiges Zähnezusammenbeißen. Sie werden erstaunt sein, wie sehr Sie die Lockerung in Ihrem Kiefer wahrnehmen können.

Öffnen Sie den Mund ganz leicht, sodass der Unterkiefer locker hängt. Die Zähne haben keinen Kontakt. Greifen Sie nun mit beiden Daumen und Zeigefingern Ihr Kinn und bewegen Sie den entspannten Unterkiefer leicht nach rechts und links.

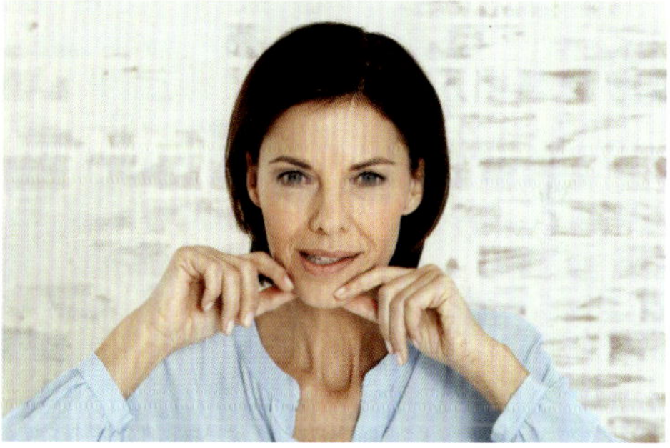

sicht so stark Sie können zusammen. Schließen Sie die Augen. Heben Sie die Augenbrauen hoch. Runzeln Sie die Stirn. Spannen Sie dafür Stirn- und Augenmuskeln, die Nasenwurzel und den Mund an. Das dürfte dann ungefähr so aussehen wie das Gesicht eines Boxerhundes. Die Kaumuskulatur bleibt dabei locker. Halten Sie diese Position 5 Sekunden, dann lösen Sie die Spannung wieder und halten die Gesichtsmuskulatur ganz locker. 20 Sekunden entspannen. Wiederholen Sie diese Übung mehrmals und auch gelegentlich tagsüber. Wichtig ist dabei, dass die Entspannungsphasen immer länger dauern als die Anspannungsphasen. Atmen Sie nach dem Anspannen jeweils ruhig und gelassen weiter.

Schlaf im Alter

Neugeborene schlafen bis zu 16 Stunden, Erwachsene im Schnitt sieben bis acht Stunden. Ältere Menschen schlafen nachts häufig kürzer, auch das Ein- und Durchschlafen fällt schwerer. Am Tag holen sie das Versäumte jedoch in Form eines Mittagsschläfchens nach. So bleibt die Anzahl der Schlafstunden, sie sind nur anders verteilt. Aber es gibt auch qualitative Veränderungen.

Ursachen

In der zweiten Lebenshälfte ändern sich die Schlafmuster. So kann das Einschlafen länger dauern und der Anteil des Tiefschlafs sinkt von ehemals 20 Prozent bei Jüngeren auf fünf Prozent bei Älteren. Männer sind früher von dieser Verkürzung des Tiefschlafs betroffen als Frauen. Auch das nächtliche Aufwachen setzt bei ihnen früher ein. Neben diesen natürlichen Veränderungen des Schlafmusters sind es Krankheiten, die den Schlaf beeinträchtigen. Dazu gehören Schmerzen (meistens der Gelenke), Polyneuropathie, koronare Herzkrankheit, Nieren- und Lebererkrankungen, Prostatabeschwerden, chronische Bronchial- und Lungenerkrankungen, Parkinson, Demenz und Depressionen. Auch das Schlafapnoe-Syndrom und das Restless-Legs-Syndrom nehmen im Alter zu und wirken störend auf den Schlaf. Ebenso kann die Einnahme von Medikamenten, die gerade Ältere oft dauerhaft benötigen, den Schlaf beeinflussen (siehe S. 86). Dazu gehören unter anderem bestimmte Blutdrucksenker und Diuretika.

Lichtmangel

Diverse Augenerkrankungen wie Glaskörpertrübungen, Katarakte, Netzhauterkrankungen verhindern bei älteren Menschen, dass ausreichend Licht als Taktgeber für die innere Uhr ans Gehirn gesendet wird (siehe S. 30). Hinzu kommt, dass sich Ältere weniger im Freien aufhalten und die Beleuchtung in den Wohnräumen oft schlecht ist. Zu wenig Tageslicht und trübes Kunstlicht schwächen die Funktion des Lichts als Zeitgeber ab. Studien in Altersheimen haben diesen Lichtmangel bewiesen. Mit helleren Aufenthaltsräumen konnte nicht nur der Schlaf-wach-Rhythmus verbessert werden, sondern auch die nächtliche Produktion des Schlafhormons Melatonin.

Im Griff der Schlaftabletten

Über 1 Million Menschen sind in Deutschland von Schlafmitteln (Benzodiazepinen) abhängig. Frauen sind besonders betroffen: In der Altersgruppe über 70 Jahre sind es über 28 Prozent. Doch auch bei Männern steigt im Alter der Gebrauch von Schlaf- und Beruhigungsmitteln. Der Abbau von Medikamenten verläuft im Alter viel langsamer. Bestimmte Mittel (z. B. Diazepam) wirken drei- bis viermal länger als bei Jüngeren. Einige Arzneimittel gelten deshalb als möglicherweise ungeeignet für ältere Patienten. Sie wurden 2010 in der PRISCUS-Liste erfasst. Diese informiert über 83 in Deutschland erhältliche (verschreibungspflichtige und rezeptfreie) Wirkstoffe, die wegen ihrer Nebenwirkungen für ältere Menschen problematisch oder gänzlich ungeeignet sind. Mehr als jeder vierte Arzneistoff in der Liste gehört zur Gruppe der Schlaf- und Beruhigungsmittel. Sie bremsen das Gehirn aus und verringern die Muskeltätigkeit. Es besteht Sturzgefahr, die bei älteren Menschen ohnehin erhöht ist und schwere Knochenbrüche nach sich ziehen kann. Die einschlägigen Mittel beeinträchtigen auch die geistige Leistungsfähigkeit, führen zu Schwindel und Benommenheit. Hat man sich lange Zeit auf Schlafmittel verlassen, kann ein Absetzen zu unangenehmen Entzugserscheinungen und weiteren Schlafstörungen führen.

Symptome

Man fühlt sich morgens nicht erholt und am Tage überkommt einen Müdigkeit. Vielleicht beobachten Sie eine gesteigerte Schmerzempfindlichkeit oder Sie frösteln schnell. Auch Kopfschmerzen, Antriebslosigkeit und/oder eine erhöhte Infektanfälligkeit können Zeichen für eine unzureichende Erholung in der Nacht sein. Schlafstörungen gehen mit Depressionen und Angststörungen einher. Sie begünstigen auch die Entstehung von Diabetes mellitus, Übergewicht und Bluthochdruck.

Diagnose

Bei länger anhaltenden Schlafproblemen sprechen Sie mit Ihrem Hausarzt. Er kennt Ihre Krankengeschichte, mögliche Grunderkrankungen und Ihre Medikamente. Sollten Sie von Fachärzten noch zusätzliche Arzneien verordnet bekommen, besprechen Sie die gesamte Medikamentenliste mit Ihrem Arzt. Scheuen Sie sich auch nicht, Stimmungsschwankungen oder belastende persönliche Umstände anzusprechen. Eventuell wird Ihnen der Arzt den Essener Fragebogen „Alter und Schläfrigkeit" in die Hand drücken, wenn Sie eine vermehrte Tagesschläfrigkeit beobachten. Hilfreich für Sie und den Arzt ist auch die Führung eines Schlaftagebuchs über zwei Wochen (siehe S. 46).

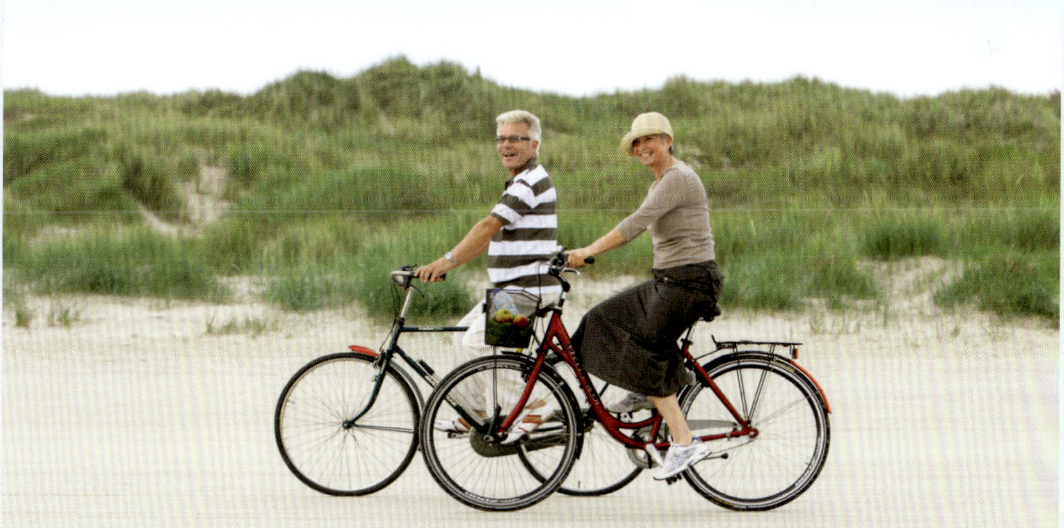

Viel Bewegung an der frischen Luft macht Spaß und stellt unsere innere Uhr. Außerdem wird der Körper wohlig müde und wir können nachts gut schlafen.

Gut zu wissen

Licht statt Chemie
Verbringen Sie mindestens 30 Minuten pro Tag im Freien bei Tageslicht. Licht reguliert als natürliche Quelle unseren Schlaf-wach-Rhythmus. Wenn im Winterhalbjahr Sonnenmangel die Stimmung trübt oder Sie in Ihrer Mobilität eingeschränkt sind, lohnt sich die Anschaffung einer Lichtdusche. Sie sollte eine möglichst große, gleichmäßig helle Leuchtfläche und eine Beleuchtungsstärke von mindestens 10 000 Lux haben. Auch die Farbe des Lichts ist wichtig. Tageslichtweiße Lampen kommen dem Sonnenlicht am nächsten. Ihre Farbtemperatur beträgt etwa 6500 Kelvin, das entspricht dem Tageslicht um 12 Uhr mittags. Am besten wirkt die Lichttherapie morgens zwischen 7 und 10 Uhr. Sie können vor der Lichtquelle gemütlich frühstücken, müssen dabei nicht ständig reinschauen.

Standardtherapie

Zunächst gilt es, alle Möglichkeiten der Schlafhygiene auszuschöpfen. Dazu gehören Regelmäßigkeit im Tagesablauf, leichte Kost am Abend, das passende Bettzeug und das ruhefördernde Schlafzimmer (siehe S. 57). Wichtig sind auch die Temperatur und die optimale Luftfeuchtigkeit. Schlafmittel – egal ob frei verkäuflich oder verschreibungspflichtig – sollten nur in Ausnahmefällen das Mittel der Wahl sein und dann auch nur niedrig dosiert. In einer schweren Lebensphase kann eine kurzfristige Einnahme vertretbar sein.

Gerade bei den verschreibungspflichtigen Benzodiazepinen raten Ärzte, sie maximal zwei bis vier Wochen einzunehmen, da sich schnell eine Abhängigkeit entwickeln kann. Bei einer neueren Gruppe von Schlafmitteln, den sogenannten Z-Substanzen (Zolpidem, Zopiclon, Zaleplon), ist die Gefahr der Abhängigkeit weniger hoch. Dennoch sollten auch diese Mittel nur bei schweren chronischen Schlafstörungen zum Einsatz kommen. Alternativ raten Experten zu natürlichen Wirkstoffen wie Baldrian, Hopfen und Co. (siehe S. 96/97) in Form von Tees oder Fertigpräparaten.

Sonderfall Wechseljahre

Die Wechseljahre gehen nicht nur mit Hitzewallungen, Herzrasen oder Schwindel einher. Die hormonellen Veränderungen, die diese Lebensphase kennzeichnen, beeinträchtigen auch den Schlaf. Tagsüber sind Frauen dann erschöpft und weniger leistungsfähig. Auch die Konzentrationsfähigkeit leidet.

- Achten Sie in dieser Phase, die bis zu zehn Jahre dauern kann, auf eine ausgewogene **Ernährung** und reichlich **Bewegung** an der frischen Luft.
- Zusätzlich empfiehlt sich eine Mischung aus **Ausdauersport** zum Schutz für die Gefäße und **Kraftsport** für den Schutz der Knochen. Zug und Druck beim Sport wird über die Muskeln an die Knochen weitergegeben, die dadurch zur Bildung von knochenaufbauenden Zellen angeregt werden. So können Sie einer Osteoporose vorbeugen, die bei Stürzen die Gefahr von Knochenbrüchen erhöht.
- Durch ihre hormonausgleichende Wirkung helfen pflanzliche Präparate aus **Traubensilberkerze, Mönchspfeffer** oder **Rotklee.** Greifen Sie wegen der standardisierten Wirkstoffkonzentration auf Fertigpräparate aus der Apotheke zurück.

Pflanzliche Mittel

- Bei Unruhe und Gedankenkreisen eignet sich ein **Tee aus Melisse, Passionsblume und Hopfen:** 50 Gramm Melissenblätter, 30 Gramm Hopfenzapfen und 20 Gramm Passionsblumenkraut mischen. Übergießen Sie 1 Esslöffel Teemischung mit 1 großen Tasse kochendem Wasser, 10 Minuten zugedeckt ziehen lassen, abseihen. 1 bis 2 Tassen ab Nachmittag trinken.
- Stimmungsschwankungen und depressive Verstimmungen kann man mit einem **Tee aus Johanniskraut** mildern: 85 Gramm Baldrianwurzel, 60 Gramm Johanniskraut und 25 Gramm Passionsblumenkraut mischen. Übergießen Sie 1 gehäuften Teelöffel mit 1 Tasse kochendem Wasser, 10 Minuten zugedeckt ziehen lassen, abseihen. 2 bis 3 Tassen trinken.
- **Zitrusaromaöle** vertreiben über die Duftrezeptoren depressive Verstimmungen. Dafür 3 bis 5 Tropfen zum Beispiel Bergamotte (Citrus auranthium) in eine Schale mit heißem Wasser geben und in der Mitte des Raums aufstellen.

Naturheilkunde

Die Veränderungen des Schlafbedürfnisses und der Schlafdauer sind auch im Alter von Person zu Person unterschiedlich. Denn nicht nur die Lebensjahre haben Einfluss auf das Schlafmuster, sondern auch persönliche Gewohnheiten, körperliche und geistige Aktivitäten, die Ernährung, die soziale Einbindung. Wie erste Studien belegen, sind naturheilkundliche Anwendungen gut geeignet, gerade bei Älteren den Schlaf nachhaltig zu verbessern. In zertifizierten Kneipp-Seniorenheimen konnte mit unterschiedlichen Kneipp-Anwendungen (Waschungen, Wickeln, Massagen) der Verbrauch von Schmerz- und Schlafmitteln deutlich gesenkt werden und die Heimbewohner fühlten sich insgesamt zufriedener und besser, ergab eine Studie der Charité – Universitätsmedizin Berlin.

Mein besonderer Tipp

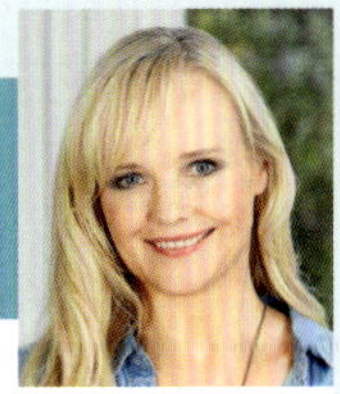

Nickerchen statt Mittagsschlaf

Viele ältere Menschen suchen Erholung bei einem Mittagsschlaf. Doch zu viel des guten Schläfchens kann ins Gegenteil umschlagen und den nächtlichen Schlaf stören. Besser ist es, ein Nickerchen zu machen. Es sollte nicht länger als 15 bis 30 Minuten dauern. Grundsätzlich gilt: Wer tagsüber ruht, sollte abends später zu Bett gehen. Gehen Sie überhaupt nur schlafen, wenn Sie müde sind, egal ob Sie tagsüber ein Nickerchen gemacht haben oder nicht.

Wasseranwendungen

Kneipp-Anwendungen trainieren nicht nur die Gefäße und wirken sich so positiv auf Herz und Kreislauf aus, sie haben zudem eine beruhigende Wirkung. Auch das Immunsystem wird gestärkt, was gerade für Ältere sehr wichtig ist.

- Für ältere Menschen kommen vor allem eine milde **Bauchwaschung** sowie **wechselwarme, warme und heiße Fußbäder** infrage (siehe S. 173/174). Das heiße Fußbad (40 °C) zeigte in einer Studie bei vorwiegend an Demenz Erkrankten eine noch größere Wirkung auf die Schlafqualität im Vergleich zu einem warmen Fußbad (36 bis 38 °C) in der Kontrollgruppe. Schlafdauer und -effizienz nahmen zu; der Zeitraum bis zum Einschlafen veränderte sich jedoch nicht. Die Besserung trat verstärkt bei Teilnehmern auf, die als „schlechte" Schläfer (weniger als 320 Minuten Schlaf und geringe Effizienz) eingestuft waren.

Mein besonderer Tipp

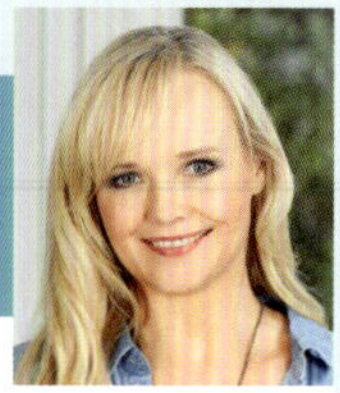

Alkoholfreies Bier

Ein Glas alkoholfreies Bier als Einschlafmittel ist erlaubt. Der darin enthaltene Hopfen wirkt beruhigend. Hopfen gehört zu den Hanfgewächsen. Die Wirkstoffe (Gerb- und Bitterstoffe) sowie ätherische Öle und Pflanzenfarbstoffe stammen vor allem aus den weiblichen Hopfenzapfen. Männer im fortgeschrittenen Alter sollten jedoch wegen der im Bier enthaltenen Östrogene (weibliche Hormone) und deren Einfluss auf eine mögliche Prostatavergrößerung von übermäßigem Biergenuss absehen.

- Sehr empfehlenswert ist ein **kaltes Armbad** (siehe S. 174), das sich unter anderem beruhigend auf das Herz auswirkt.
- **Wickel und Güsse** (siehe S. 176/177) sind eine gute Alternative zu Schlaftabletten.
- Besonders in den Wechseljahren sind viele Frauen von Einschlafstörungen geplagt. Probieren Sie zur Abhilfe mal **nasse Socken** (siehe S. 123). Die Füße müssen vor der Anwendung warm sein. Tauchen Sie ein Paar Baumwollsöckchen in kaltes Wasser, Söckchen auswringen, anziehen und darüber ein Paar Wollsocken stülpen. Gehen Sie zu Bett und lassen Sie die Socken über Nacht an.
- Regelmäßiges **Saunieren** wirkt sich nachweislich günstig auf den Schlaf aus. Da ein Saunabesuch zunächst aber belebt, sollten Sie am besten schon am Nachmittag oder spätestens am frühen Abend saunieren.

Pflanzliche Mittel

Die wichtigsten pflanzlichen Mittel zum Einschlafen und Durchschlafen sind **Baldrian, Hopfen, Melisse, Passionsblume** und **Lavendel** (siehe S.96/97). Ob als Tee, als Fertigarznei, als Mono- oder Kombinationspräparat – pflanzliche Mittel haben gegenüber chemischen einen wesentlichen Vorteil: Sie machen weder abhängig noch beeinträchtigen sie die Leistungsfähigkeit am nächsten Tag. Also gute Gründe, um auf diese pflanzlichen Mittel zu setzen, auch wenn sie ihre volle Wirkung erst nach etwa zwei Wochen entfalten.

- Speziell für ältere Menschen, die zudem Herzprobleme haben, ist ein **Schlaftee mit Weißdornblüten** (Apotheke) hilfreich. Lassen Sie sich in der Apotheke 20 Gramm Melissenblätter, 15 Gramm Weißdornblüten, 10 Gramm Baldrianwurzel und 10 Gramm Hopfenzapfen mischen. Übergießen Sie 2 Teelöffel davon mit 250 Milliliter kochendem Wasser, 5 Minuten ziehen lassen, abseihen. Mit etwas Honig süßen und eine halbe Stunde vor dem Schlafen-

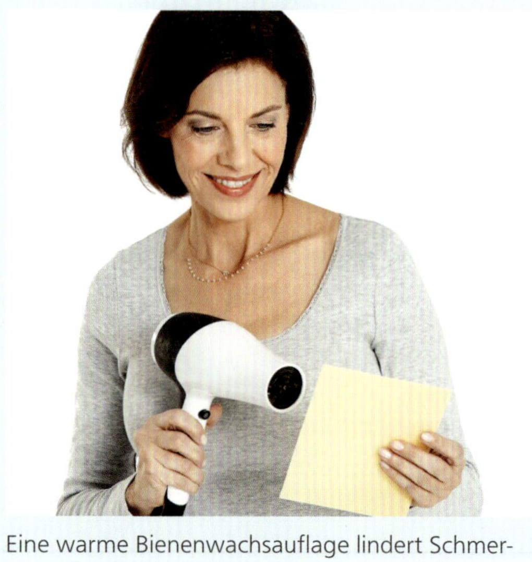

Eine warme Bienenwachsauflage lindert Schmerzen und entspannt die Muskeln.

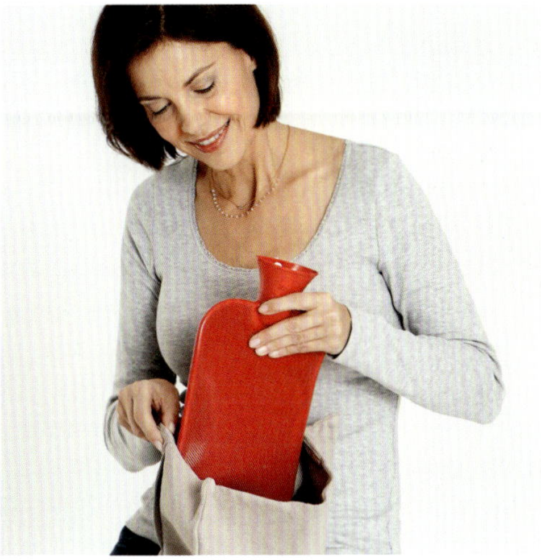

Wärmflasche als Einschlafhilfe

Nach einem anstrengenden Tag ist es manchmal schwer, den Kopf freizubekommen und loszulassen. Dann kommt es oft zu verspannten Nackenmuskeln. Eine Wärmflasche im Nacken kann die Verspannung lösen.
Stecken Sie dafür eine heiße Wärmflasche in ein Kissen. Legen Sie sich hin und platzieren Sie die Wärmflasche so, dass sie im Nacken liegt. Decken Sie sich mit einer Decke zu. Schließen Sie die Augen und spüren Sie, wie sich die Wärme über den ganzen Körper ausbreitet. Entspannen Sie so 15 bis 20 Minuten.
Sie können sich auch ein Wärmekissen zulegen oder einen speziell geformten Nackenwärmer verwenden.

gehen trinken. Wenn Sie nachts häufig munter werden, können Sie gleich 2 Tassen Tee vorbereiten. Die zweite Tasse ohne Honig in eine Thermosflasche geben und neben das Bett stellen. Trinken Sie nachts davon, wenn Sie nicht wieder einschlafen können.

- Eine Altersdepression kann ebenfalls Schlafstörungen verursachen oder verstärken. Hier ist eine **Teemischung mit Johanniskraut** angebracht: je 20 Gramm Johanniskraut und Orangenblüten, je 10 Gramm Melissenblätter, Passionsblumenkraut und Lavendelblüten in der Apotheke mischen lassen. Übergießen Sie 2 Teelöffel davon mit 250 Milliliter kochendem Wasser, 10 Minuten ziehen lassen, abseihen und mit Honig süßen. Morgens und abends vor dem Schlafengehen trinken.
- **Bienenwachsauflagen** (Apotheke) sind nicht nur im Erkältungsfall und bei Schmerzen hilfreich, sondern auch eine gute Schlafhilfe. Sie können sie so lange nutzen, bis der besondere Bienenwachsgeruch verflogen ist, das sind normalerweise rund 50-mal. Die Handhabung ist einfach. Die Auflage entweder mit dem Fön erwärmen oder ein paar Minuten auf eine heiße Wärmflasche legen. Gehen Sie ins Bett und legen Sie sich den warmen Wickel auf die Brust.

Anthroposophie

- Bei Nervosität ist **Calmedoron®** (Weleda) mit den Heilpflanzenauszügen aus Hafer, Hopfen, Passionsblume sowie Baldrian eine gute Einschlafhilfe. Nehmen Sie 15 Streukügelchen vor dem Schlafengehen ein.
- **Hafer, Baldrian, Phosphor** und **Schwefel** sind Bestandteile von **Avena comp. Globuli velati** (Wala). Nehmen Sie vor dem Schlafengehen 10 bis 15 Streukügelchen ein.
- Ein anthroposophisches Mittel, das neben den Bestandteilen von Cardiodoron auch den Faktor Herzschwäche berücksichtigt und zusätzlich Weißdorn enthält, ist **Crataegus comp. Dilution** (Tropfen von Weleda). Weißdorn wirkt sich auf verschiedenen Ebenen positiv auf die Stärkung des Herzens aus. Nehmen Sie 3- bis 4-mal täglich 15 bis 20 Tropfen ein.

Homöopathie

Der **Graue Amber** (Ambra grisea) ist ein homöopathisches Mittel, das bei Schlafstörungen im Alter (auch in Zusammenhang mit Gedächtnisproblemen) und Angstzuständen helfen kann. Es kann zur Stabilisierung des seelischen Gleichgewichts beitragen. Bei Schlafstörungen abends von Ambra D6 5 Globuli einnehmen. Unter den Komplexmitteln sind die Tropfen **Dormi Gastreu® S R14** (Dr. Reckeweg) für ältere Menschen empfehlenswert. Nehmen Sie 1- bis 3-mal täglich 5 Tropfen, bei Besserung reduzieren Sie die Einnahme und probieren dann, ob Sie ganz ohne Mittel auskommen.

Heilmittel aus aller Welt

Yoga, Tai-Chi und Qigong sind nachweislich geeignet, Schlafstörungen, Ängste und depressive Verstimmungen günstig zu beeinflussen. Sie kombinieren langsame Bewegung mit bewusster Atmung. Gerade für ältere Menschen, die körperlich nicht mehr so leistungsfähig sind, bieten diese Bewegungs- und Entspannungstechniken eine Vielzahl von Möglichkeiten, die körperliche und geistige Fitness zu trainieren.

- Eine **Einschlaf-Yoga-Übung**, die Sie auch ohne Kurs ausüben können: Legen Sie sich im Bett auf den Rücken und umfassen Sie Ihren Hinterkopf mit den Händen. Streichen Sie nun mit den Händen den Nacken und den Hals entlang. Legen Sie die Hände dann entspannt neben den Körper, die Handflächen zeigen nach oben. Ihre Beine sind gestreckt und leicht geöffnet, die Fußspitzen zeigen nach außen. Schließen Sie die Augen und konzentrieren Sie sich nacheinander auf jeden einzelnen Teil Ihres Körpers. Versuchen Sie, den jeweiligen Körperteil zu entspannen und warm und schwer werden zu lassen. Atmen Sie bewusst ruhig und tief in den Bauch. Störende Gedanken nehmen Sie wahr, lassen Sie aber ohne Wertung vorüberziehen. Stellen Sie sich am Ende der Übung eine Treppe mit zehn Stufen vor und gehen Sie diese ganz langsam hinunter. Mit jeder Stufe nimmt die Ruhe und Entspannung in Ihrem Körper zu.
- **Tagara** (Valeriana wallichii) ist der indische Baldrian. Er wächst in den Hochlagen des Himalaja und wird in der ayurvedischen Medizin bei Schlafstörungen eingesetzt. Wie beim heimischen Baldrian wird die Wurzel verwendet. Tagara wirkt beruhigend und schlaffördernd. Empfohlen werden 2-mal täglich 1 Kapsel.
- Die abendliche **Massage der Fußgewölbe** am Punkt Ni 1 ist ein Tipp aus der TCM. Idealerweise gönnen Sie sich zuvor ein warmes Fußbad. Der Punkt befindet sich jeweils in der Mitte der Fußgewölbe (siehe Illustration). Massieren Sie mit den Daumenkuppen jeweils 90-mal. Diese Massage wirkt angstlösend, beruhigt den Geist, reguliert die Leberfunktion, stärkt den Magen und verhilft so zu ruhigem Schlaf.

Mein besonderer Tipp

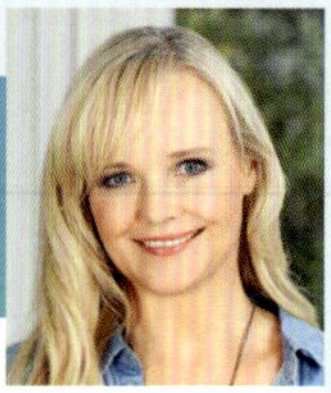

Ich muss nicht schlafen

Ein einfacher, aber hilfreicher Trick: Sie liegen im Bett und denken darüber nach, dass Sie einschlafen müssen. Und haben schon jetzt Angst, dass Sie am nächsten Morgen gerädert aufstehen. Steuern Sie mit dieser einfachen Strategie dagegen. Wiederholen Sie folgenden Satz wie ein Mantra: Ich muss nicht schlafen. Damit überlisten Sie Ihre eigene Erwartungshaltung und können stressfrei einschlafen.

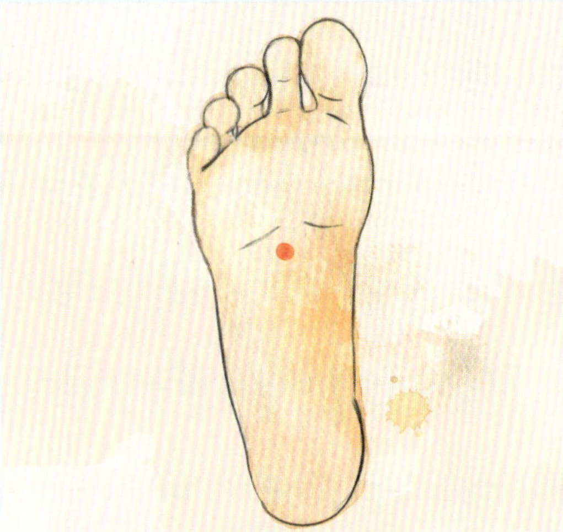

Der Akupressurpunkt Ni 1 liegt in der Mitte des Fußgewölbes. Gönnen Sie sich ein warmes Fußbad, bevor Sie diesen Punkt mit dem Daumen massieren.

Entspannung

- Es ist nie zu spät, regelmäßig Entspannungstechniken in den Alltag einzubauen. Viele Anregungen dazu finden Sie auf den Seiten 68/69. Besonders wirkungsvoll bei Schlafstörungen älterer Menschen sind Meditation und Achtsamkeitsübungen. Sie fließen ein in das **MBSR-Konzept** (Mindfulness-Based Stress Reduction), das in den 1970er-Jahren von Prof. Jon Kabat-Zinn zur Stressreduktion entwickelt wurde und verschiedene Elemente miteinander kombiniert. Ein Trainingsprogramm, das auch die Schlafqualität deutlich verbessert. So konnte in einer Studie nachgewiesen werden, dass die Übungen bei Älteren ähnlich gut wirken wie pharmakologische Mittel. Der Sinn besteht darin, die Aufmerksamkeit auf die Atmung, die Körperfunktionen, den augenblicklichen Zustand zu verlagern, ohne diese zu bewerten. Schweifen die Gedanken ab, gilt es, sich immer wieder auf den Ausgangspunkt zu fokussieren. Bei allen Übungen spielt der Atem eine entscheidende Rolle, um die Aufmerksamkeit im Jetzt zu verankern. Verschiedene Krankenkassen bezuschussen solche Kurse.
- Probieren Sie abends visuelle **Meditation.** Konzentrieren Sie sich auf einen beliebigen Gegenstand (Vase, Bild). Stellen Sie ihn in Augenhöhe in etwa 1 Meter Entfernung vor sich hin. Betrachten Sie ihn 7 bis 10 Sekunden lang. Lassen Sie dann den Blick schweifen und sehen erneut hin. Diese Übung 5 Minuten lang mehrmals wiederholen. Danach die Augen schließen und ein paarmal tief ein- und ausatmen.
- Natürliche Einschlafhilfen für ältere Menschen sind auch für die Forschung von Interesse. Wissenschaftler haben dabei die **Musik** ins Visier genommen. Der deutsche Professor Hans-Joachim Trappe konnte nachweisen, dass vor allem klassische Musik von Bach, Händel, Mozart, Corelli, Albinoni und Tartini den Blutdruck senkt und beruhigend auf das vegetative Nervensystem wirkt. In einer asiatischen Studie haben Studienteilnehmer Entspannungsmusik (auch indische Raga-Musik) nach persönlichem Geschmack regelmäßig 30 bis 45 Minuten vor dem Schlafengehen gehört. Die Schlafqualität nahm deutlich zu.
- **Haarebürsten** fördert nicht nur die Durchblutung der Kopfhaut, sondern macht auch den Kopf frei. Der mechanische Reiz wirkt auf das vegetative Nervensystem und stimuliert den Parasympathikus, den entspannungsverantwortlichen Nerv. Ganz nebenbei stimulieren Sie auch noch etliche Meridiane in diesem Bereich (siehe S. 94/95, Gb 20) und sorgen so für einen besseren Energiefluss. Es müssen nicht die berühmten 100 Bürstenstriche sein, aber Sie sollten sich schon ein wenig Zeit gönnen. Wichtig ist nur, dass Sie kopfüber bürsten und im Nacken beginnen. Dann kommen nacheinander die rechte und die linke Kopfseite dran.

Ernährung

- Essen Sie **nicht zu spät**, im Idealfall zwischen 18 und 19 Uhr. Aber auch nicht zu früh, damit Sie nachts nicht durch Hungergefühle wach werden. Das Abendessen sollte leicht verdaulich sein. Am besten ein warmes Süppchen.
- Eine **ballaststoffreiche Ernährung** mit wenig gesättigten Fetten und Zucker verhilft zu einer besseren Tiefschlafphase, wie eine Studie nachwies. Also vor allem morgens und mittags jede Menge Gemüse, Hülsenfrüchte und Vollkornprodukte auf den Speiseplan setzen.
- **Trinken** Sie tagsüber reichlich und trinken Sie auch, wenn Sie keinen Durst empfinden. Das ist wichtig, da im Alter das natürliche Durstgefühl nachlässt. Die abendliche Trinkmenge sollten Sie beschränken, denn nächtlicher Harndrang ist vor allem im Alter ein Problem.
- Falls Sie nach einem Toilettengang nachts häufig nicht mehr einschlafen können, stellen Sie sich eine Thermoskanne **Schlaftee mit Weißdornblüten** bereit (siehe S. 132).
- Als Einschlafhilfe können Sie ein paar **Walnüsse, Cashews oder Mandeln** knabbern. Die enthalten das schlaffördernde Tryptophan.
- Trinken Sie abends eine aromatische **Mandelmilch**, die Sie mit schlaffördernden Gewürzen (z.B. Muskatnuss, Zimt, Kardamom) angereichert haben. Mandelmilch können Sie ganz einfach selbst herstellen (siehe rechte Seite).
- Eine gute Idee aus der TCM für guten Schlaf am Abend und ein Energiekick am Morgen ist ein **Weizenkörnertee.** Weizen zählt in der traditionellen chinesischen Medizin (TCM) zu den kühlenden Lebensmitteln. In der TCM werden Lebensmittel nicht in gesund und ungesund

Weizen für Tee und Müsli

Kochen Sie abends Weizenkörner für einen Tee und verwenden Sie die Körner dann für ein stärkendes Müsli am nächsten Morgen.

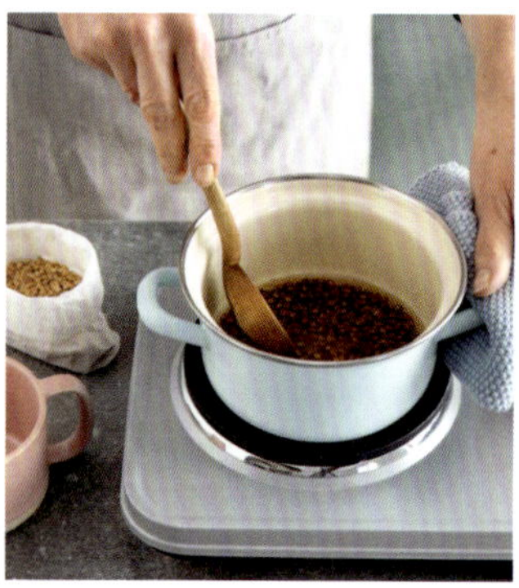

1. 200 Milliliter Wasser mit 2 Esslöffel Weizenkörnern in einem Topf etwa 20 Minuten köcheln lassen.

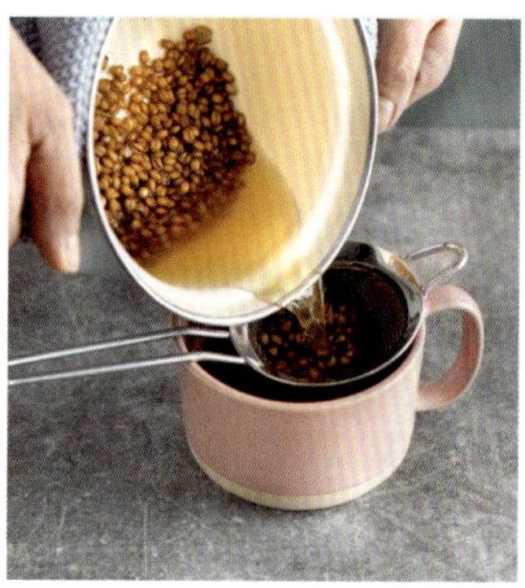

2. Die Brühe in eine Tasse abgießen, abkühlen lassen und etwa 30 Minuten vor dem Schlafengehen trinken.

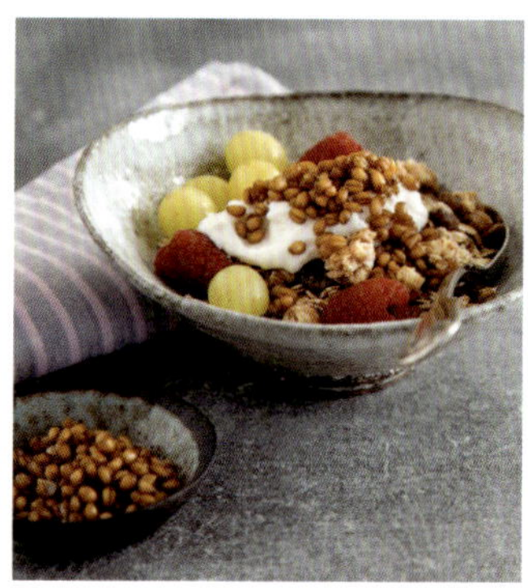

3. Die gekochten Weizenkörner mischen Sie am nächsten Morgen in ein Müsli.

unterteilt, sondern unter anderem nach ihren thermischen Eigenschaften – kalt, kühlend, wärmend, heiß oder neutral. Auch der Geschmack – süß, sauer, salzig, bitter, scharf, zusammenziehend oder neutral – spielt eine Rolle bei der Beurteilung, welche Nahrungsmittel dem Patienten in der jeweiligen Situation zuträglich sind. Bei Schlafstörungen, die mit zu großer Hitze der Leber einhergehen, wird der TCM-Arzt zu kühlenden und geschmacklich sauren Lebensmitteln raten, die zusätzlich einen kühlenden Effekt haben.

- Neben Weizen wirken **saure Lebensmittel**, und auch die meisten Gemüse sowie Früchte- und Kräutertees kühlend.

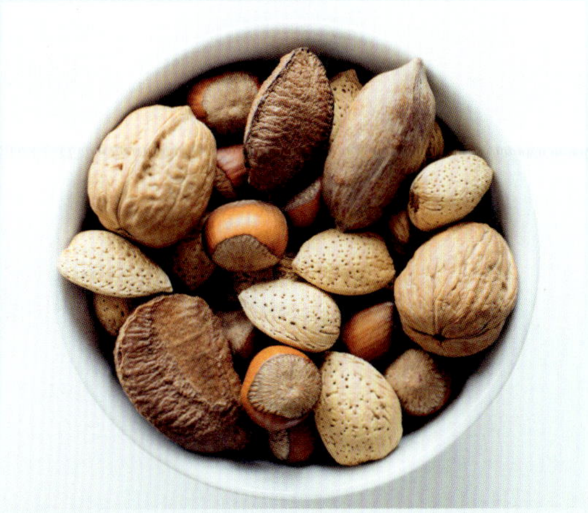

Kulinarisches Abendritual: Knacken Sie ein paar Nüsse. Sie enthalten schlafförderndes Tryptophan.

Mandelmilch herstellen

Klein, aber oho! Mandeln sind Kraftpakete mit wertvollen ungesättigten Fettsäuren, Spurenelementen und Mineralstoffen wie Magnesium, Kalzium und Kupfer. Und ganz nebenbei enthalten diese Kraftpakete reichlich schlafförderndes Tryptophan.

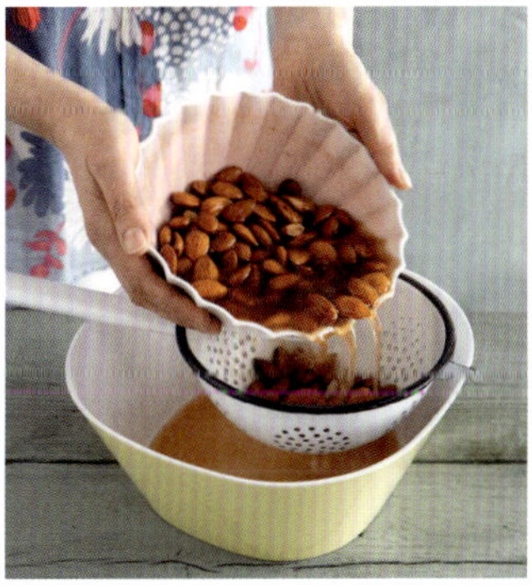

1. Füllen Sie morgens etwa 200 Gramm Mandeln in eine Schüssel oder ein Glas und bedecken Sie sie mit kaltem Wasser. Die Mandeln 8 bis 10 Stunden quellen lassen. Dann das Wasser abgießen.

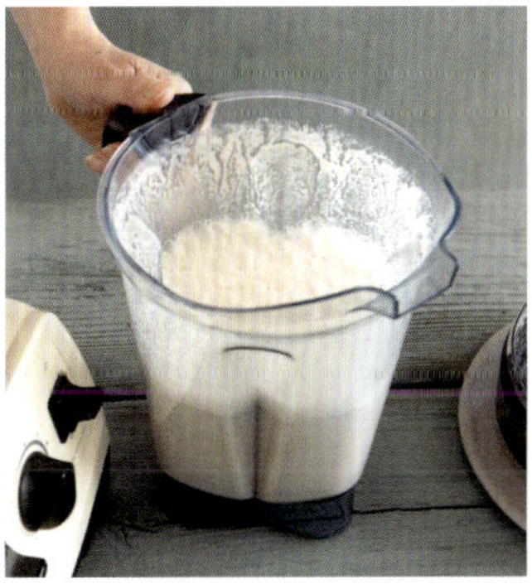

2. Geben Sie die Mandeln mit 1 Liter gekochtem und leicht abgekühltem Wasser in den Standmixer und pürieren Sie die Mandel-Wasser-Mischung, bis eine weiße, homogene Flüssigkeit entsteht.

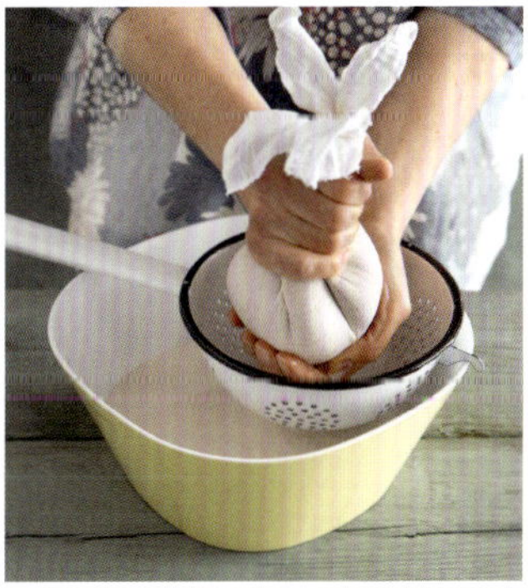

3. Legen Sie ein Stofftuch in ein Sieb und gießen Sie die Mandelmilch hinein. Gut abtropfen lassen und auspressen. Eventuell mit Honig süßen. Die ausgepressten Reste für ein Müsli oder für Süßspeisen verwenden.

Schwangerschaft und Stillzeit

Ein Baby stellt die Nächte seiner Eltern auf den Kopf. Das beginnt in der Schwangerschaft mit Müdigkeit und setzt sich später mit Schlafproblemen fort. Ist das Kind dann auf der Welt, verändert sich das Schlafverhalten der Mutter. Dabei handelt es sich um ein Erbe der Natur, das in grauer Vorzeit sinnvoll war und den Schlaf bis heute prägt.

Manche Frauen erkennen ihre Schwangerschaft an einem typischen Symptom: Sie sind plötzlich unerklärlich müde. Dahinter steckt das Hormon Progesteron, das jetzt vermehrt produziert wird. Dagegen lässt sich kaum etwas tun. Wer es einrichten kann, sollte dem starken Schlafbedürfnis am Anfang der Schwangerschaft ruhig nachgeben. Denn der Körper hat jetzt viel zu tun. Der Kreislauf ist gefordert. Die werdende Mutter hat eventuell mit Übelkeit zu kämpfen. Die Tatsache, dass man mehr als sonst schlafen kann, hält allerdings nicht allzu lange an. Nach drei Monaten ist die bleierne Müdigkeit meist vorbei, es stellen sich dann andere Probleme ein. Mit dem Bauch wachsen auch Schlafstörungen. Es wird immer schwieriger, eine entspannte Position zu finden. Viele Schwangere leiden unter Rückenschmerzen, Sodbrennen, Unwohlsein und erhöhtem Harndrang. Auch wenn das Baby dann endlich das Licht der Welt erblickt hat, kehrt der gute Schlaf nicht automatisch zurück. Denn jetzt macht der Nachwuchs die Nacht zum Tag und das Stillen erfordert neue Kräfte.

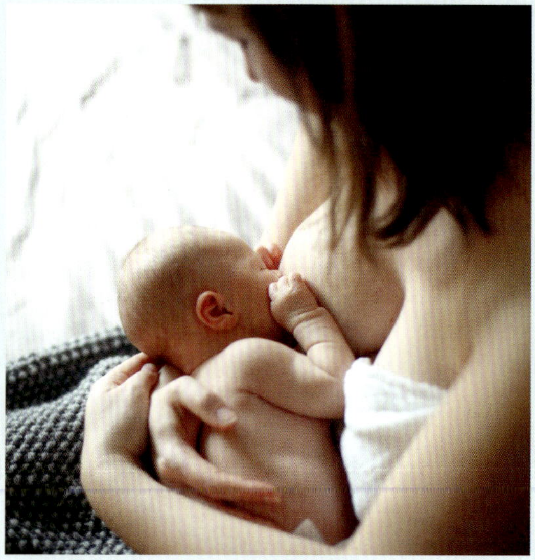

Während der Schwangerschaft und Stillzeit verändert sich der Schlaf einer Mutter.

Mütter schlafen nicht tief

Am Ende der Schwangerschaft und in der Stillzeit sorgt das Hormon Prolaktin für Schlafveränderungen. Mütter fallen nicht mehr so tief in den Schlaf, können dafür aber leichter Aufstehen und danach wieder einschlafen. Hat das Baby seinen festen Platz in der Familie eingenommen, wird für die frischgebackenen Mütter noch einmal alles anders. Denn die Natur hat ihnen einen Schutzinstinkt mit auf den Weg gegeben, der dafür sorgt, dass Babys selbst dann gut behütet sind, wenn ihre Mütter schlafen. Der sogenannte Ammenschlaf basiert auf der Tatsache, dass eine schlafende Mutter sämtliche Geräusche um sich herum ausblenden kann und so manchen Lärm oder andere Störungen gar nicht bemerkt. Wenn aber das Baby im Nebenzimmer nur einen kurzen Schrei von sich gibt, ist sie sofort hellwach. Häufig erwachen Mütter in unregelmäßigen Abständen auch einfach so, ohne dass das Baby sich bemerkbar gemacht hat. Nur um nach dem Rechten zu sehen. Als die Menschen noch in Höhlen lebten, war das sinnvoll, denn Gefahren lauerten rund um die Uhr. Also musste ein Erwachsener zur Stelle sein, wenn das völlig hilflose Baby bedroht war.

Babys ohne festen Rhythmus

Je kleiner die Kinder sind, desto mehr schlafen sie. Neugeborene verbringen bis zu 16 Stunden schlafend und halten sich – meist zum Leidwesen ihrer Eltern – kaum an den Tag-Nacht-Rhythmus der Erwachsenen. Deshalb sind die ersten Monate in jungen Familien häufig von Schlafmangel geprägt. Wollen Mama und Papa endlich schlummern, ist das Baby putzmunter, hat Hunger oder sucht Nähe. Um die richtige Schlafdosis für ihren Nachwuchs müssen Eltern sich keine großen Gedanken machen. Babys holen sich den Schlaf, den sie brauchen. Ist das mal nicht möglich, reagieren sie quengelig – bis sie auch unter widrigen Umständen einfach einschlafen. Erst zum Schulanfang mit fünf oder sechs Jahren haben kleine Menschen sich im Durchschnitt ans Schlafen bei Nacht gewöhnt.

Mein besonderer Tipp

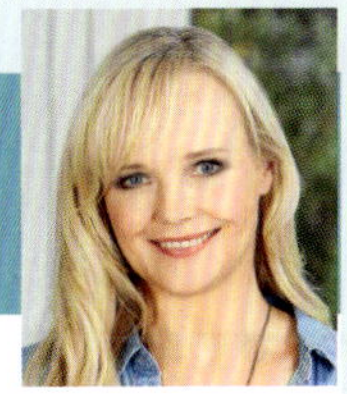

Junge Mütter brauchen Schlaf

Schlafmangel kann dramatische Folgen haben. Nicht nur körperlich geraten Mütter, die ihr Baby rund um die Uhr allein betreuen, an ihre Grenzen. Auch die Seele leidet, wenn das Kind scheinbar ohne Grund brüllt und die Mama nicht mehr zur Ruhe kommt. Aus Verzweiflung kann dann Wut werden. Die Mutter-Kind-Beziehung gerät in Gefahr. Scheuen Sie sich deshalb nicht, andere um Hilfe zu bitten. Der Partner steht mit in der Verantwortung und sollte sich nicht zurückziehen. Vielleicht gönnen Sie sich als Paar abwechselnd Ausschlaftage und Durchschlafnächte? Oder Sie nutzen Babys Mittagsschlaf, um sich selbst hinzulegen. Auch die Familie ist meist bereit, mal einzuspringen. Selbst Freunde können ein Baby beaufsichtigen, damit die Mutter ein paar Stunden schlafen kann. Ist all das nicht möglich, sollte man professionelle Hilfe in Anspruch nehmen.

Es kommt auf die Qualität an

Statistiken zufolge steckt etwa ein Drittel der Eltern den Schlafentzug gut weg. Dass diese Paare das schaffen, liegt möglicherweise daran, dass es beim Schlaf nicht auf die Dauer, sondern auf die Qualität ankommt. Wer die Tiefschlafphase zumindest hin und wieder erreicht, fühlt sich nicht so stark beeinträchtigt. Ein weiteres Drittel empfindet die erste Zeit mit dem Kind nur leicht problematisch; der Rest leidet massiv. Das kann zu Burn-out oder einer chronischen Schlafstörung führen. Wie hart es ein Paar trifft, hängt von verschiedenen Faktoren ab. Die Gene spielen ebenso eine Rolle wie die Qualität der Partnerschaft, die soziale Situation und das Baby selbst. Es gibt Kinder mit langen Schreiphasen, die kaum zu beruhigen sind, und andere, die sich vergleichsweise schnell anpassen.

Jetlag – Leben mit der verschobenen Zeit

Mit dem Flugzeug bewältigen wir binnen kürzester Zeit riesige Entfernungen und landen in ganz anderen Zeitzonen. Regelmäßig davon betroffen ist das Flugpersonal. Doch viele von uns sind auch beruflich auf Langstreckenflügen unterwegs. Ein Problem haben alle: Unsere biologische Uhr kommt dabei nicht so schnell mit. Die Folgen machen manchem teilweise erheblich zu schaffen.

Ursachen

Sobald unser Schlaf-wach-Rhythmus deutlich gestört wird, führt das zu zahlreichen Veränderungen in allen Systemen. Der Stoffwechsel kommt genauso durcheinander wie die Verdauung oder das Herz-Kreislauf-System. Nichts stimmt mehr. Entsprechend spüren wir körperliche Symptome. Und auch das Gehirn hat so seine Probleme. Zudem spielt das Alter eine Rolle. Jüngeren Menschen fällt eine Zeitumstellung leichter als älteren Menschen.

Symptome

Müdigkeit, Konzentrationsprobleme, Erschöpfung, Kopfschmerzen und Abgeschlagenheit sind die häufigsten Symptome eines Jetlags. Und gute Laune verströmt man dann meistens auch nicht. Je nachdem, in welche Richtung man reist, sind die Jetlag-Symptome mehr oder weniger ausgeprägt. Fliegt man nach Osten, fällt es dem Körper schwerer, sich auf den neuen, verkürzten Rhythmus einzustellen als bei einem Flug nach Westen. Bei einem Flug Richtung USA gewinnen wir sozusagen Zeit. Die Nacht oder der Tag wird länger. Damit kommt der Organismus besser zurecht als umgekehrt, er kann sich schneller umstellen. Abhängig von der Anzahl der verlorenen oder gewonnenen Stunden gibt es verschiedene Möglichkeiten, dem Körper die Umstellung zu erleichtern und ihn manchmal auch auszutricksen.

Vor dem Flug

Stimmen Sie einige Tage vor der Reise Ihren biologischen Rhythmus schon ein wenig auf die Zeit am Zielort ein. Erfolgt der Flug Richtung Westen, gehen Sie ein bis zwei Stunden später schlafen. Bei einem Reiseziel Richtung Osten sollten Sie den Wecker entsprechend früher stellen. Diese kleinen Verschiebungen toleriert der Körper ohne Probleme. Sind Sie allerdings für eine Geschäftsreise nur ein oder zwei Tage unterwegs, behalten Sie vor dem Flug Ihren gewohnten Rhythmus bei.

Im Flieger

Stellen Sie die Uhr auf die Zeit des Ziellandes um. Mit diesem Trick können Sie sich mental schon mal auf den neuen Zeitrhythmus einstimmen. Bei einer Reise gen Westen ist es besser, tagsüber zu fliegen. Machen Sie eventuell ein kleines Nickerchen, um für den verlängerten Abend fit zu sein. Bei Flügen nach Osten ist ein Nachtflug günstiger. Versuchen Sie dabei zu schlafen, aber nicht zu viel. Sonst sind Sie am Zielort, wo die Nacht früher beginnt, nicht müde genug.

Nehmen Sie Nackenkissen, Ohrstöpsel und eine Augenbinde mit, damit Sie gut schlafen können, selbst wenn es im Flieger hell oder laut ist. Verzichten Sie auf Alkohol als Müdemacher, er trocknet den Körper aus und verzögert die Umstellung des Körpers auf die neue Zeitzone.

Am Reiseziel

Versuchen Sie, sich an den Rhythmus der neuen Zeitzone anzupassen. Das Tageslicht als Taktgeber hilft Ihnen dabei, wenn Sie sich viel draußen aufhalten. Meiden Sie jedoch größere körperliche Anstrengungen. Planen Sie für die ersten Tage Aktivitäten, die aufregend genug sind, um Sie wach zu halten. Gehen Sie erst ins Bett, wenn es dunkel ist. Die Regelmäßigkeit beim Essen, Schlafen, bei Bewegung und Entspannung unterstützt Sie beim Ankommen in der ungewohnten Zeitzone. Ein Nickerchen tagsüber sollten Sie sich nur bei allzu großer Müdigkeit und nur mit Wecker und maximal eine halbe Stunde gönnen!

Hilfe im Akutfall

Eine Zeitumstellung hat es in sich. Kommen dann noch ungewohntes Essen, fremde Geräusche, Hitze oder feuchte Luft dazu, hat der Körper zusätzlichen Stress zu bewältigen. Bestücken Sie deshalb Ihre Reiseapotheke mit Bachblüten und homöopathischen Mitteln.

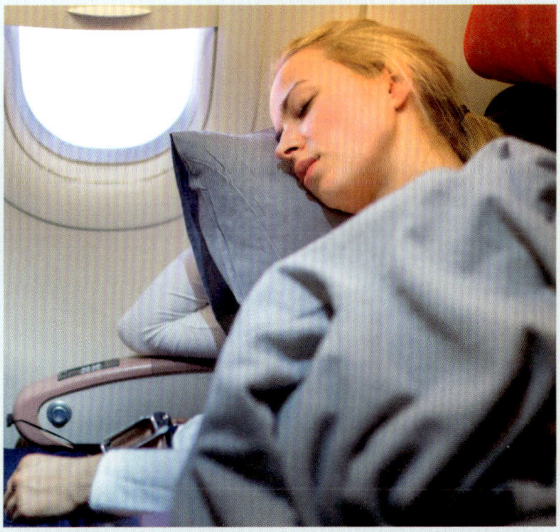

Mit einem Nickerchen können Sie Ihren Körper schon mal auf den neuen Zeitrhythmus einstellen.

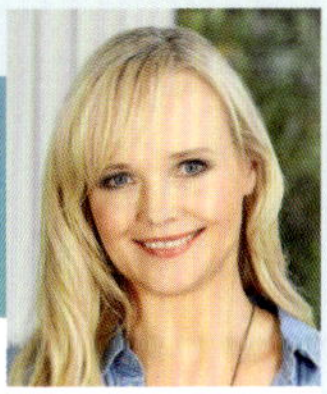

Mein besonderer Tipp

Buschblüten

Die australische Form der Blütenessenzen wird aus Wildpflanzen hergestellt. Speziell für Reisende wurde die Essenz Travel Essence (leicht reisen) entwickelt. Ihre wichtigste Wirkung besteht darin, dem Körper zu helfen, mit der Desorientierung klarzukommen.

Bachblüten

Die folgenden Bachblüten können Ihnen helfen, mit den neuen Gegebenheiten klarzukommen.

- **Rescue-Tropfen** (Notfalltropfen): als akute Maßnahme bei sehr starker emotionaler Beanspruchung.
- **Scleranthus** (Einjähriger Knäuel): Die klassischen Jetlag-Essenz hilft der inneren Uhr, die Schwankungen zwischen der alten und der neuen Zeitzone auszugleichen.
- **Walnut** (Walnuss): Diese Bachblüte ist angezeigt, wenn wir Probleme haben, uns auf neue Gegebenheiten einzustellen, also beispielsweise auf einen veränderten Tag-Nacht-Rhythmus.

Homöopathie

Bei Fernreisen ist man oft großen Temperaturunterschieden ausgesetzt, die den Körper anstrengen und ihm nachts den Schlaf rauben. Dabei kann **Gelsemium D3** unterstützend helfen. Nehmen Sie 3-mal täglich 5 Globuli.

Bei Schlafmangel und Reisekrankheit allgemein hilft **Cocculus D6.** Beginnen Sie mit der Einnahme bereits 3 Tage vor der Reise und nehmen Sie 3-mal täglich 5 Globuli.

10 goldene Regeln zum Ein- und Durchschlafen

Eigentlich geht es ja immer ums Einschlafen, ob nun nach dem Zubettgehen oder nach einem Erwachen mitten in der Nacht. Das Problem bleibt das gleiche: zur Ruhe kommen. Um besser einschlafen zu können, hilft schon mal ein entspannter Abend. Doch es gibt zahlreiche Tricks und Tipps, wie man sich das Ein- und Durchschlafen erleichtern kann.

Hausarbeit mit Achtsamkeit

Wer familiär oder beruflich sehr eingespannt ist, meint oft, kaum Ruhe zu finden. Doch selbst Tätigkeiten wie Bügeln oder Wäschezusammenlegen können helfen, den Schalter umzulegen, wenn man sich voll darauf konzentriert. Machen Sie daraus eine Achtsamkeitsübung.

Feierabendspaß

Je nach Zeitbudget sollten Sie den Feierabend mit Dingen verbringen, die Ihnen Spaß machen. Ob Lesen, Handarbeiten oder regelmäßige Aktivitäten außer Haus wie Tanzen, Wandern oder im Chor singen sind wunderbare Möglichkeiten, den Schalter umzulegen.

Den Kopf freimachen

Ein Abendspaziergang ist eine gute Vorbereitung auf den Schlaf: Sie bewegen sich an der frischen Luft, die Lungen bekommen eine Extraportion Sauerstoff und der Kopf wird frei. Außerdem wird die Verdauung unterstützt

Ich muss nicht einschlafen

Das ist ein einfacher, aber hilfreicher Trick, der Ihnen die Angst nimmt, nicht einschlafen zu können. Wiederholen Sie den Satz „Ich muss nicht schlafen" wie ein Mantra. Damit überlisten Sie Ihre eigene Erwartungshaltung und können stressfrei einschlafen. Dasselbe können Sie natürlich auch praktizieren, wenn Sie nachts munter werden und nicht einschlafen können.

Beruhigendes Säckchen

Ein Duftsäckchen mit Lavendel oder Rose auf dem Kopfkissen wirkt beruhigend, harmonisierend und dadurch schlaffördernd. Getrocknete Blüten können Sie ganz nach Ihrem persönlichen Geschmack in ein Duftsäckchen geben. Sie brauchen dafür ein dünnes Stoff- oder Gazesäckchen (etwa 10 × 20 cm). Befüllen Sie es gut zur Hälfte mit den Blüten und nähen Sie den Stoffbeutel zu.

Raus aus dem Netzwerk

Eine Untersuchung der Universität Pittsburgh hat gezeigt, dass die Nutzung von Facebook, Twitter und Co. zu Schlafstörungen führt – vor allem, wenn man nicht nur liest, sondern auch kommentiert. 30 Prozent der regelmäßigen Netzwerknutzer hatten teils starke Schlafschwierigkeiten. Wer seine Konten in besonders kurzen Abständen immer wieder besucht, leidet dreimal häufiger unter Schlafproblemen als jemand, der sich nur selten damit beschäftigt. Meiden Sie soziale Netzwerke vor dem Schlafengehen.

Bitte nicht rechnen

Der Blick auf die Uhr kann einen ganz schön fertigmachen. Vor allem, wenn Sie anfangen zu rechnen, wie viel Zeit Sie schon wach liegen. Meiden Sie jeden Blick auf den Wecker und verordnen Sie sich einen Gedankenstopp, wenn Sie anfangen, die Stunden zu zählen.

Schlummertrunk mit Mehrwert

Immer wieder wird heiße Milch mit Honig als Schlummerhilfe genannt. Ist da etwas dran? Ja, denn Milch enthält müde machendes Tryptophan. Das wirkt am besten, wenn es mit Kohlenhydraten (Honig) in Verbindung gebracht wird. Einen noch höheren Tryptophangehalt erreichen Sie mit Mandelmilch. Sie können sie selbst zubereiten (siehe S. 137) oder fertig kaufen. Der schlaffördernde Effekt wird durch je 1 Prise Muskat, Kardamom und Zimt verstärkt.

Aufstehen

Wenn Sie merken, dass Sie länger als eine Viertelstunde wach liegen, stehen Sie einfach auf. Tun Sie zehn Minuten lang etwas, das Sie ein bisschen (aber nicht zu viel) fordert. Legen Sie ein Puzzle, stricken Sie oder schreiben Sie etwas auf. Der Körper merkt dann, wie müde er eigentlich ist. **Wichtig:** Beschäftigen Sie sich nicht mit Ihrem Handy und gucken Sie auch nicht fern. Das macht eher munter als müde.

Sich selbst gut zureden

Reden Sie sich selbst gut zu, wenn Sie Gedanken nicht loswerden. Sätze wie „Alles ist gut. Ich schaffe das" sind hilfreich. **Wichtig:** Nutzen Sie nur positive Sätze und vermeiden Sie Verneinungen wie „Ich bin nicht panisch". Das Unterbewusste kann das nicht richtig aufnehmen, sodass Sie das Gegenteil erreichen.

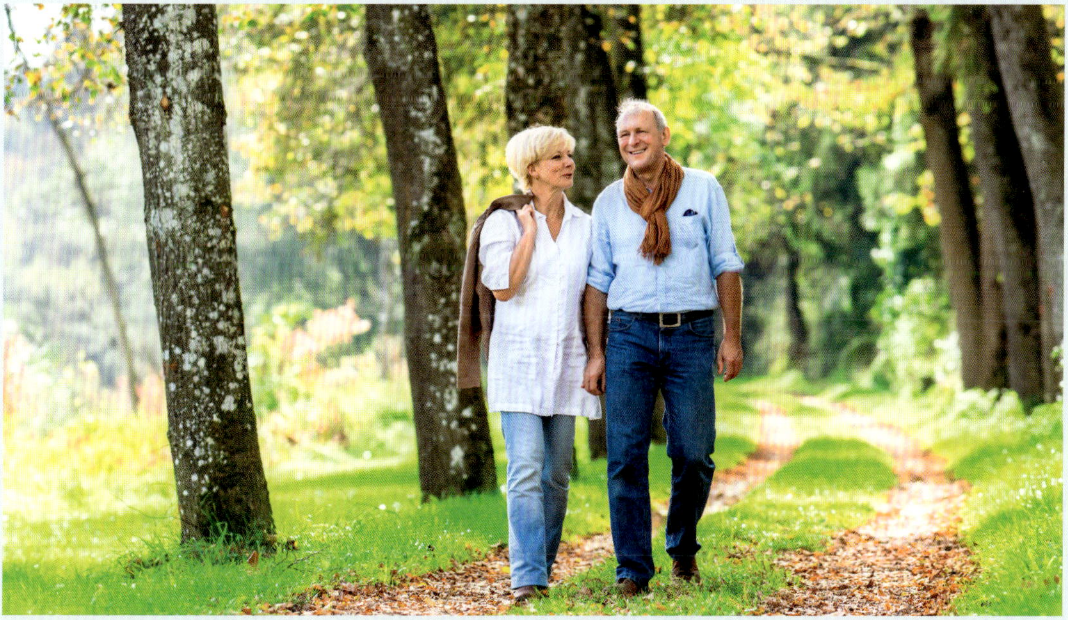

Beim Abendspaziergang kann man Sauerstoff tanken und die Gedanken ordnen.

KAPITEL 4

Spezielle Schlafräuber

Schichtarbeit, Schmerzen beim Liegen, eine heftige Erkältung oder die Pflege eines Angehörigen – das alles sind Umstände, die den Schlaf zum Teil schwer beeinträchtigen. Manche Probleme stören den Schlaf-wach-Rhythmus nur kurzfristig, andere währen Jahre. Wer Schicht arbeitet, als Personal häufig auf Langstreckenflügen unterwegs ist oder einen Angehörigen pflegt, weiß ein Lied davon zu singen. Deshalb finden Sie hier meine speziellen Tipps für spezielle Schlafräuber.

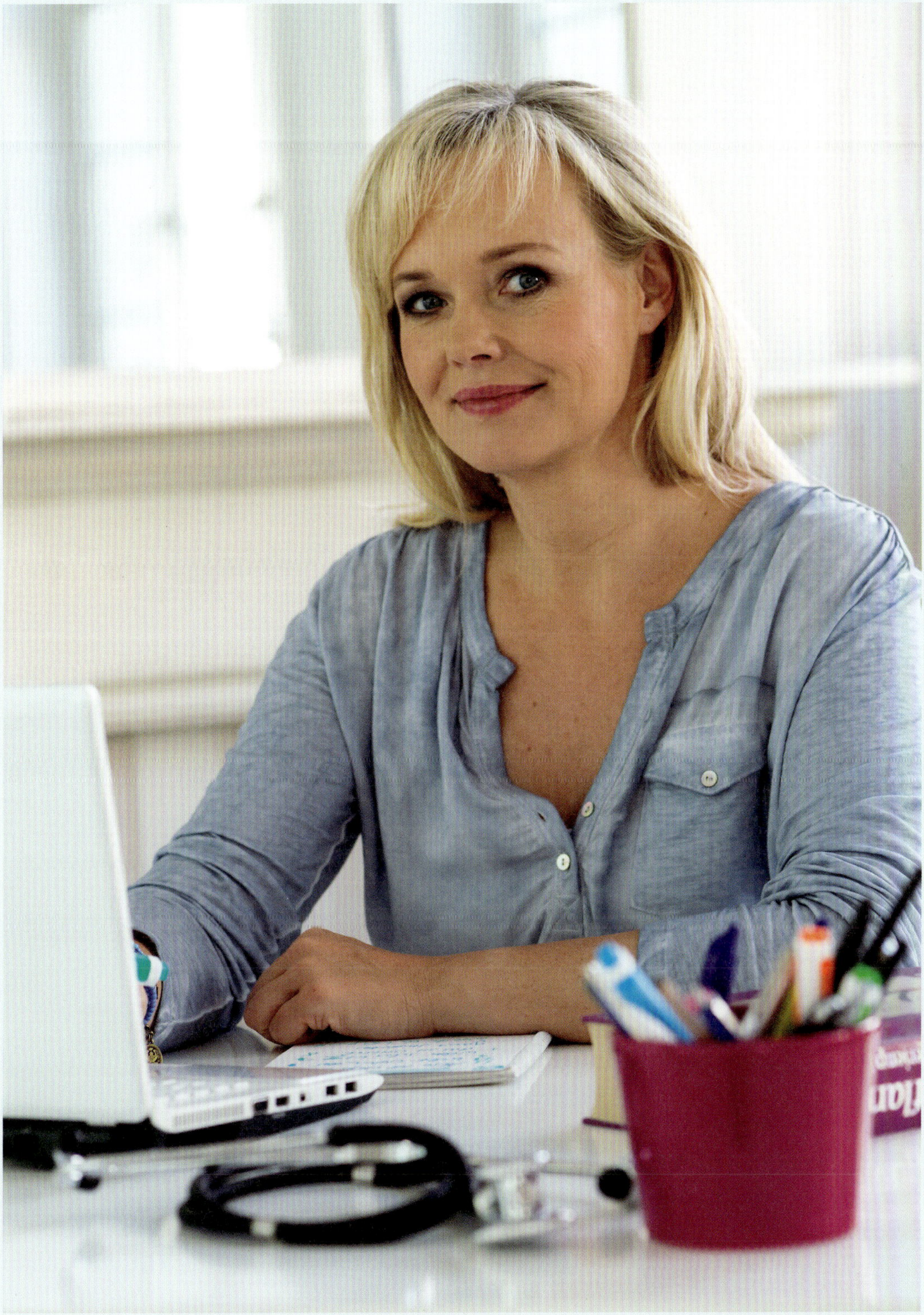

Kopfschmerzen

Etwa drei Viertel aller Patienten mit Kopfschmerzen leiden auch unter Schlafstörungen und umgekehrt führt schlechter Schlaf häufig zu morgendlichen Kopfschmerzen. Es gibt mehr als 200 verschiedene Formen von Kopfschmerz. Die meisten sind jedoch selten. Ungefähr 90 Prozent aller Kopfschmerzerkrankungen gehen auf das Konto von Spannungskopfschmerz und Migräne.

Ursachen

Häufige Auslöser für Spannungskopfschmerzen sind Stress, Muskelverspannungen durch Fehlhaltungen, Hunger, Durst oder Schlafmangel. Auch Erkrankungen wie beispielsweise eine Erkältung führen häufig zu Kopfschmerzen. Bei einer Migräne können Stress, ein gestörter Schlaf-wach-Rhythmus, hormonelle Einflüsse, aber auch Wetterwechsel, Alkohol oder bestimmte Stoffe in Lebensmitteln Auslöser sein. Lassen Sie wiederkehrende Attacken von Kopfschmerzen oder Migräne durch Ihren Arzt abklären, um organische Ursachen auszuschließen. Denn hinter diesen Schmerzen können sich, wenn auch selten, organische oder neurologische Erkrankungen verbergen.

Symptome

Die Beschwerden beim Spannungskopfschmerz beginnen meist am Morgen als dumpfer drückender Schmerz, der sich wie ein Ring um Stirn, Schläfen und Hinterkopf legt. Die Schmerzen erreichen üblicherweise am Nachmittag ihren Höhepunkt und halten selten länger als einen Tag an.

Bei einer Migräne handelt es sich um eine komplexe neurologische Erkrankung, die verschiedene Gehirnteile betrifft und über das vegetative Nervensystem Symptome im ganzen Körper hervorruft: Übelkeit, Schwindel, Licht- und Geräuschempfindlichkeit sowie heftige Schmerzen in einer Kopfhälfte sind die häufigsten. Bei 10 bis 15 Prozent der Patienten tritt vor dem Migräneanfall eine sogenannte Aura auf: Augenflimmern, Missempfindungen der Haut, Lähmungen, Schweißausbrüche oder Erbrechen kündigen die Migräne an. Ein Anfall kann Stunden oder Tage dauern. Häufig verschlimmern sich die Beschwerden bei körperlicher oder geistiger Anstrengung.

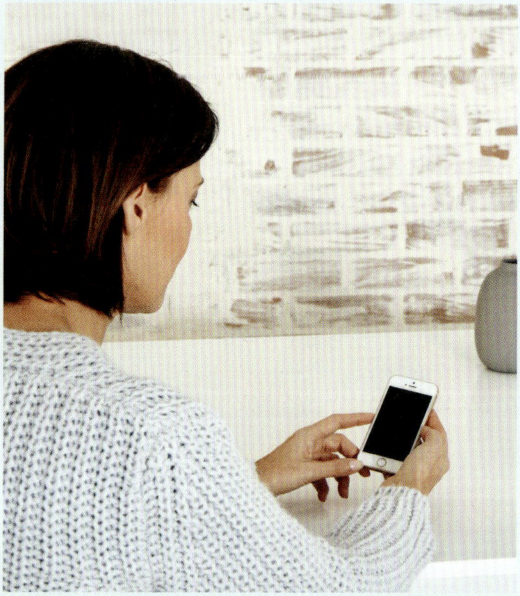

Kopfschmerzen und Schlafstörungen treten leider häufig zusammen auf. Eine Kopfschmerz-App kann Ihnen bei der Ursachensuche helfen.

Vorbeugung

Versuchen Sie herauszufinden, in welcher Situation die Kopfschmerzen auftreten. Dabei kann Ihnen das Führen eines Kopfschmerztagebuchs helfen. So lernen Sie, die Signale Ihres Körpers zu deuten, und können gegensteuern. Achten Sie vor allem auf einen geregelten Tagesablauf, reichlich Bewegung an der frischen Luft und ausreichend Schlaf. Werden Sie aktiv gegen den Schmerz mit den folgenden naturheilkundlichen Empfehlungen.

Entspannung

- Ein gleichmäßiger **Tagesrhythmus** (feste Schlaf- und Wachzeiten auch am Wochenende) hilft, die Häufigkeit von Kopfschmerzen und Migräne zu verringern.
- Entspannungsmethoden wie **autogenes Training, Meditation, progressive Muskelentspannung** oder **Yoga** sind geeignet, die Häufigkeit von Kopfschmerzen und Migräne zu reduzieren. Am besten erlernt man die Grundtechnik in einem Kurs.
- **Atemübungen** entspannen Körper und Geist und helfen, Stress abzubauen. Anregungen dazu finden Sie auf Seite 69, 99 und 114.

Verbesserung der Durchblutung

Viele Wasseranwendungen fördern die Durchblutung. Stellen Sie sich ein Programm aus den folgenden Anwendungen zusammen, das Sie mehrmals in der Woche durchführen. So können Sie den Kopfschmerzen die Stirn bieten.

- Ein **kalter Gesichtsguss** (siehe S. 123) fördert die Durchblutung der Haut, schenkt ein frisches Aussehen und wird deshalb Schönheitsguss genannt. Auch als Muntermacher morgens oder zwischendurch geeignet.
- **Wechselduschen:** Das warme Wasser hat 36 bis 38 °C, das kalte maximal 18 °C (je kälter, desto besser). Beginnen Sie mit der warmen Dusche, sodass Ihr Körper gut erwärmt ist. Dann 10 Sekunden kalt duschen. **Wichtig:** Beginnen Sie herzfern, also am rechten Fuß außen, dann linkes Bein, rechter Arm, linker Arm, anschließend erst den Rumpf und dann den Rücken kurz abduschen. Wiederholen Sie den Wechsel. Die Temperaturunterschiede des Wassers verursachen eine intensive Durchblutung der Haut und fördern den Stressabbau.
- **Wassertreten** (siehe S. 175) ist eine der einfachsten Kneipp-Übungen. Führen Sie es mehrmals pro Woche durch.
- Regelmäßiges **Saunieren** fördert ebenfalls die Durchblutung und baut Stress ab.

Gut zu wissen

Lebensmittel und Migräne

Achten Sie auf ausreichende Flüssigkeitszufuhr. Bestimmte Lebensmittel können bei manchen Patienten eine Migräne begünstigen. Das ist jedoch individuell sehr verschieden und scheint auch mit anderen Faktoren zusammenzuhängen. So gibt es Patienten, die gerade dann eine Migräne bekommen, wenn sie Kaffee weglassen, andere wiederum, wenn sie ihn trinken. Beobachten Sie deshalb genau die Reaktionen Ihres Körpers. Ein Kopfschmerztagebuch hilft dabei. Im Verdacht stehen unter anderem Alkohol (insbesondere Sekt), Milch, Käse, geräucherte Wurst- und Fleischwaren sowie Räucherfisch. Außerdem scheint der Zeitpunkt des Verzehrs eine Rolle zu spielen. Hören Sie bei einem beginnenden Migräneanfall auf zu essen. Achten Sie auf eine gute Verdauung.

- Morgendliches **Trockenbürsten** macht munter, denn die Bürstenmassage fördert die Durchblutung. Sie benötigen dafür nur 2 bis 3 Minuten – eine wohltuende Morgenroutine. Verwenden Sie eine nicht zu harte Bürste. Bürsten Sie die Haut mit langen Strichen von herzfern bis herznah (wie bei Wechselduschen, siehe S. 147) und leichtem Druck. Stark behaarte Stellen und Brustwarzen aussparen.
- Gönnen Sie sich gelegentlich ein **Luftbad.** Öffnen Sie das Fenster weit und stellen Sie sich nackt oder nur sehr leicht bekleidet in die frische Luft. Sie können ein erstes und zweites Frösteln an Ihrem Körper beobachten. Das zweite Frösteln ist das Signal zum Beenden des Luftbads. Mit zunehmendem Training verlängern Sie die Dauer Ihres Luftbads.

Gut zu wissen

Schmerzmittel bei Kopfschmerzen
Wer regelmäßig zu Schmerzmitteln greift, riskiert als Nebenwirkung Kopfschmerzen. Außerdem besteht die Gefahr einer Abhängigkeit. Generell gilt: kleine Mengen, kurze Einnahmezeit. Nehmen Sie Kopfschmerztabletten nie länger als drei Tage hintereinander und höchstens an zehn Tagen im Monat ein. Wer häufig unter Kopfschmerzen leidet, sollte unbedingt ärztliche Hilfe suchen, statt auf frei verkäufliche Schmerzmittel zu bauen. Es gilt dann, die Ursache zu finden. Für die langfristige Behandlung gibt es gute Erfahrungen mit homöopathischen Mitteln. Wenden Sie sich dafür an einen Arzt mit der Zusatzqualifikation Homöopathie.

Lockerung der Muskulatur

- Verspannungen im Nacken- und Schulterbereich können Kopfschmerzen auslösen, umgekehrt können Kopfschmerzen zu Verspannungen in diesem Bereich führen. Achten Sie daher auf eine gute **Körperhaltung**, die Nacken und Schultern entspannt. Lassen Sie die Schultern locker und ziehen Sie sie nicht hoch.
- **Massieren** Sie zwischendurch Ihren Nacken. Legen Sie dafür Zeige- und Mittelfinger beider Hände so in den Nacken, dass sie sich nah am Schädelknochen, aber trotzdem noch im Bereich der Muskulatur befinden. Massieren Sie entlang der Schädelbasis in kleinen Kreisbewegungen von außen nach innen. Wenn sich die Finger treffen, streichen Sie an der Halswirbelsäule entlang abwärts. Wiederholen Sie die Massage 4-mal. Weitere Übungen zur Entspannung des Nackens finden Sie auf Seite 117.
- Wechseln Sie öfter mal vom Sitzen zum Stehen. Nicht jede Absprache muss man per E-Mail treffen. Gehen Sie zu Ihren Kollegen

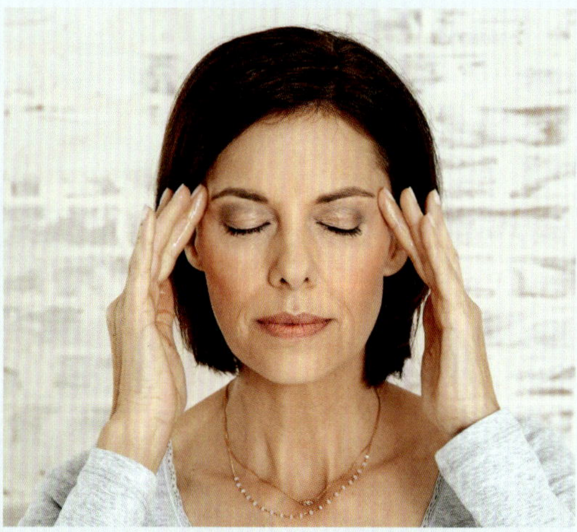

Ein Schläfenmassage mit Pfefferminzöl wirkt wohltuend bei Kopfschmerzen.

und besprechen Dinge direkt, laufen Sie beim Telefonieren herum, nehmen Sie die Treppe anstelle des Lifts. Ideal wäre es, wenn Sie mindestens zehn Prozent Ihrer Bürozeit im **Gehen oder Stehen** verbringen könnten.

- Achten Sie darauf, dass Ihr Arbeitsplatz **ergonomisch** eingerichtet ist. Die richtige Höhe von Tischen und Stühlen beugt Muskelverspannungen und damit Kopfschmerzen vor.
- Regelmäßiges **Ausdauertraining** tut nicht nur Muskeln und Herz-Kreislauf-System gut, sondern trägt auch zur Entspannung und damit zur Minderung von Kopfschmerzen bei.

Hilfe im Akutfall

Manchmal ist es unumgänglich, zu einem Schmerzmittel zu greifen, gerade wenn man mitten in der Arbeit von Kopfschmerzen oder gar einem Migräneanfall geplagt wird. Mit den nachfolgend aufgeführten Selbsthilfeangeboten aus der Naturheilkunde haben Sie eine Auswahl zur Hand, mit der Sie in den meisten anderen Situationen ohne Tabletten auskommen können. Denn der dauerhafte Gebrauch von Kopfschmerzmitteln ist gefährlich (siehe Kasten links).

Mein besonderer Tipp

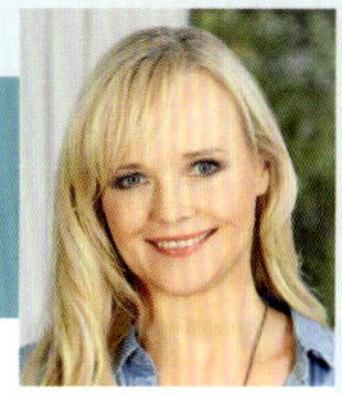

Düfte meiden

Duftstoffe sind allgegenwärtig, in Putzmitteln, Waschmitteln oder Raumsprays. In öffentlichen Gebäuden werden sie zur Luftverbesserung eingesetzt. Duftkerzen haben in vielen Haushalten und Geschäften Einzug gehalten. Man kann diesen flüchtigen organischen Verbindungen kaum entkommen. Ein Problem für Menschen, die sensibel oder sogar allergisch darauf reagieren. Das sind etwa 1 Million Menschen in Deutschland. Manche reagieren auf Duftstoffe mit Kopfschmerzen. Gerade wenn Sie häufiger unter Migräne leiden, sollten Sie diesen Aspekt berücksichtigen und Duftbelastungen aus Ihrem persönlichen Umfeld weitgehend streichen. Dazu gehört auch Parfüm.

Hilfe für unterwegs

- **Weidenrindenpräparate** (Apotheke) sind eine pflanzliche Alternative zu synthetischen Kopfschmerzmitteln. Sie enthalten eine Vorstufe der Acetylsalicylsäure (dem Hauptwirkstoff von Aspirin®) und werden deshalb auch als „Aspirin der Naturheilkunde" bezeichnet. Die Einnahme erfolgt nach Packungsbeilage.
- Ein Fläschchen mit **Pfefferminzöl** sollten Sie stets in der Tasche haben. Gerade bei beginnenden Kopfschmerzen kann das Einreiben der Schläfen hilfreich sein (siehe Foto links). Die kreisenden Bewegungen der Finger wirken zudem ähnlich wie eine Akupressur (siehe S. 151).
- Gehen Sie an die **frische Luft** oder öffnen Sie ein Fenster.
- Kühlung und damit Linderung der Schmerzen verschafft eine **kalte Kompresse.** Dafür ein größeres Taschentuch in kaltes Wasser tauchen, auswringen und auf die Stirn legen, eventuell noch einige Tropfen Pfefferminzöl daraufgeben. In der Apotheke gibt es für unterwegs Einweg-Kühlkompressen, die man nicht vorkühlen muss. Sie werden ganz einfach durch Zusammendrücken aktiviert – eine sehr praktische schnelle Hilfe. Kältekompressen dürfen nicht auf offenen Wunden oder Verletzungen angewendet werden.

Hilfe für zu Hause

Handeln Sie sofort, wenn Sie spüren, dass ein Kopfschmerzanfall naht.

- Ein **warmes Fußbad** ist schnell gemacht (siehe S. 88). Seine Wirksamkeit können Sie mit paar Tropfen ätherischem Rosmarinöl erhöhen. Wenn Sie etwas mehr Zeit haben, sollten Sie sich ein **temperaturansteigendes Fußbad** gönnen, es ist noch wirkungsvoller. Steigern Sie dafür die Temperatur des Fußbadewassers innerhalb von 12 bis 15 Minuten allmählich auf 39 bis 41 °C (je nach Verträglichkeit). Dabei kommt es langsam zu einer Erweiterung der Hautgefäße, der Kreislauf wird entlastet.
- Bei Verspannungskopfschmerzen oder Migräne können Sie **heißfeuchte Nackenumschläge** probieren. Dafür ein Baumwolltuch mit heißem Wasser (39 bis 41 °C) tränken, auswringen, in den Nacken legen und mit einem trockenen Tuch oder Schal umwickeln. So lange liegen lassen, bis die Wärme nachlässt.
- Kälte kann bei Kopfschmerzen wohltuend sein. Sebastian Kneipp war ein großer Freund der **kalten Quarkauflage**. Das vielseitige Hausmittel wirkt kühlend und schmerzlindernd. Streichen Sie dafür kühlschrankkalten Quark etwa 5 mm dick auf ein feuchtes Gazetuch (ersatzweise angefeuchtetes Küchenpapier). Legen Sie das Tuch mit der Quarkseite auf die Stirn. Den Kopf mit einem Tuch oder Schal umwickeln, sodass die Quarkauflage fixiert ist. Sobald sich die Auflage warm anfühlt, wird sie entfernt und eventuell erneuert.
- Eine Gabe **Magnesium** (400 Milligramm) kann die Krämpfe im Kopf ebenfalls lindern.
- Auch **Bachblüten** sind einen Versuch wert. Bei akuten Kopfschmerzen empfiehlt sich die Einnahme von Bachblüten-Notfalltropfen, oder Sie reiben die schmerzende Stelle mit Rescue-Salbe (Notfallsalbe) ein. Bei einem Migräneanfall kann die Bachblüte Cherry Plum helfen. Einnahme siehe Seite 93.

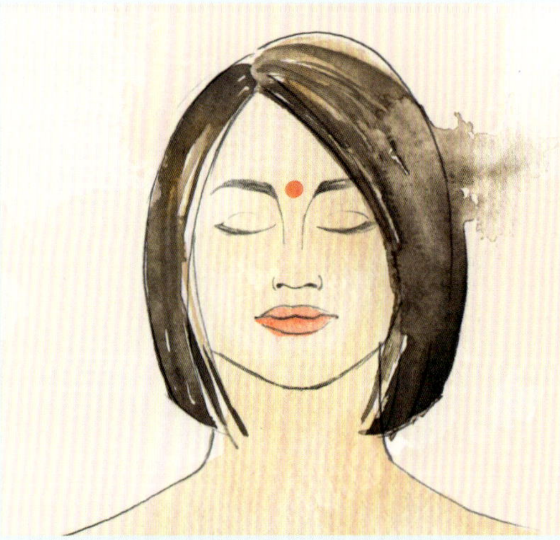

Erspüren Sie die kleine Vertiefung zwischen den Augenbrauen. Massieren Sie diese Stelle mit kreisenden Bewegungen des Zeige- oder Mittelfingers 1 bis 2 Minuten.

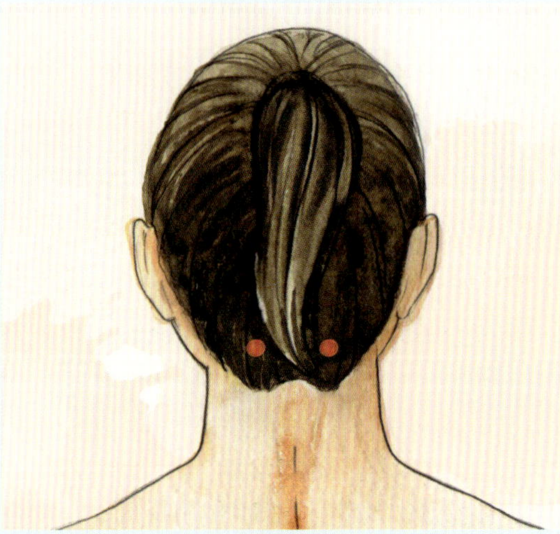

Die Akupressurpunkte Bl 10 befinden sich am Hinterkopf in Höhe des ersten Halswirbels, etwa 1 bis 3 daumenbreit von der Mitte entfernt. Massieren Sie die Punkte 1 bis 2 Minuten.

- Schüßlersalze können ebenfalls bei Kopfschmerzen helfen (siehe Tabelle). Nehmen Sie sie bei akuten Schmerzen alle 5 Minuten ein.
- Bei leichten Kopfschmerzen kann ein **Tee aus Rosenblüten** (Apotheke) helfen. Die ätherischen Rosenöle wirken krampflösend. Übergießen Sie 1 Teelöffel getrocknete Rosenblätter (Apotheke) mit 250 Milliliter kochendem Wasser, 10 Minuten zugedeckt ziehen lassen, abseihen und trinken.
- Mit einem **Tee aus Weidenrinde**, dem „Aspirin der Naturheilkunde", können Sie Kopfschmerzen ebenfalls in den Griff bekommen. Geben Sie 1 Teelöffel Weidenrinde (Apotheke) in 250 Milliliter kaltes Wasser und bringen Sie es zum Kochen. Vom Herd nehmen, 5 Minuten zugedeckt ziehen lassen, abseihen und trinken.
- **Ingwertee** hilft gegen Übelkeit und Erbrechen, die Begleiterscheinungen von Migräne. Übergießen Sie etwa 1 Teelöffel geriebenen Ingwer mit 1 Tasse kochendem Wasser, 5 Minuten zugedeckt ziehen lassen und trinken.
- Für die Selbstbehandlung von Kopfschmerzen eignet sich auch **Akupressur**. Drücken Sie die Vertiefung zwischen den Augenbrauen oder den Punkt Bl 10 (siehe Illustrationen links) jeweils 1 bis 2 Minuten lang und kreisen Sie dabei leicht mit den Fingern. Bl 10, auch „Säule des Himmels" genannt, ist besonders geeignet bei Schmerzen, die ihren Ursprung im Hinterkopf haben. Bei unklaren Kopfschmerzen drücken Sie Ihre Ohrläppchen zwischen Daumen und Zeigefinger. Achten Sie bei der Akupressur auf eine gleichmäßige Atmung.

Schüßlersalze für die Kopfschmerztherapie

Symptome	Mittel, Potenz und Dosierung
Kopfschmerzen, die vom Nacken aufsteigen	**Schüßlersalz Nr. 7:** Magnesium phosphoricum D6, Tabletten **Schüßlersalbe Nr. 7:** Magnesium phosphoricum*
Kopfschmerzen, mit Druckgefühl im Kopf	**Schüßlersalz Nr. 14:** Kalium bromatum D6, Tabletten*
nervlich bedingte Kopfschmerzen	**Schüßlersalz Nr. 21:** Zincum chloratum D6, Tabletten*
halbseitige Kopfschmerzen	**Schüßlersalz Nr. 22:** Calcium carbonicum D6, Tabletten* **Schüßlersalz Nr. 19:** Cuprum arsenicosum D6, Tabletten*

* Nehmen Sie bei akuten Schmerzen alle 5 Minuten 1 Tablette ein, das Schüßlersalz Nr. 7 am besten als „heiße Sieben" (siehe Tipp S. 91)

Wadenkrämpfe

Fast jeder kennt dieses schmerzhafte Verkrampfen der Wadenmuskulatur. Bis zu zwei Drittel der Bevölkerung sollen davon gelegentlich betroffen sein. Ältere Menschen, sportlich Aktive und Schwangere werden besonders oft von Wadenkrämpfen heimgesucht. Ausgesprochen schmerzhaft ist es, wenn man von einem Krampf aus dem Schlaf gerissen wird. Die gute Nachricht: Muskelkrämpfe sind in der Regel harmlos.

Ursachen

Nächtliche Wadenkrämpfe werden meist von extremen oder einseitigen Belastungen sowie zu wenig Bewegung tagsüber verursacht. Bei Sportlern kann eine zu große Trainingsbelastung zu Wadenkrämpfen führen, bei Schwangeren wird die Muskulatur durch das zunehmende Gewicht übermäßig beansprucht. Auch eine ungünstige Schlafposition kann der Auslöser sein. Vorrangig steckt ein gestörter Elektrolythaushalt (Wasser-Salz-Haushalt) dahinter. Dann fehlen in der Regel Magnesium, Natrium und eventuell andere Salze, oft als Folge von zu geringer Flüssigkeitszufuhr. Auch Medikamente kommen als Ursache infrage: Blutdrucksenker, Abführ- und Verhütungsmittel. Außerdem können Krankheiten wie Venenschwäche, Krampfadern, Diabetes mellitus, Schilddrüsenunterfunktion, neurologische Erkrankungen oder Nierenschwäche hinter den Krämpfen stecken.

Symptome

Plötzlich ist er da, der Wadenkrampf, denn unvermittelt krampfen Muskeln oder Muskelgruppen im Unterschenkel. Der Schmerz hält meist einige Minuten an und klingt folgenlos ab.

Vorbeugung

Stecken andere Ursachen oder Erkrankungen hinter Wadenkrämpfen, müssen diese natürlich behandelt werden. Bei symptomatischen Wadenkrämpfen, also Krämpfen, denen man keine Ursache zuordnen kann, können Sie vorbeugend diverse Maßnahmen ergreifen:

- **Magnesium** oder nicht Magnesium ist bei Krämpfen die große Frage. Die einen schwören darauf, die anderen sagen „Bringt nichts". Nachgewiesen ist die Wirkung in der Tat nur bei Schwangeren. Letztlich muss es also jeder selbst herausfinden. Nehmen Sie eventuell über einige Zeit Magnesium (400 Milligramm) ein.
- Trinken Sie täglich 1,5 bis 2 Liter **Mineralwasser, Tees oder Saftschorle**, um Ihren Elektrolythaushalt ausgeglichen zu halten. Achten Sie bei Mineralwasser auf eine ausgewogene Zusammensetzung (siehe Rückseitenetikett).

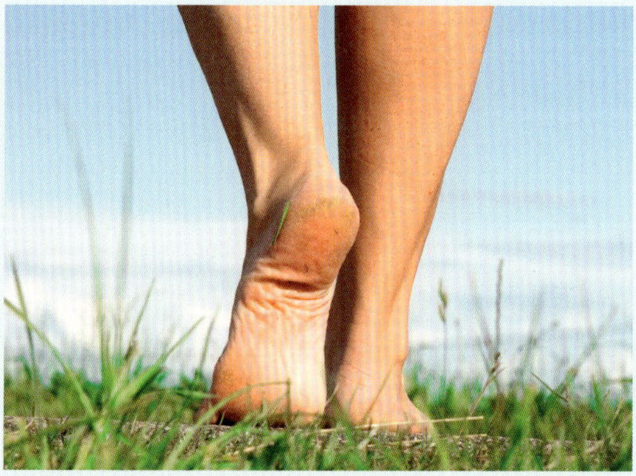

Tun Sie Ihren Füßen Gutes und nutzen Sie jede Gelegenheit zum Barfußlaufen – in der Wohnung und im Sommer natürlich auf der Wiese.

- Achten Sie bei der Zusammenstellung Ihrer Mahlzeiten auf **Lebensmittel mit viel Magnesium** wie Vollkornprodukte (Brot, Nudeln, Reis), Haferflocken, Kleie, Hirse, Sonnenblumenkerne, Mandeln, Bananen oder Bohnen.
- **Warme Wannen-** oder **Fußbäder** können ebenfalls hilfreich sein. Die Wärme entspannt die Muskulatur und eine spätere Verkrampfung wird so eventuell vermieden. Vor allem nach dem Sport oder anderen körperlichen Anstrengungen entspannt ein heißes Bad die Muskeln.
- Eine **Öl-Salz-Massage** lockert Verhärtungen im Gewebe. Dafür 1 bis 2 Esslöffel Öl (Oliven-, Sesam-, Mandel- oder Jojobaöl) mit der gleichen Menge Meersalz in einem Schälchen verrühren, bis sich das Salz aufgelöst hat. Mehrmals in der Woche die Waden 3 bis 5 Minuten mit dieser Ölmischung massieren. Anschließend die Beine mit lauwarmem Wasser sanft abspülen und etwas ruhen. Durch die Massage wird der Stoffwechsel angeregt, die Haut besser durchblutet und der Lymphfluss angeregt.
- Das **Dehnen der Unterschenkelmuskeln** kann Krämpfen vorbeugen. Wippen Sie tagsüber immer wieder mal von der Ferse auf die Zehen (siehe S. 81). Kreisen Sie mit den Füßen, wenn Sie abends fernsehen. Machen Sie auch direkt vor dem Schlafengehen ein paar Minuten Unterschenkel-Stretching.

Gut zu wissen

Schuhe mit hohen Absätzen

Frauen, die häufig hohe Absätze tragen, haben ein erhöhtes Risiko für Wadenkrämpfe, denn die Wadenmuskulatur wird durch die unnatürliche Fußstellung ständig belastet. Auch die Füße leiden unter hohen Absätzen, denn nicht nur die Muskeln, auch die Fußgelenke und und das Fußgewölbe werden „verbogen". Als Ausgleich sollten Sie in der Wohnung viel barfuß laufen.

Mein besonderer Tipp

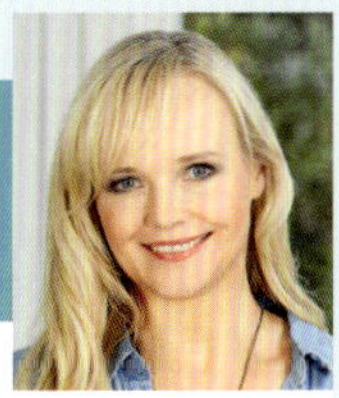

Öfter mal Suppe

Manche Menschen vergessen einfach zu trinken, weil ihr Durstgefühl nicht so ausgeprägt ist. Sie laufen Gefahr, dass ihr Elektrolythaushalt durcheinanderkommt. Setzen Sie deshalb häufiger Suppen auf den Speiseplan – ob klare Brühe, cremige Gemüsesuppe oder Eintopf. Mit einer leichten Gemüsesuppe am Abend schlagen Sie gleich drei Fliegen mit einer Klappe: Sie entlasten das Verdauungssystem in der Nacht, Sie füllen Ihre Flüssigkeitsspeicher auf und Sie nehmen Mineralien zu sich. Geben Sie Suppen also eine Chance.

Hilfe im Akutfall

Tritt der Wadenkrampf nachts auf, hilft nur aufstehen und herumlaufen, dabei zwischendurch immer mal wieder auf die Zehen stellen. Durch die Vibrationen beim Laufen löst sich der Krampf im Muskel. Legen Sie sich eine Wärmflasche ins Bett, bevor Sie sich wieder hinlegen. Durch die Wärme bleibt der Muskel locker. Ereilt Sie tagsüber ein Wadenkrampf, ziehen Sie die Zehen mit der Hand Richtung Körper und drücken die Ferse dabei fest in den Boden.

Schmerzen

Schmerzen können die Nacht zum Albtraum machen. Kein Hin- und Herwälzen hilft, um eine gute Liegeposition zu finden. Ob Schulterprobleme, Hüftarthrose oder Rückenbeschwerden – wie man sich auch bettet, es tut weh. Schmerzen sind eine der häufigsten Ursachen von gestörtem Schlaf und schlechter Schlafqualität.

Ursachen

Häufigste Ursache chronischer Schmerzen sind Erkrankungen des Bewegungsapparats, angeführt von Rückenschmerzen. Etwa zehn Prozent der Bevölkerung sind von solchen chronischen Rückenschmerzen betroffen. Oft entwickelt sich daraus eine eigene Schmerzkrankheit, die unbedingt mit einer multimodalen (vielschichtigen) Schmerztherapie behandelt werden muss. Zählt man noch diejenigen dazu, die über einen kürzeren Zeitraum akut „Rücken haben", kommt man auf geschätzt 70 Prozent. Bei Männern sind sie die häufigste Ursache für Arbeitsunfähigkeit, bei Frauen die zweithäufigste. Rang 2 in der Schmerzstatistik nehmen Gelenk- und Nackenschmerzen ein.

Symptome

Je nachdem, von welchen Gelenken, Nerven, Sehnen oder Muskelgruppen die Schmerzen ausgehen, zieht, pocht, sticht oder reißt es. Ist es schon tagsüber für viele unangenehm, Schmerzen zu spüren, so wird das Einschlafen zu einem ganz besonderen Problem. Auch der Schlaf selbst wird gestört. Die Betroffenen wachen häufiger auf als normal und liegen grübelnd im Bett. Etwa 60 Prozent leiden unter verringertem Gesamtschlaf. Sowohl die Tief- als auch die Traumschlafphasen sind beeinträchtigt. Das wiederum stört die Überschreibung (Löschung) des Schmerzgedächtnisses in der Tiefschlafphase. Ein Teufelskreis. In der Regel kein Problem, wenn es vorübergehende Beschwerden sind. Doch schätzungsweise 13,5 Millionen Deutsche leiden unter chronischen Schmerzen. Nächtliches Wachliegen verstärkt das Schmerzempfinden. Die so Geplagten empfinden alles noch schlimmer, als es vielleicht tatsächlich ist. Der Schlafmangel selbst kann zu einer Verschlechterung des Allgemeinbefindens führen, was natürlich wiederum Einfluss auf das Schmerzgeschehen hat und den Behandlungserfolg schmälern kann.

Gut zu wissen

Ursachen von Rückenschmerzen

Es gibt spezifische und unspezifische Rückenschmerzen. Etwa 80 bis 90 Prozent der Betroffenen leiden an unspezifischen Schmerzen. Auslöser können Muskelverspannungen, Fehlhaltungen, Bewegungsmangel oder Übergewicht sein. Spezifische Rückenschmerzen dagegen treten seltener auf. Dazu zählen entzündliche Muskel- oder Bindegewebserkrankungen, aber auch eingeklemmte Muskeln oder Nervenstränge. Der Klassiker der spezifischen Rückenschmerzen ist der Bandscheibenvorfall.

Vorbeugung

Wir waren Jahrtausende als Jäger und Sammler unterwegs, also von früh bis spät in Bewegung, immer auf den Beinen. Etwa 20 Kilometer und mehr haben unsere Vorfahren jeden Tag zurückgelegt. Genau dafür ist auch unser biologisches System ausgelegt. Der durchschnittliche Büromensch von heute kommt jedoch gerade mal auf 700 Meter. Was passiert aber, wenn ein biologisches System nicht gebraucht wird? Es baut ab! Die Muskeln werden kleiner und verkürzen sich. Die Knochen erhalten das Signal, weniger knochenbildende Zellen zu produzieren, was sie allmählich porös macht. Gelenken fehlt die nötige „Schmiere", denn die unentbehrliche Gelenkflüssigkeit wird vor allem bei Bewegung gebildet. Wir sollten also nicht nur im Einklang mit der äußeren, sondern auch mit unserer eigenen Natur leben.

Vor einiger Zeit machte der Slogan „Sitzen ist das neue Rauchen" die Runde. Da ist was dran. Unsere Sitzgesellschaft ist Gift für Muskeln, Sehnen und Gelenke. Bringen Sie mehr Schwung in Ihr Leben. Auch über die Ernährung und den Abbau von Übergewicht helfen Sie Ihrem Bewegungsapparat, möglichst schmerzfrei zu funktionieren.

Bewegter Alltag

Natürlich ist regelmäßiger Sport mehrmals in der Woche (Ausdauersport, gepaart mit Kraftübungen) der beste Ausgleich für Bewegungsmangel. Doch nicht in jeder Lebensphase gelingt uns dies. Wer Familie und Job unter einen Hut bringen oder einen Angehörigen pflegen muss, dem fehlt oft schlicht die Zeit dafür. Versuchen Sie in solchen Phasen, jede noch so kleine Gelegenheit für mehr Bewegung im Alltag zu nutzen. Etwa mit der **Anstelle-Regel:** Fahrrad nehmen anstelle des Autos, Treppe statt Fahrstuhl, lieber bis zur nächsten oder übernächsten Haltestelle laufen als auf die Straßenbahn warten usw. Versuchen Sie, so oft es geht, bei körperlichen Tätigkeiten ins Schwitzen zu kommen. Nehmen Sie zwei Treppen auf einmal oder legen Sie beim Spaziergang einen Zahn zu. Treten Sie mit sich in einen Wettbewerb und besorgen Sie sich einen **Schrittzähler.** Nach 10 000 Schritten täglich können Sie sich abends beruhigt ins Bett legen.

Entzündungshemmende Ernährung

Entzündliche Prozesse im Körper können durch eine entsprechende Ernährung angefeuert oder in Schach gehalten werden. Das trifft auch auf Entzündungen in den Gelenken zu. Zu den „Zündern" gehören vor allem tierische Fette und die darin enthaltenen Arachidonsäuren. Streichen Sie deshalb Fleisch und Wurst für einen längeren Zeitraum von Ihrem Speiseplan. Viele Studien belegen den Zusammenhang von vegetarischer Kost und Rückgang der Entzündungen. Verzehren Sie zweimal pro Woche Fisch, am besten fette Kaltwasserfische wie Makrele, Hering und Lachs. Sie sind reich an

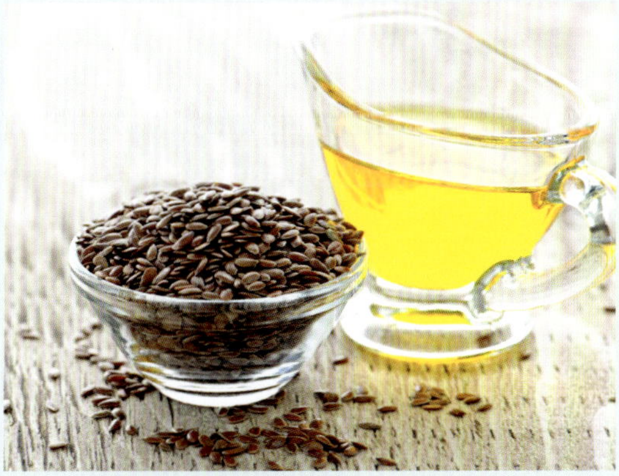

Leinöl ist reich an Omega-3-Fettsäuren. Schon mit 1 Teelöffel Leinöl am Tag (pur oder in Speisen gemischt) tun Sie Ihrem Körper viel Gutes.

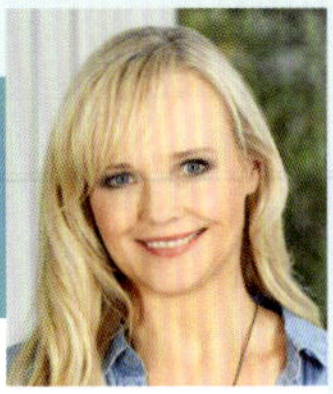

Mein besonderer Tipp

Fertiggerichte

Sie enthalten nicht nur schlechte Fette, hohe Mengen an Salz und Zucker, sondern auch viele Konservierungsstoffe, die den Stoffwechsel negativ beeinflussen. Selbst ein frisch anmutender Krautsalat im Plastikbecher ist keine gute Empfehlung. Etwa 12 Gramm Zucker sind in 100 Gramm enthalten. Das sind rund 5 Zuckerwürfel. Und zu viel Zucker ist ebenfalls ein Entzündungsfaktor. Kochen Sie lieber selbst, dann haben Sie Ihren Zucker- und Salzkonsum im Griff.

essenziellen Omega-3-Fettsäuren, die helfen, Entzündungen zu vermeiden und das Immunsystem zu stärken. Für stabile Knochen trinken Sie Mineralwasser mit reichlich Kalzium. Den Kalziumgehalt des Wassers können Sie dem Rückseitenetikett der Flaschen entnehmen.

Entzündungsfaktor Übergewicht

Es muss nicht Größe 38 oder 40 sein. Leichtes Übergewicht ist im Alter sogar von Vorteil. Wer jedoch deutlich zu viel Körpermasse mit sich herumschleppt, der belastet Wirbelsäule, Knie- und Hüftgelenke zu stark. Außerdem heizt übermäßiges Bauchfett Entzündungsprozesse an, beispielsweise in den Gelenken. Holen Sie sich Hilfe, wenn Sie es allein nicht schaffen, Ihren Pfunden zu Leibe zu rücken. Viele Krankenkassen übernehmen die Kosten von anerkannten Ernährungsprogrammen oder bieten sogar selbst welche an.

Hilfe im Akutfall

Ein Bandscheibenvorfall, der mit Lähmungserscheinungen in den Füßen, Taubheitsgefühlen im Genitalbereich oder einer Harn- oder Stuhlinkontinenz einhergeht, ist ein Notfall und muss meist umgehend operativ versorgt werden. Zum Glück sind solche Fälle selten. Bei den meisten Beschwerden können Sie im Akutfall selbst für Linderung sorgen. Halten die Schmerzen trotzdem an, suchen Sie einen Arzt auf.

Nacken- und Schulterschmerzen

Eine Massage mit **Arnika** wirkt schmerzlindernd. Setzen Sie sich an einen Tisch, stützen die Unterarme ab und legen den Kopf in die Handflächen. Nun kann Ihr Partner den Bereich mit Arnikasalbe massieren oder mit einer Arnikatinktur einreiben. Anschließend die Stelle mit einem Fön ein paar Minuten wärmen. Danach warm anziehen.

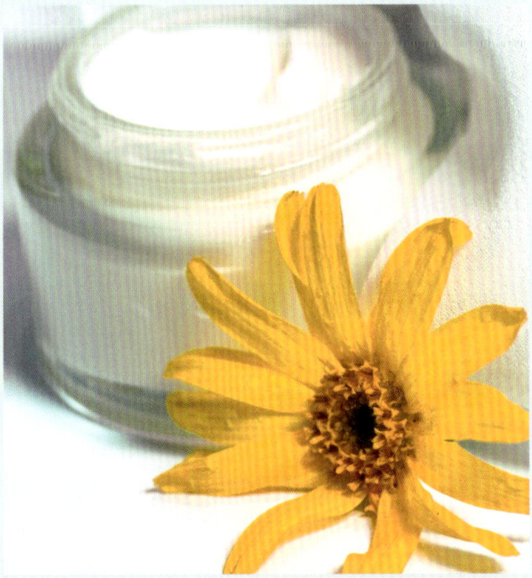

Die Bergblume Arnika wirkt gegen Schmerzen und Entzündungen. Sie können sie in Salben oder Tinkturen anwenden.

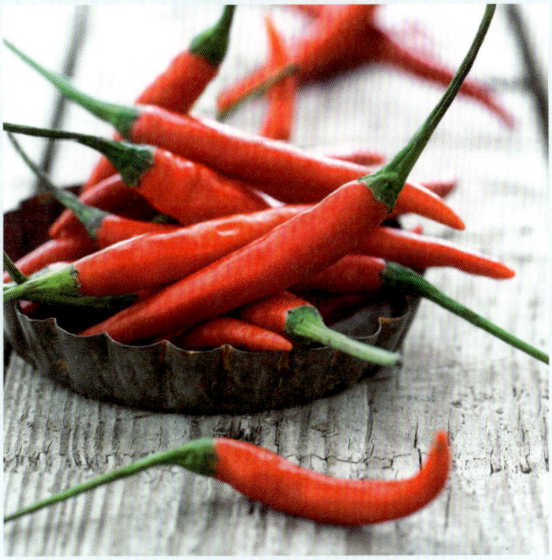

Der Scharfmacher der Chilischoten, Capsaicin, ist auch in Wärmepflastern enthalten. Es wirkt durchblutungssteigernd und hilft bei Rückenschmerzen.

Kreuzschmerzen

Kreuzschmerzen sind heutzutage zum Volksleiden geworden. Immer mehr Menschen haben damit zu kämpfen. Ein Hexenschuss überfällt die Lendenwirbelsäule schlagartig mit einem stechenden Schmerz. Zieht der Schmerz ins Bein hinunter, ist der Ischiasnerv mit beteiligt.

- Verwöhnen Sie Ihre Lendenwirbelsäule mit Ruhe und Wärme. Füllen Sie eine **Wärmflasche** zur Hälfte mit warmem Wasser. Legen Sie sich auf den Rücken, stellen Sie die Beine auf und platzieren Sie die Wärmflasche im unteren Lendenbereich.
- Auch eine Massage oder Einreibung mit **Arnikasalbe oder -tinktur** lindert Schmerzen.
- Ein **Wärmepflaster** (Apotheke oder Drogeriemarkt), ein **feuchtheißer Wickel** (siehe S. 177) oder ein **heißes Rosenölbad** (siehe S. 99) bringen Erleichterung bei Hexenschuss und Ischiasbeschwerden.
- Verspüren Sie nach einer Wärmebehandlung keine Besserung, reiben Sie die schmerzhaften Stellen 1- bis 3-mal täglich mit **Aconit Schmerzöl** (Wala) oder **Hypericum Öl** (Weleda) ein.
- Das homöopathische Mittel **Rhus toxicodendron D6** bringt zusätzlich Linderung. Nehmen Sie im Akutfall stündlich 5 Globuli, dann alle 2 Stunden 5 Globuli. Oder Sie probieren ein Kombinationsmittel: Rhus tox. comp. (Wala) oder Rhus tox. Pentarkan® (DHU).

Gelenkbeschwerden

Bewährte Hausmittel sind Wickel und Auflagen.

- **Kohlwickel:** Schneiden Sie bei einigen großen Weißkohlblättern die harten Mittelrippen heraus. Legen Sie die Blätter zwischen ein weiches Leinen- oder Baumwolltuch. Rollen Sie mit dem Nudelholz oder einer vollen Wasserflasche über die Blätter, bis Saft austritt. Bedecken Sie die schmerzende Körperstelle mit 5 bis 6 Lagen Kohlblättern, legen ein Tuch darüber und umwickeln die Auflage mit einer elastischen Binde. Mindestens 2 Stunden einwirken lassen.

Gut zu wissen

Bauchmuskeln für starke Rücken

Der untere Rücken wird von der Gesäßmuskulatur, den Muskeln der Oberschenkelrückseite und den Bauchmuskeln stabil gehalten und gestärkt. Diese Muskelgruppen, die sogenannte Muskelschlinge, sorgen dafür, dass das Becken nach vorn gezogen wird und kein Hohlkreuz entsteht. So steht die Wirbelsäule in ihrer idealen S-Form. Die Bauchmuskeln unterstützen dieses fein abgestimmte Zusammenspiel (siehe S. 117).

• **Ingwerwickel** fördern die Durchblutung, regen die Nieren an und wirken antibakteriell. Rühren Sie 2 Teelöffel Ingwerpulver in 250 Milliliter kochendes Wasser und lassen es 15 Minuten quellen. Oder Sie reiben frischen Ingwer (etwa 5 Esslöffel) und erwärmen den Brei mit etwas Wasser. Bestreichen Sie ein Tuch mit dem Ingwer und legen es auf das Gelenk. Umwickeln Sie die Auflage mit einer elastischen Binde und lassen Sie sie einwirken, bis sie kalt ist.

• **Kartoffelauflagen** sorgen für intensive Durchwärmung und Muskelentspannung, wodurch Schmerzen gelindert werden. Kochen Sie etwa 500 Gramm ungeschälte Kartoffeln weich. Legen Sie eine Schicht Küchenpapier auf eine Geschirrtuch. Geben Sie die Kartoffeln darauf und decken Sie sie mit Küchenpapier zu. Schlagen Sie das Geschirrtuch über die Kartoffeln und zerdrücken Sie sie, bis eine daumenbreite Schicht entstanden sind. Formen Sie das

Multitalent Heublumensack

Ob Nackensteife, Hexenschuss, Verspannungen, Arthrose oder Verschleißerscheinungen an Gelenken und Wirbelsäule, ein warmer Heublumensack wirkt schnell schmerzlindernd, krampflösend, durchblutungsfördernd und entspannend. Er wird auch als „Morphium der Naturheilkunde" bezeichnet. Heublumensäcke gibt es in der Apotheke. **Wichtig:** nicht anwenden bei akuten Entzündungen und offenen Wunden, bei starken Kreislaufbeschwerden, Hautentzündungen im Behandlungsbereich und Heublumenallergie.

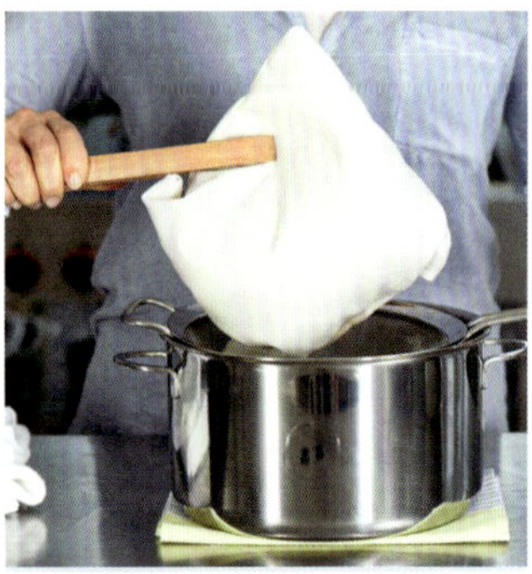

1. Füllen Sie einen großen Topf mit Wasser und erhitzen Sie es. Dann den Heublumensack in einem Sieb über dem Topf 20 bis 30 Minuten erwärmen. **Wichtig:** Der Sack darf nicht mit dem Wasser in Berührung kommen, er soll nur durch den Dampf erwärmt werden.

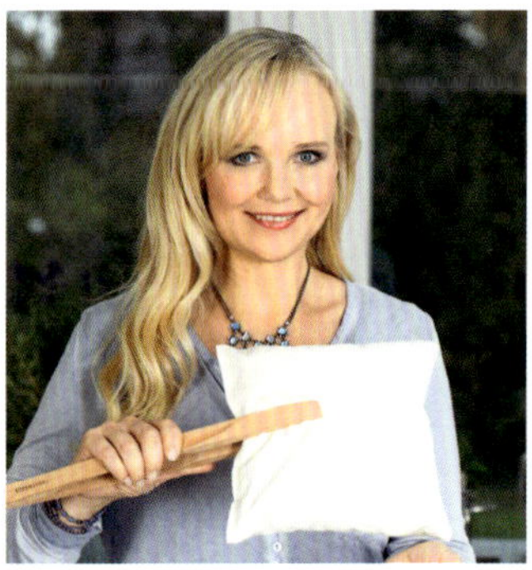

2. Den Heublumensack mit einer Zange oder mit Topflappen aus dem Sieb nehmen. Die Temperatur des Sacks vor dem Auflegen am besten mit dem Handrücken erfühlen, er soll gut warm, aber nicht heiß sein. Lassen Sie ihn gegebenenfalls etwas abkühlen.

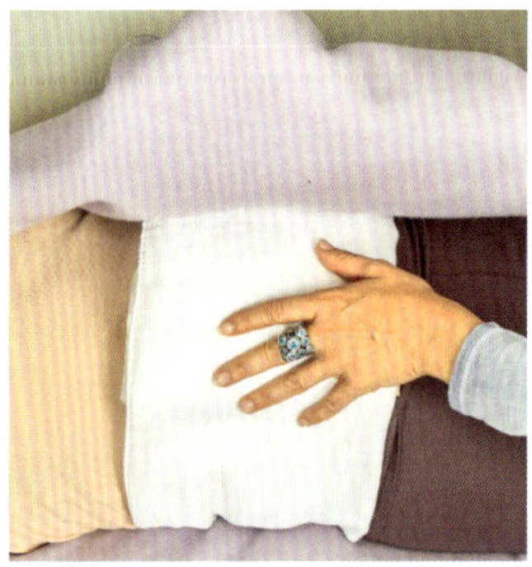

3. Umwickeln Sie den Heublumensack zuerst mit einem Baumwoll-, dann mit einem weichen Wolltuch. Legen Sie ihn für etwa 20 Minuten oder bis er abgekühlt ist auf die zu behandelnde Körperstelle. Nach der Anwendung noch etwa 30 Minuten ruhen.

Paket auf die gewünschte Größe und lassen Sie die Auflage so lange abkühlen, bis sie sich an der Unterarminnenseite angenehm warm anfuhlt. Legen Sie das Päckchen auf das Gelenk und fixieren es mit einem Tuch oder einer elastischen Binde. Bedecken Sie das Gelenk zusätzlich mit einer Decke und lassen die Auflage liegen, bis sie abgekühlt ist. Dann das Kartoffelpaket entfernen, das Gelenk bedecken und 15 bis 30 Minuten nachruhen.

Wichtig: Bei akuten Entzündungen in den Gelenken ist Kälte angesagt. Legen Sie in dem Fall eine Kühlkompresse auf.

Dehnen und entspannen

- **Dehnen** hilft, muskuläre Ungleichgewichte zu beheben, die meist durch Muskelverkürzungen entstanden sind. Gleichzeitig wirken Dehnübungen auch entlastend auf die Gelenke, indem sie ihnen mehr Platz verschaffen.
- **Entspannen** vor dem Schlafen: Legen Sie sich auf einer Matte oder Decke auf den Rücken und ziehen Sie die Beine an den Bauch. Schieben Sie ein Kissen unter den Po und spüren Sie, wie sich im unteren Rücken eine wohlige Entspannung ausbreitet.

Lagerungstricks im Bett

Ein paar Hilfsmittel und Tricks beim Liegen können für eine Entlastung der schmerzenden Körperpartien sorgen.

- Schmerzen in der **Lendenwirbelsäule** und/oder in der Hüfte: Schlafen Sie auf dem Rücken, schieben Sie sich eine Kissenrolle unter die Knie. Schlafen Sie auf der Seite, winkeln Sie beide Knie an und legen sich ein dickes Kissen zwischen die gebeugten Knie.
- Schmerzen im **Schulterbereich**: Rückenschläfer legen ein festes Kissen (oder eine gefaltete Decke) in Hüfthöhe neben den Körper, sodass sie den betroffenen Arm erhöht lagern können. Auf diese Weise wird der Schmerz in der Schulter reduziert, denn der Oberarmkopf kann entspannt in der Gelenkpfanne liegen. Seitenschläfer legen sich ein festes Kissen (oder eine zusammengelegte Decke) vor den Körper, auf das sie entspannt den Arm legen und so das Schultergelenk entlasten können.
- Unterschiedliche **Lagerungshilfen** zu (meist) erschwinglichen Preisen gibt es in Sanitätshäusern. Dort bekommen Sie auch eine professionelle Beratung. Spezielle Nackenkissen, die man nicht nur zum Schlafen, sondern auch bei Autofahrten oder im Flugzeug nutzt, sind den meisten bekannt. Aber auch für den Rücken, die Hüfte, die Knie, ja sogar für die Fersen gibt es verschiedene Polsterungen. Diese Lagerungskissen oder -polster sind durch ihre unterschiedlichen Füllungen – Schaumstoff, Perlen, Polyester, Polysticks, Baumwolle – und Formen variabel einsetzbar. Platzsparend sind aufblasbare Lagerungskissen.

Gut zu wissen

Bewegung im Wasser

Hat man Schmerzen in den Gelenken, vermeidet man jede unnötige Bewegung. Falls man sich doch bewegen muss, nimmt man eine Schonhaltung ein, was wiederum zu neuen Schmerzen führt. Den Teufelskreis kann man mit Bewegung im Wasser durchbrechen. Der Auftrieb im Wasser sorgt für ein gewisses Maß an Schwerelosigkeit. Wenn Sie von Gelenk- oder Rückenschmerzen geplagt werden, sollten Sie regelmäßig schwimmen oder an einem Kurs für Wassergymnastik teilnehmen.

Husten, Schnupfen, Halsweh

Drei Tage kommt sie, drei Tage bleibt sie, drei Tage geht sie. Die Rede ist von einer Erkältung. Sie verläuft in mehreren Phasen und kann einen so richtig Schachmatt setzen. Nicht nur tagsüber, sondern auch nachts. Die Nase ist zu, das Schlucken tut weh und Hustenanfälle rauben einem den letzten Schlaf. Dabei ist gerade das Immunsystem auf Schlaf angewiesen, um Kraft gegen alle möglichen Angreifer zu sammeln.

Ursachen

Täglich atmen wir rund 13 000 Liter Luft ein. Mit jedem Atemzug gelangen auch zahlreiche Keime in unseren Körper. Die Schleimhäute der Atemwege sind zwar ein guter Schutz gegen alle möglichen Eindringlinge, aber die rund 200 Arten Erkältungsviren sind äußerst aggressiv. Für etwa 40 Prozent aller Erkältungen sind Rhinoviren verantwortlich. In der kalten Jahreszeit dringen sie leichter in die Schleimhäute ein, da sie durch Heizungsluft ausgetrocknet sind. Die Tröpfcheninfektion ist einer der häufigsten Übertragungswege. Das heißt, die Erreger gelangen in winzigen Partikeln in die Luft, etwa beim Niesen, Husten oder Sprechen. Bei einem kräftigen Niesen werden Viren mit 150 Stundenkilometern in die Luft gepustet. Handkontakt und „infizierte" Gegenstände sind weitere Ansteckungsquellen. Viren überleben stunden- bis tagelang auf der Haut, auf Tassen und Tellern, Türklinken, Geldscheinen, kurz: auf allen Gegenständen, mit denen wir tagtäglich in Berührung kommen.

Symptome

Es beginnt vielleicht mit vermehrtem Niesen, einem ersten Kratzen im Hals oder mit leichten Kopf- und Gliederschmerzen. Dann ist die Nase ganz zu, der Kopf schwer, und wen es richtig erwischt, der bekommt auch noch leichtes Fieber. Wandert der Infekt weiter, werden auch die unteren Atemwege angegriffen. Im schlimmsten Fall hustet man sich die Seele aus dem Leib und jedes Schlucken verursacht Schmerzen. Eine Erkältung kann einen richtig mitnehmen. Und zu alldem bringt sie einen noch durch Hustenanfälle und erschwerte Nasenatmung um den Schlaf. Kommt es zu einer weiteren Ausbreitung, kann eine sekundäre Erkrankung wie eine Nasennebenhöhlenentzündung drohen. Der geschwächte Körper ist dann auch besonders anfällig für bakterielle Infektionen, die zu Lungen- oder Mittelohrentzündungen führen können.

Vorbeugung

Ein- bis zweimal im Jahr kämpft ein Erwachsener mit einer Erkältung, Kinder sogar fünf- bis zehnmal. Da sich Viren ständig verändern, gibt es auch keine Impfung gegen Erkältungen. Sie können jedoch vorbeugen, indem Sie Ihr Immunsystem stärken und den Erkältungsviren so das Leben schwer machen.

- **Waschen** Sie sich vor dem Essen und nach dem Kontakt mit erkälteten Menschen gründlich die Hände, mindestens 30 Sekunden – und denken Sie dabei auch an die Zwischenräume der Finger. Die Übertragung von Keimen durch Handkontakt ist neben der Tröpfcheninfektion eine der Hauptansteckungsquellen.
- Wer zu Schnupfen neigt, sollte vorbeugend darauf achten, dass er stets **warme Füße** hat.

- In trockenen Nasen bricht die Abwehr zusammen. Feuchte Schleimhäute sind deshalb ein guter Schutz vor Keimen aller Art (siehe Tipp S. 162). Wer viel in geheizten Räumen arbeitet, kann tagsüber immer wieder mal ein **Salzwasserspray** für die Nase benutzen (Apotheke, Drogerie). Salzwasser befeuchtet die Schleimhaut und verringert zudem die Keime.
- Trinken Sie viel, am besten warme Tees. Sehr wirksam ist **Ingwertee.** Ingwer tötet Keime und stärkt die Abwehrkräfte. Füllen Sie eine Thermoskanne mit Ingwerscheiben (pro Tasse 2 Zentimeter Ingwer) und kochendem Wasser und trinken Sie den Tee über den Tag verteilt.
- **Propolis**, der Kittharz der Bienen, schützt den Bienenstock vor Bakterien, Viren und Pilzen. Propolis gibt es als Lösung, etwa Propolis Urtinktur (Apotheke). Machen Sie vorbeugend eine Propolis-Kur und nehmen Sie täglich 5 bis 10 Tropfen in Wasser oder auf Honig ein.
- Regelmäßige **Saunabesuche** sind ein bewährtes Training für das Immunsystem.
- **Wechselschenkelgüsse** stärken die Abwehr ebenfalls (siehe S. 176). Studien haben gezeigt: Wer nach dem Duschen regelmäßig die Beine nacheinander jeweils 20 Sekunden kalt abduscht, ist nur halb so oft erkältet.

Gut zu wissen

Richtig husten

Dass man sich beim Husten die Hand vor den Mund hält, ist mehr als eine höfliche Geste. Auf diese Weise schützt man die Menschen in seiner Umgebung vor Hustenkeimen, die per Tröpfcheninfektion übertragen werden. Doch Vorsicht: Wäscht man die Hand anschließend nicht gründlich, überträgt man die Keime per Hautkontakt, etwa beim Händeschütteln, oder über Gegenstände, die dann auch andere Menschen berühren, wie Türklinken, Geldscheine usw. Deshalb sollte man stets in die Armbeuge husten! Auf porösen Untergründen, also auf Textilien, überleben Viren nicht so lange wie auf glatten Oberflächen.

Hilfe im Akutfall

Es ist manchmal wie verhext. Da kann man sich warm anziehen, reichlich schlafen, genug Vitamine essen und trotzdem kann man der Erkältung nicht entkommen. Lindern Sie die Beschwerden mit den Mitteln der Naturheilkunde und gönnen Sie sich Ruhe. Dann können Sie auch bald wieder durchschlafen.

- Machen Sie bei den ersten Anzeichen einer Erkältung ein **temperaturansteigendes Fußbad** (siehe S. 150). Das kann den Verlauf deutlich mildern, vielleicht sogar im Keim ersticken. Das Fußbad, das bis über die Waden reichen soll, wärmt die Beine gründlich durch. Die dadurch hervorgerufene Mehrdurchblutung im ganzen Körper wirkt auch auf die Schleimhäute im Nasen-Rachen-Raum. Mit dem Zusatz von ätherischem Thymianöl erhöhen Sie die Wirkung. **Wichtig:** den Oberkörper während des Bads warm halten.

Schnupfen

- Bei beginnendem Schnupfen und häufigen Entzündungen der Nasennebenhöhlen hilft eine **Nasendusche** (siehe Tipp S. 162).
- Das **Inhalieren** von heißem Wasserdampf löst Schleim, fördert die Sekretion und wirkt entzündungshemmend. Füllen Sie dafür heißes Wasser in einen großen Topf oder eine Schüssel und geben einige Tropfen Kräuterextrakt dazu. Gut geeignet sind Eukalyptus, Thymian,

Mein besonderer Tipp

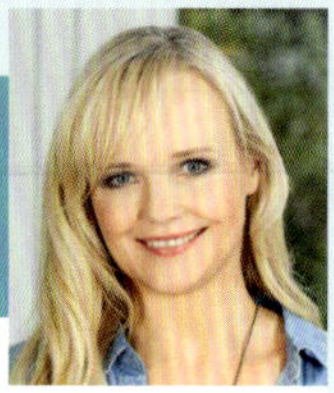

Nasenschleimhaut pflegen

Gerade in der kalten Jahreszeit können regelmäßige Spülungen der Nase mit einer leichten Salzlösung – etwa 2 Gramm auf 250 Milliliter lauwarmes Wasser (oder eine Fertiglösung aus der Apotheke) – die Schleimhäute schützen. Spülen Sie die Nase und die Nebenhöhlen nach der Gebrauchsanweisung Ihrer Nasendusche gründlich durch. Dieses Reinigungsprinzip kommt aus dem Ayurveda. Weiter wird empfohlen, die Nasenschleimhäute danach mit etwas Sesamöl einzureiben, um sie vor Kälte und Austrocknung zu schützen. Das kann man entweder mit einer Pipette oder einfach mit dem kleinen Finger machen.

Kamille und Pfefferminze. Den Kopf mit einem großen Handtuch bedecken, etwa 10 Minuten über den Dampf halten und dabei tief ein- und ausatmen. Dann das Handtuch um den Kopf wickeln und etwa 30 Minuten „nachdünsten". Abschließend das Gesicht kalt waschen. **Wichtig:** Das Gesicht nicht zu dicht an das Wasser halten, es besteht Verbrühungsgefahr!

- **Schwarzer Rettich** hat sich bei Schnupfen und verstopften Nebenhöhlen bewährt. Beim Zerkleinern des Rettichs entstehen aus einem schwefelhaltigen Glykosid der Wurzel scharfe Senföle. Mischen Sie frisch geriebenen Rettich mit etwas Zitronensaft und Zucker nach Geschmack und essen Sie 2- bis 3-mal täglich ein paar Esslöffel davon.
- Auch die **Homöopathie** hat einige Mittel parat, die bei der Bekämpfung von Schnupfen helfen können (siehe Tabelle rechts). Sie können die Mittel ergänzend zu den hier empfohlenen Naturheilkundemitteln einnehmen.

Husten

Nächtlicher Husten stört den Schlaf ungemein. Verschaffen Sie sich deshalb Linderung.

- Eibisch verfügt über reichlich Schleimstoffe. Diese hemmen die Bewegung der Haarzellen in den Atemwegen und lindern so trockenen Husten. Für einen **Eibischtee** setzen Sie 1 Teelöffel Eibischblätter oder 2 Teelöffel Eibischwurzel (Apotheke) mit 1 Tasse kaltem Wasser an und lassen sie mindestens 30 Minuten ziehen. Danach aufkochen und abseihen. 3-mal täglich 1 Tasse trinken.
- Huflattich enthält wie Eibisch viele Schleimstoffe. Für einen **Huflattichtee** überbrühen Sie 1 Teelöffel Huflattichblätter (Apotheke) mit 1 Tasse kochendem Wasser, 5 Minuten ziehen lassen, abseihen. Trinken Sie 2- bis 3-mal täglich 1 Tasse (maximal 4 bis 6 Wochen im Jahr).
- Bei Bronchitis und entzündeten Atemwegen hilft **Thymiantee**. Übergießen Sie 1 Teelöffel Thymian mit 1 Tasse kochendem Wasser, 5 Minuten zugedeckt ziehen lassen und abseihen. Mehrmals täglich 1 Tasse trinken.
- Ein bewährtes Hausmittel ist **Zwiebelsirup**. Schneiden Sie dafür 1 große Zwiebel in Ringe, geben diese in ein Glas und bestreuen Sie sie mit Zucker. Innerhalb weniger Stunden bildet sich ein Sirup, von dem Sie 3- bis 5-mal täglich 1 bis 2 Teelöffel einnehmen.
- Auch eine **Kartoffelauflage** ist ein Hausmittel, das hustenlindernd wirkt (siehe S. 158).
- Für die Bekämpfung von nächtlichem Husten eignet sich ein **Bienenwachsauflage** (Apotheke). Er besteht aus einer Bienenwachsplatte, die man mit dem Fön erwärmt, auf die Brust legt

Gut zu wissen

Halskette aus Meerrettich

In den ländlichen Gebieten Frankens und Böhmens schwören ältere Bäuerinnen heute noch auf die Meerrettich-Kette. Dazu wird ein Stück Meerrettich geschält, in Scheiben geschnitten und aufgefädelt. Schnupfengeplagte legen sich die Kette im Bett um den Hals und atmen so die ganze Nacht die ätherischen Öle des Meerrettichs ein. Diese starken Öle wirken sowohl gegen Bakterien als auch gegen Viren.

und mit einem Baumwolltuch fixiert. Den Wickel können Sie über Nacht liegen lassen. Seine lang anhaltende Wärme wirkt hustenstillend und schleimlösend. Der Wickel ist mehrfach verwendbar und auch für Kinder gut geeignet.

Wichtig: Prüfen Sie die Temperatur der Wachsplatte vor dem Auflegen mit dem Unterarm.

Halsschmerzen

Etwa 2000-mal schluckt der Mensch am Tag. Bei Halsweh bedeutet das also 2000-mal Schmerzempfinden, was das Ein- und Durchschlafen natürlich zum Problem macht.

- Bei den ersten Anzeichen von Halsschmerzen gurgeln Sie mehrmals täglich mit **Salzwasser**. Dazu 1 Msp. Salz in 1 Glas lauwarmem Wasser auflösen.
- Hilfreich ist auch das Kauen von **Gewürznelken**. Das darin enthaltene ätherische Öl Eugenol wirkt keimtötend und schmerzstillend. Behalten Sie die Nelke im Mund, bis sie ganz weich geworden ist.
- Parallel zu den empfohlenen Naturheilkundemitteln können Sie bei akuten Halsschmerzen und Entzündungen im Rachenraum das anthroposophische Mittel **Apis Belladonna Globuli velati** (Wala) nehmen. Lassen Sie jede Stunde 5 Streukügelchen unter der Zunge zergehen.

Homöopathische Mittel zur Unterstützung der Schnupfentherapie

Symptome	Mittel und Potenz
Fließschnupfen, gereizte Augen	Allium cepa D6*
entzündete Nasennebenhöhlen	Pulsatilla D6*
Niesattacken	Natrium muriaticum D6*
verstopfte Nase	Sambucus nigra D6*
alle Schnupfenstadien	Nux vomica D6*

* Nehmen Sie am 1. Tag 4-mal alle 10 Minuten, dann alle 30 Minuten je 5 Globuli ein (maximal 12-mal). Am 2. Tag 5- bis 6-mal und am 3. Tag 3-mal je 5 Globuli unter der Zunge zergehen lassen, bis der Schnupfen abgeklungen ist.

Guten Abend, gute Nacht!

Eine erholsame Nacht beginnt am besten, wenn Sie die Zeit vor dem Schlafengehen zum Herunterfahren nutzen. Mit ruhigen, kleinen Ritualen und erprobten Erste-Hilfe-Tricks geben Sie sich selbst Nachhilfe. So kann aus einem entspannten Abend auch eine gute Nacht werden.

Vorbereitung

Es beunruhigt uns, wenn wir nicht wissen, was uns am nächsten Tag erwartet. Bereiten Sie sich vor: Was ziehe ich an? Was gibt's zum Frühstück? In welcher Reihenfolge bewältige ich meine Aufgaben? Wenn Sie gut vorbereitet sind, können Sie loslassen und befreit schlafen.

Stille-Rituale am Abend

Abwarten und Tee trinken, lautet eine gängige Redewendung. Wie wär's mit einer neuen Formulierung: abschalten und Tee trinken? Das Zubereiten und Trinken eignet sich für eine wunderbare Zeremonie der Achtsamkeit.

In die Matratze sinken

Sie liegen im Bett. Spannen Sie alle Muskeln, auch im Gesicht, ganz fest für etwa 1 Minute an. Dann lassen Sie los, sinken tief in die Matratze ein, konzentrieren sich ausschließlich auf Ihre Herzzone. Schließen Sie die Augen und lassen Sie nur einen einzigen Gedanken zu: „Es ist tiefer Frieden in meinem Herzen."

Gute Nacht, Freunde

Sie begleiten uns mittlerweile mit großer Selbstverständlichkeit durch den Tag: der Computer, das Tablet oder das Smartphone. Im Beruf gehören sie dazu, aber irgendwann muss Schluss sein. Wenn Sie Einschlafprobleme haben, sagen Sie Ihren digitalen Freunden ganz bewusst Gute Nacht. Schalten Sie sie nicht erst ab, wenn Sie bereits im Bett liegen, sondern schon dann, wenn Ihr Feierabend beginnen soll. Denn auch wenn Sie „nur mal eben checken, was los ist", kreisen Ihre Gedanken vorher schon um die Arbeit/die Verabredung usw. und danach um das Gelesene.

Feste Abläufe

Unser Gehirn mag Rituale und gewöhnt sich gerne daran. Wenn Sie jeden Abend gleich einläuten, indem Sie zum Beispiel einen Spaziergang machen, sich auf die Terrasse setzen, bewusst eine bestimmte Musik hören oder einfach bei Kerzenschein relaxen, weiß Ihr Kopf: „Juhu, jetzt beginnt der Feierabend." Das ist ein bisschen so wie die Gutenachtgeschichte, die wir Kindern vorlesen, um sie aufs Insbettgehen einzustimmen.

Sanft schaukeln

Ob in der Hängematte oder im Schaukelstuhl – wir mögen leichtes Schaukeln, dabei fühlen wir uns wohl und geborgen. Auch wenn Sie nicht darin übernachten, legen oder setzen Sie sich einfach hinein. Rhythmische Bewegungen verlangsamen die Hirnwellen und wirken beruhigend auf den Stoffwechsel.

Bettlektüre

Klingt langweilig, funktioniert aber prima. Abends noch ein Buch zu lesen, wirkt im Gegensatz zum Fernsehen oder zum digitalen Lesen beruhigend. Der Grund: Das künstliche Bildschirmlicht stört den natürlichen Rhythmus und die Melatoninbildung. Der Blick auf Buchseiten aus Papier hingegen ermöglicht die Konzentration auf eine Sache, was wiederum beruhigt und schneller müde macht.

Den Kopf freimachen

Der Tag war wieder einmal pickepackevoll. Sie wissen gar nicht, wie Sie alles schaffen sollen, was auf der To-do-Liste steht? Deshalb macht sich eine große Angst im Kopf breit: Ich könnte etwas vergessen. („Oh Gott, Hilfe, bei dem Gedanken kann ich gar nicht schlafen.") Damit diese beunruhigenden Gedanken Sie in Ruhe lassen, schreiben Sie sie schnell auf. So sind sie aus dem Kopf heraus, aber nicht verloren, und Sie können befreit einschlafen.

Was ganz anderes tun

Wer körperlich arbeitet, sollte sich am Feierabend mit geistigen Dingen beschäftigen. Wer den ganzen Tag am Schreibtisch sitzt, braucht Bewegung, um abschalten zu können. Die Beschäftigungen dürfen ruhig ein bisschen langweilig sein, sagen Schlafexperten. Denn bei monotoner Stimulation hat das Gehirn keine Zeit zum Grübeln. Abendliches Bügeln oder das Ausräumen der Spülmaschine kann eine gute Vorbereitung auf die Nacht sein, wenn man sich ganz auf die Aufgabe konzentriert.

Kuschelsocken

Kalte Füße stören den Schlaf. Sie rufen Stresshormone auf den Plan, die den Kreislauf anregen, statt ihn herunterzufahren. Legen Sie sich deshalb schöne, dicke, warme Socken zu, die nur fürs Bett gedacht sind. Diese sollten atmungsaktiv und auf keinen Fall eng oder abschnürend sein.

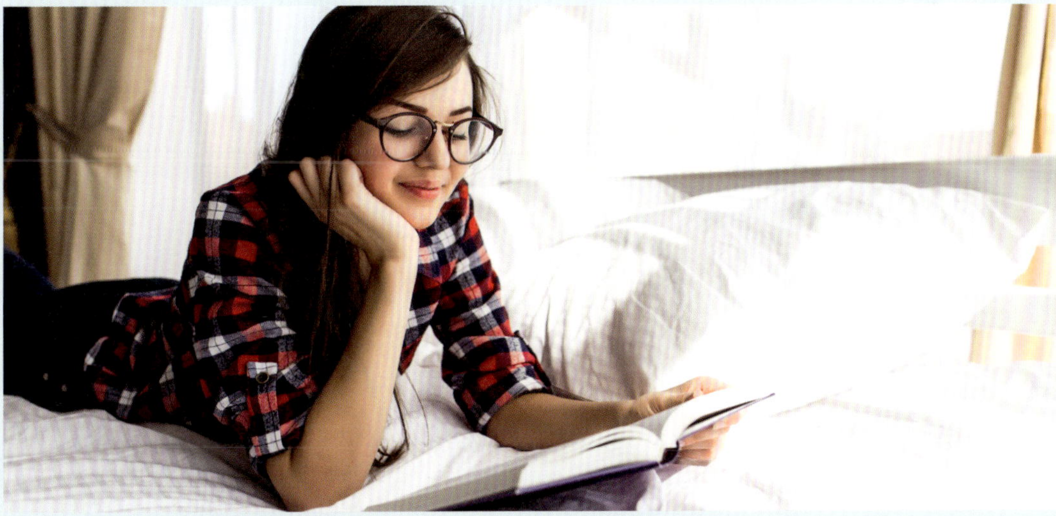

Lesen am Abend entspannt und macht müde.

KAPITEL 5

Wasser wirkt Wunder

Vor mehr als 130 Jahren entwickelte Sebastian Kneipp ein Gesundheitskonzept, das auf fünf Säulen basiert. Mit seinem ganzheitlichen Ansatz ist es bis heute höchst aktuell. Bekannt sind vor allem die Wasseranwendungen, die sogenannte Hydrotherapie. Mit Wickeln, Güssen und Bädern kann man nicht nur das Immunsystem stärken und Schmerzen lindern, sondern auch Einfluss auf das vegetative Nervensystem nehmen. Natur statt Schlafmittel, lautet die Devise.

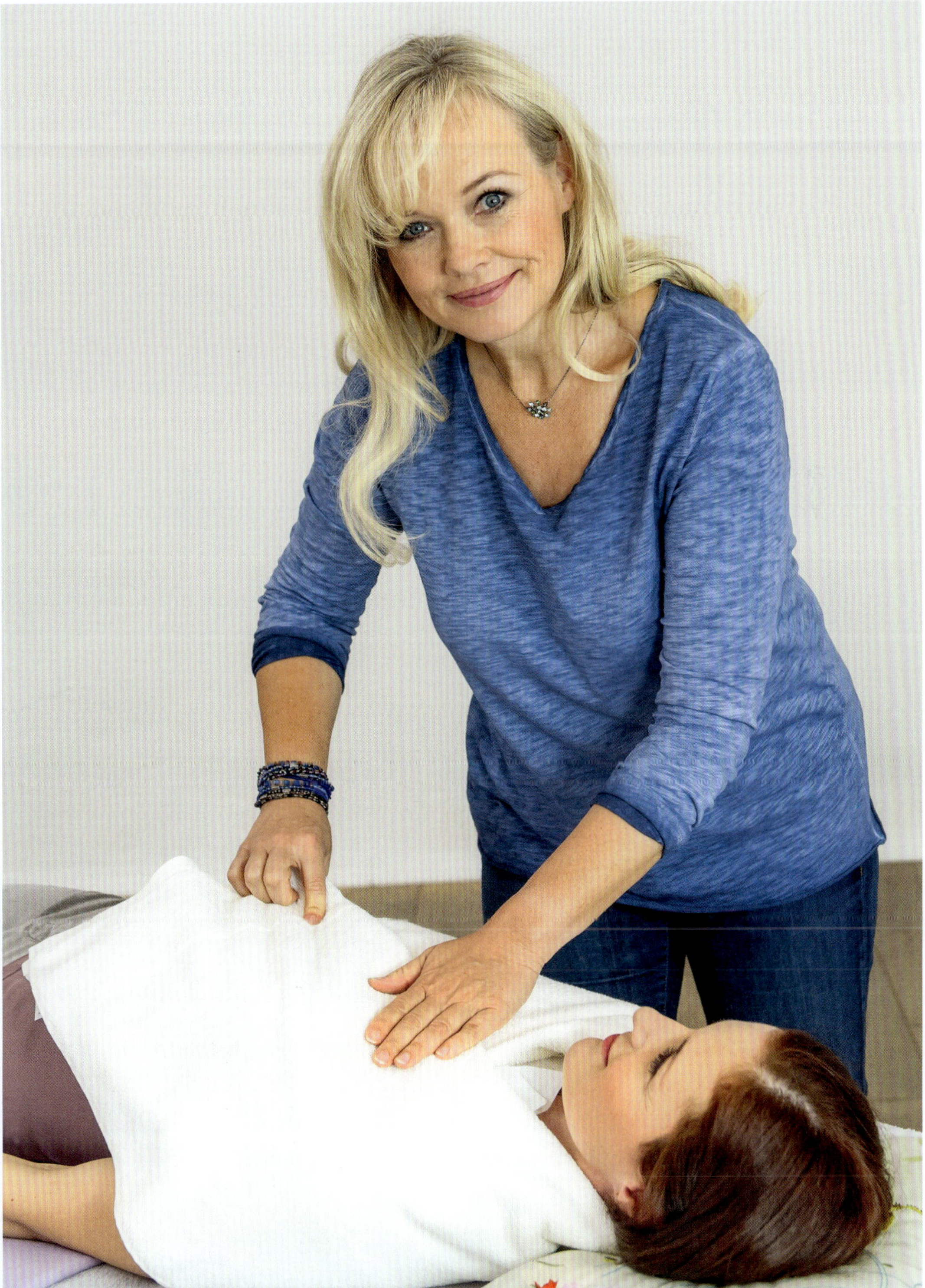

Das Kneipp-Konzept

Vor mehr als 130 Jahren schrieb der Pfarrer Sebastian Kneipp (1821 bis 1897) den Bestseller „Meine Wasserkur", der in 17 Sprachen übersetzt wurde. Ein weiteres Werk – „So sollt ihr leben" – folgte. Kneipps Gesundheitslehre fand weltweit Anhänger, seine Ansichten sind heute noch topaktuell. Mittlerweile wurde die Wirksamkeit der Kneipp-Empfehlungen wissenschaftlich bestätigt – auch bei Schlafstörungen.

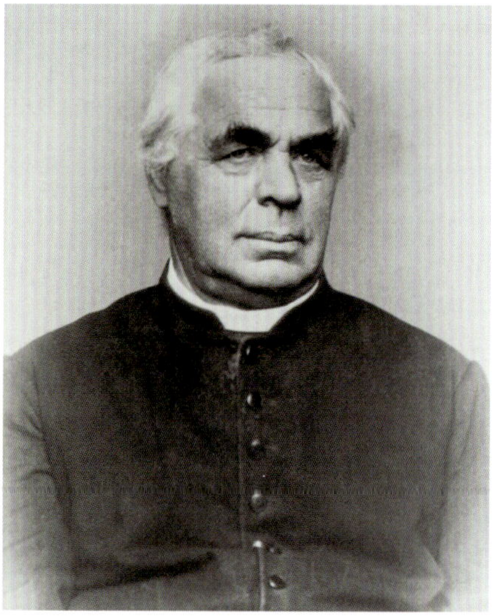

Das Gesundheitskonzept von Kneipp basiert auf fünf Säulen, die sich wechselseitig ergänzen und über unterschiedliche Wege Körper, Geist und Seele erreichen. Viele Menschen bringen Kneipp vor allem mit der Stärkung des Immunsystems in Verbindung. Doch das ist nur ein Teil. Ebenso bedeutsam sind Anwendungen für die Harmonisierung und Stabilisierung grundlegender Funktionen wie Atmung, Stoffwechsel, Verdauung, Kreislauf sowie Nerven- und Hormonsystem. Viele funktionelle Störungen (also Störungen ohne körperliche Schädigungen wie die meisten Schlafstörungen) können mit dem Kneipp-Gesundheitskonzept nachhaltig positiv beeinflusst werden.

Das 5-Säulen-Konzept

Sebastian Kneipp hat die Wirksamkeit natürlicher Mittel am eigenen Leib erfahren. Mehrmals wöchentlich tauchte er nach einem aufwärmenden Fußmarsch in die kalte Donau und heilte sich so von Tuberkulose. Diese persönliche Erfahrung brachte ihn zu der Überzeugung: „Die Natur ist die beste Apotheke." Er entwickelte daraus ein ganzheitliches Konzept.

5

Kneipp-Philosophie: „Vorbeugen ist besser als heilen." Mit Kneipps 5-Säulen-Konzept kann jeder seine Gesundheit auf Vordermann bringen.

1. Lebensordnung

„Alles zu seiner Zeit und alles im rechten Maß." Balance ist die Basis unseres Daseins. Das Leben soll mit den Rhythmen der Natur des Menschen sowie mit der Natur als Schöpfung im Einklang sein. Im sozialen Bereich bedeutet das Engagement und Nächstenliebe. Im geistigen Bereich stehen heute psychotherapeutische Verfahren, Yoga, Meditation oder Atemübungen im Mittelpunkt, früher fanden Menschen Lebenshilfe in der Religion.

2. Wassertherapie

„Wenn es für mich ein Heilmittel gibt, so wird es das Wasser sein." Seit Menschengedenken ist die Heilkraft des Wassers bekannt. Kneipps große Leistung war es, alle Wirkprinzipien des Wassers in ein therapeutisches Konzept zu gießen, indem er sowohl die thermischen, mechanischen als auch die chemischen Reize berücksichtigt hat. Richtig angewendet, lösen die Reize eine gesundheitsfördernde Reaktion aus. Wer die wohltuenden Wasseranwendungen ganz allgemein und vor allem in Bezug auf Schlafprobleme einmal am eigenen Leib gespürt hat, möchte sie nicht mehr missen.

3. Bewegung

„Untätigkeit schwächt, Übung stärkt, Überbelastung schadet." Schon vor über 100 Jahren war es Kneipp wichtig, mehr Bewegung in den Alltag zu bringen, vor allem bei Menschen, die keiner körperlichen Arbeit nachgehen. Seine Bewegungstherapie setzt auf mäßige, aber regelmäßige Ausdauerbelastungen. Flottes Gehen, Wandern, Walking, Schwimmen und Radfahren befinden sich in diesem Bereich.

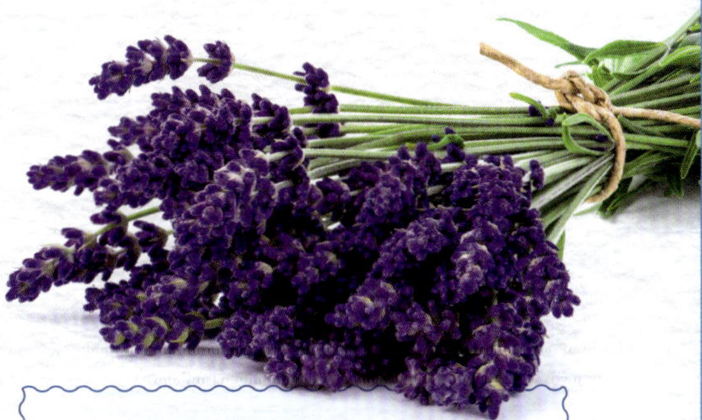

4. Ernährung

„Mehr von der Pflanze, weniger vom Tier." Kneipp propagierte eine Ernährung mit viel Gemüse, Getreide und wenig Fleisch. Heute ist sein Konzept ernährungsmedizinisch erforscht: Tierische Fette befördern Cholesterinwerte, Übergewicht und Entzündungsprozesse. Eine überwiegend pflanzliche Ernährung kann Krankheiten verhindern und bereits bestehende ganz oder teilweise rückgängig machen. Abends ist sie zudem schlaffördernd.

5. Heilkräuter

„Jedes Kräutlein hat seine eigene Wirkung." Kneipp maß Pflanzen als natürliche Quelle zur Gesunderhaltung und zum Gesundwerden große Bedeutung bei. Er empfahl Heilkräuter innerlich als Tee, Kräuterwein oder Frischpflanzensaft, äußerlich als Badezusatz und als Auflage in Form eines Heublumensacks oder Kräuterkissens. Bei Schlafstörungen wirken Tees und Bäder mit Baldrian, Lavendel und Co. wahre Wunder.

Die Wassertherapie kompakt

Unterschiedliche thermische Reize – kalt, temperiert, warm und wechselwarm – sind die Grundlagen der Hydrotherapie. Konzentrieren Sie sich jeweils ganz auf die Anwendung, setzen Sie sich nicht unter Druck und genießen Sie die vielfältigen Wirkungen. Sie werden danach in einen tiefen und erholsamen Schlaf gleiten.

Alles, was man für die Wassertherapie benötigt, hat man zu Hause: Wasser, Waschbecken, Wanne, Schüsseln, verschiedene Tücher in verschiedenen Größen. Für einen glatten Wasserstrahl kann man sich ein Gießrohr anschaffen. Aber man erhält einen gebundenen Strahl auch, indem man einfach den Duschkopf abschraubt. Ein bisschen Ausprobieren und schon bald hat man die richtige Wasserstärke für einen glatten Strahl heraus.

Waschungen: Sie erfolgen immer kalt, entweder als Ganzkörperbehandlung oder als Teilwaschung. Mit einem handtellergroßen nassen Tuch wird der Wasserfilm auf den Körper oder das Körperteil aufgetragen. Waschungen sind eine milde Anwendung und sehr gut für ältere Menschen mit Schlafstörungen geeignet.

Temperaturen für Bäder und Teilbäder

kalt	0–18 °C
temperiert	19–22 °C
kühl	23–32 °C
warm	36–38 °C
heiß	39–41 °C

Güsse: Sie erfolgen kalt, als Wechselguss oder als heißer Guss. Dabei gilt das Prinzip: so viel Wärme wie nötig, so viel Kälte wie möglich. Größere Güsse, etwa am Oberkörper, werden vor allem morgens auf dem noch bettwarmen Körper angewendet, Knie- oder Armgüsse nachmittags und abends. Bei Schlafstörungen, die von Schmerzen verursacht werden, empfiehlt sich eine Anwendung am Abend.

Bäder: Sämtliche Bäder, also Voll-, Dreiviertel-, Halb- oder Teilbäder, wirken zum einen über den Temperaturreiz, zum anderen über den Wasserdruck. Durch den Zusatz von Kräutern oder Kräuteressenzen wird die Wirkung von warmen Bädern erhöht.

Wickel: Mit einem nassen und zwei trockenen Tüchern wird ein Körperteil umwickelt. In der Kneipp-Wassertherapie werden kalte Wickel bevorzugt. Am Abend angewendet, schalten Wickel das vegetative Nervensystem in den Ruhemodus, man findet leichter in den Schlaf.

Auflagen und Kompressen: Sie sind eine Art zweidimensionaler Wickel, denn sie bedecken nur eine Fläche, etwa die Brust. Werden sie auf kleineren Flächen angewandt – auf einem Ohr oder der Hand –, heißt es nicht Wickel, sondern Kompresse. Damit sie nicht verrutschen, werden Kompressen mit einer Binde oder beispielsweise einem Stirnband fixiert.

5 Regeln für die Wassertherapie

Ganz ohne Regeln geht es nicht. Wer seinen Schlaf mithilfe von Wasseranwendungen verbessern will, sollte die wichtigsten Grundlagen unbedingt beachten. Das Wechselspiel von Wärme und Kälte steht dabei im Mittelpunkt. Wichtig zu wissen: Sie sollten nicht frieren.

1. Für kalte Anwendungen sollte der Körper warm sein. Vorher also am besten leichte Gymnastikübungen machen oder auf der Stelle traben. Nach der kalten Anwendung den Körper erneut erwärmen.

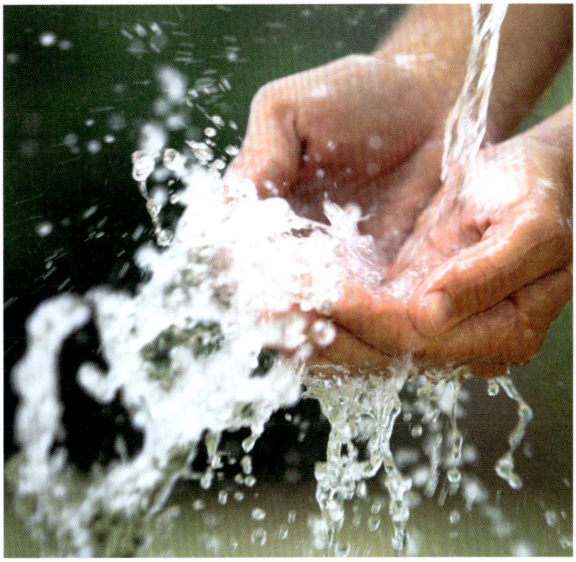

2. Nur die Körperteile entkleiden, die behandelt werden sollen.

3. Waschungen und Güsse stets herzfern beginnen, also auf der rechten Körperseite, dabei von außen nach innen und von unten nach oben vorgehen. Das gilt für einen Knieguss genauso wie für eine Ganzkörperwaschung. Konzentrieren Sie sich auf die Anwendung. Kneipp soll das so erklärt haben: „Beim Guss halt's Maul, sonst ist die Wirkung faul."

4. Nach der Anwendung das Wasser mit den Händen abstreifen. Lediglich das Gesicht, die Hände und stark behaarte Körperteile abtrocknen.

5. Eine Stunde vor und nach den Mahlzeiten keine Anwendung vornehmen. Zwischen zwei Anwendungen unbedingt eine Pause von zwei bis vier Stunden einhalten.

Die besten Wasseranwendungen für eine gute Nacht

Wasseranwendungen wirken beruhigend und ausgleichend auf das vegetative Nervensystem, dämpfen den „Antreiber" Sympathikus und senken damit auch den Blutdruck. Besonders empfehlenswert für einen guten Schlaf sind Waschungen sowie kalte Kniegüsse und warme Bäder.

Kalte Waschungen

Waschungen sind milde, aber sehr wirksame Anwendungen. Sie können als Ganzkörper- oder Teilwaschungen erfolgen. Das Vorgehen ist das gleiche wie bei Bädern oder Güssen. Nur dass hier ein dünner Wasserfilm mit einem Tuch gleichmäßig über den Körper oder einzelne Körperteile aufgetragen wird. Verwendet man temperiertes Wasser (19 bis 22 °C), ist dieses Kneipp-Verfahren auch für ältere und geschwächte Menschen sehr verträglich.

Wirkung: Regelmäßige Waschungen wirken beruhigend und nervenstärkend. Wie bei allen Wasseranwendungen wird die Hautdurchblutung gesteigert. Waschungen sind ein probates Mittel, um Herz und Kreislauf zu entlasten. In den ersten Minuten sind sie angenehm erfrischend, da der Wasserfilm auf der Haut durch die Körperwärme verdunstet. Sie eignen sich deshalb auch als Morgenritual. Abends angewendet, fördern Waschungen den Schlaf. Wasseranwendungen sind auch gut für die Straffung des Gewebes.

Anwendung: Man taucht ein Leinen- oder Baumwolltuch in kaltes Wasser (maximal 18 °C) und drückt es gut aus. Bei einer Ganzkörperwaschung beginnt man an der Armaußenseite des rechten Handgelenks und führt das Tuch zügig bis zur Schulter, dann streicht man über die Achselhöhle an der Arminnenseite zurück zum Handgelenk. Das Tuch erneut ins Wasser tauchen, ausdrücken und die Waschung am linken Arm wiederholen. Dann folgen Hals, Brust, Bauch und Rücken, dabei das Tuch zwischendurch immer wieder ins Wasser tauchen und ausdrücken. Zum Schluss sind die Beine dran: außen, vorn, innen und hinten vom Gesäß abwärts. Anschließend ruht man in warmen Handtüchern noch etwa 30 Minuten.

Dauer: Die Waschung erfolgt zügig, eine Ganzkörperwaschung dauert maximal 2 Minuten.

Wichtig: Vor einer Waschung soll der Körper warm und die Raumtemperatur angenehm sein. Nur so viel entkleiden wie nötig. Nach der Waschung nicht abtrocknen. Wenn Sie die Waschung morgens vornehmen, können Sie sich anschließend kurz im Bett aufwärmen oder Sie ziehen sich an und bringen den Körper in Schwung.

Für eine **Oberkörperwaschung** tauchen Sie ein Leinen- oder Baumwolltuch in kaltes Wasser (maximal 18 °C) und wringen es leicht aus. Beginnen Sie die Waschung an der Armaußenseite des rechten Handgelenks und führen Sie das Tuch zügig bis zur Schulter. Dann streichen Sie über die Achselhöhle an der Arminnenseite zurück zum Handgelenk. Das Tuch erneut ins Wasser tauchen, ausdrücken und die Waschung am herznahen linken Arm wiederholen. Hals, Brust, Bauch und Rücken folgen, dabei das Tuch immer wieder mal ins kalte Wasser tauchen. Trocknen Sie sich nach der Waschung nicht ab, sondern streifen Sie das Wasser nur mit den Händen ab. Wärmen Sie den Körper anschließend wieder auf. Also anziehen und unter die Bettdecke schlüpfen oder den Körper durch Bewegung in Schwung bringen.

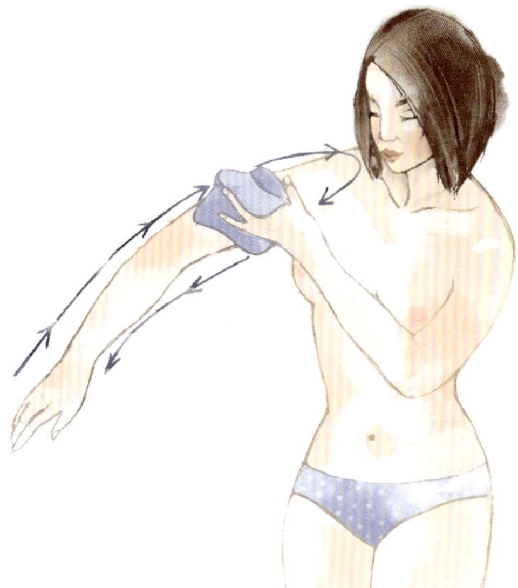

Das Wasser für die Waschung sollte kalt sein.

Bauchwaschung

Eine kalte Bauchwaschung kurz vor dem Zubettgehen fördert das Einschlafen und hilft zudem beim Abnehmen, denn sie regt die Verdauung und den Stoffwechsel an.

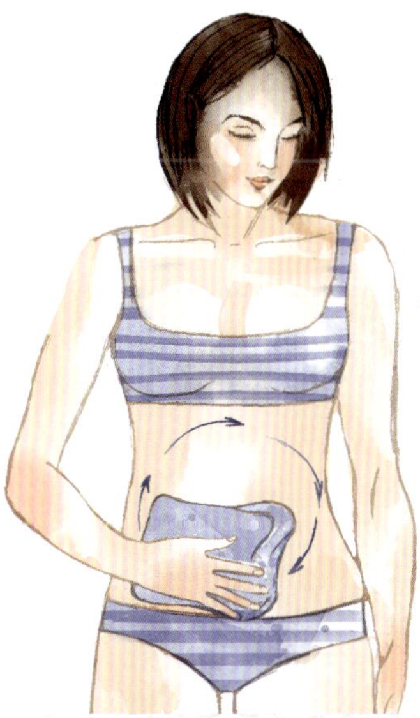

1. Geben Sie kaltes Wasser (maximal 18 °C, eventuell mit Eiswürfeln etwas runterkühlen) in eine Schüssel.

2. Falten Sie ein Baumwoll- oder Leinentuch auf etwa 20 × 20 Zentimeter. Tauchen Sie das Tuch in das kalte Wasser und drücken es leicht aus.

3. Kreisen Sie mit leichtem Druck im Uhrzeigersinn etwa 30-mal über den Bauch (so folgen Sie dem Verlauf des Dickdarms). Zwischendurch das Tuch wenden oder erneut in das kalte Wasser tauchen und auswringen.

4. Abschließend ziehen Sie wieder ein Oberteil an, legen sich ins Bett und decken sich zu.

Wechselwarmes Fußbad

Ein Fußbad mit wechselnden Temperaturen ist ein gutes Gefäßtraining. Es senkt den Blutdruck, fördert die Durchblutung in den Beinen und beruhigt das vegetative Nervensystem. **Wichtig:** nicht bei Krampfadern und peripherer Verschlusskrankheit (III und IV) anwenden.

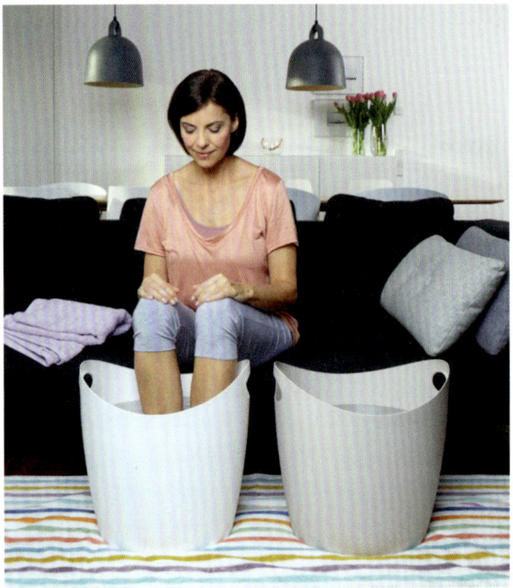

1. Füllen Sie 2 hohe Schüsseln oder Eimer knapp kniehoch mit Wasser – das eine etwa 18 °C kühl, das andere 36 bis 38 °C warm. Stellen Sie Ihre Beine 5 Minuten in das warme, dann 10 bis 20 Sekunden in das kalte Wasser.

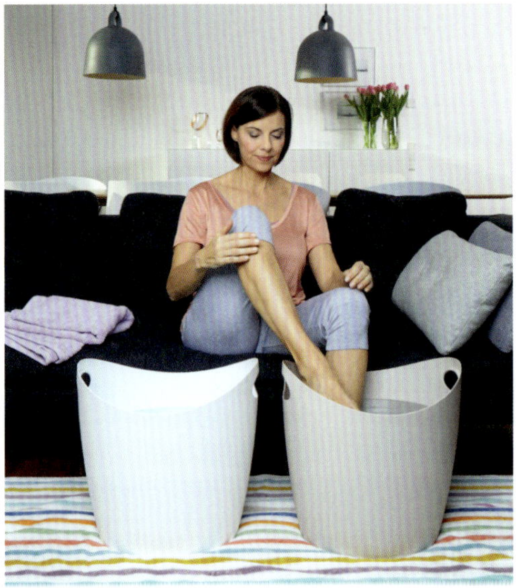

2. Wiederholen Sie die Warm-kalt-Prozedur. Zum Schluss das kalte Wasser nur abstreifen, die Fußsohlen abtrocknen. Ziehen Sie Socken an und erwärmen den Körper wieder durch Gehen oder eine kurze Bettruhe.

Kalte Bäder

Das Wasser eines kalten Bads hat eine Temperatur von maximal 18 °C. Kalte Bäder beeinflussen die Zirkulation des Bluts, den Stoffwechsel und das Nervensystem. Durch den Kältereiz erweitern sich die Gefäße, die Durchblutung wird gesteigert. Dies setzt sich in die Tiefe des Körpers fort. Es folgen mehrere rhythmische Verengungen und Erweiterungen der feinen Hautgefäße.

Kalte Teilbäder (Arm- oder Fußbad) haben eine beruhigende Wirkung auf das Herz und eine ableitende Wirkung auf den Kopf. Das kalte Armbad wird auch als „Tasse Kaffee der Naturheilkunde" bezeichnet. Es wirkt anregend auf den Geist. Ein kaltes Fußbad am Abend hingegen wirkt ableitend vom Kopf und somit schlaffördernd.

Dauer: 10 bis 30 Sekunden

Warme Bäder

Das 36 bis 38 °C warme Badewasser soll zum einen die Körpertemperatur erhöhen, zum anderen den Organismus anregen. Die gesteigerte Durchblutung von Haut, Gewebe und Muskulatur erleichtert es dem Körper, Krankheitskeime zu vernichten. Diese werden beschleunigt durch die Lymph- und Blutbahnen zu den Ausscheidungsorganen abtransportiert. Warme Bäder eignen sich auch zur Blutdrucksenkung. Außerdem beruhigen sie das Nervensystem. Vor allem in Form von Teilbädern, zum Beispiel als Fußbad, wirken sie als Schlafmittel.
Dauer: bis zu 20 Minuten

Heiße Bäder

Heiße Bäder wirken ähnlich wie warme Bäder, jedoch intensiver. Sie steigern den Stoffwechsel und die Verbrennungsvorgänge im Körper. Heißes Badewasser hat eine Temperatur von 38 bis 42 °C. Je heißer es ist, desto mehr arbeitet das Herz. Es muss sich häufiger zusammenziehen, um der Haut die zur Wärmeabgabe benötigten Blutmengen zu liefern. **Wichtig:** nicht für Personen mit Herzschwäche und fortgeschrittener Arteriosklerose geeignet.
Um das Herz-Kreislauf-System zu entlasten, wird am Ende eines heißen Bads der Körper (bei Teilbädern die Arme oder Beine) kalt abgespült. Nach einem längeren Vollbad sollte man unbedingt etwas ruhen.
Dauer: bis zu 15 Minuten

Wassertreten für zu Hause

Wassertreten ist eine der bekanntesten und einfachsten Kneipp-Anwendungen. Es stärkt die Abwehrkräfte und ist ein hervorragendes Training für das gesamte Herz-Kreislauf-System. Auch bei leichtem Bluthochdruck und funktionellen Herzbeschwerden ist es empfehlenswert. **Wichtig:** nicht bei Harnwegsinfektionen, Blasen- und Nierenkrankheiten, Unterleibsinfektionen und schweren arteriellen Durchblutungsstörungen anwenden.

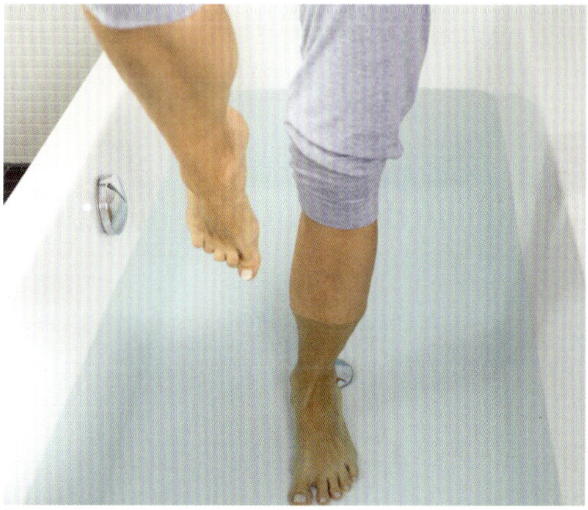

1. Lassen Sie so viel kaltes Wasser (maximal 18 °C) in die Badewanne ein, dass Ihre Knie im Stehen noch nicht bedeckt sind.
Wichtig: Beine und Füße müssen warm sein.

2. Steigen Sie in die Wanne und schreiten Sie im „Storchengang" auf der Stelle. Ziehen Sie bei jedem Schritt ein Bein vollständig aus dem Wasser, die Fußspitze zeigt dabei nach unten. Steigen Sie aus der Wanne, sobald der Kältereiz zu stark wird.

3. Abschließend das Wasser nur abstreifen, die Fußsohlen abtrocknen. Ziehen Sie Socken an und erwärmen Sie die Beine wieder durch Gehen, Fußgymnastik oder gehen Sie ins Bett.

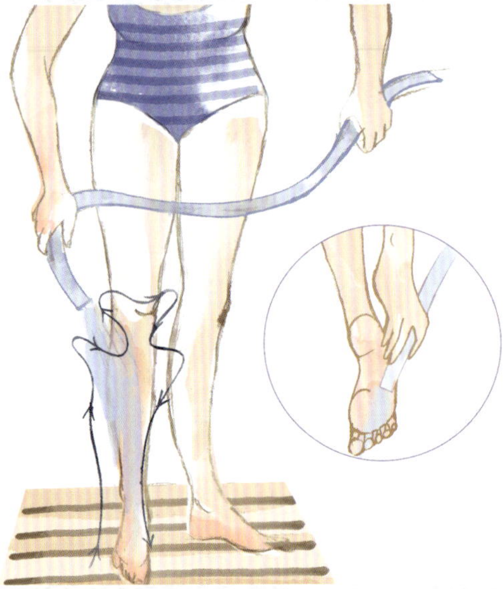

Ein **Knieguss** fördert die Durchblutung, senkt den Blutdruck und wirkt beruhigend auf das vegetative Nervensystem. Dadurch ist er eine gute Einschlafhilfe. Für einen kalten Knieguss führen Sie den kalten Wasserstrahl vom rechten kleinen Zeh an der Außenseite des Beins bis eine Handbreit übers Knie, etwa 5 bis 10 Sekunden verharren und das Wasser über die Beinmitte nach unten laufen lassen. Dann den Strahl an der Innenseite des Beins nach unten führen. Zum linken Bein wechseln und zum Schluss beide Fußsohlen – wieder rechts beginnend – umspülen. Das Wasser abstreifen und den Körper wieder aufwärmen. **Wichtig:** bei sehr niedrigem Blutdruck, Nieren-, Blasen- und Unterleibserkrankungen keine Güsse durchführen.

Wechselschenkelguss

Wer regelmäßig nach dem Duschen die Beine je etwa 20 Sekunden ganz kalt abduscht, kann Erkältungen um die Hälfte reduzieren. Außerdem wirkt man damit der Neigung zu kalten Händen und Füßen entgegen. Als „Fernwirkung" wird auch der Kopf frei. Warme Füße und ein freier Kopf sind die besten Voraussetzungen für guten Schlaf.

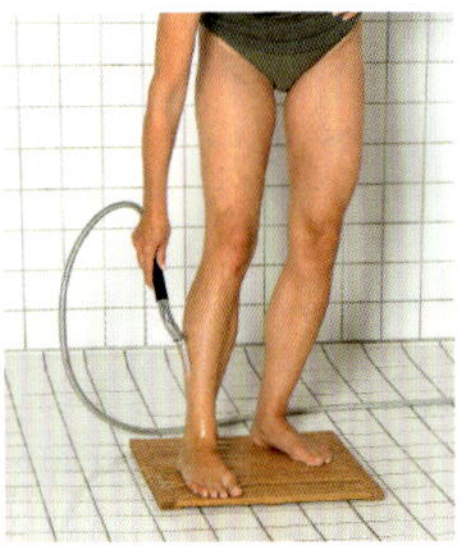

1. Setzen Sie ein Gießhandstück auf den Schlauch (oder entfernen Sie den Duschkopf). Richten Sie den 36 bis 38 °C warmen Wasserstrahl auf die Außenseite des rechten Fußrückens.

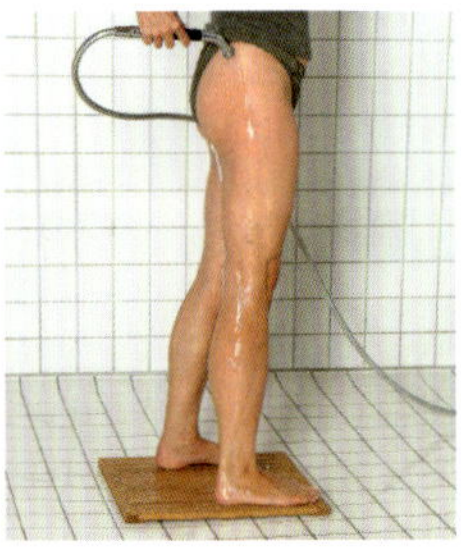

2. Führen Sie den Strahl an der Beinaußenseite langsam hoch bis zur Leiste. Dort beschreiben Sie mit dem Strahl ein paar kleine Kreise, bevor Sie ihn zur Beininnenseite führen.

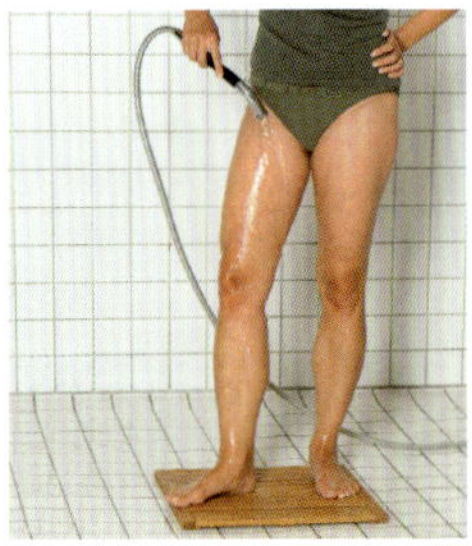

3. Führen Sie den Strahl an der Beininnenseite zum Fuß zurück. Wiederholen Sie dies am linken Bein. Nun mit (maximal 18 °C) kaltem Wasser zum rechten Bein wechseln.

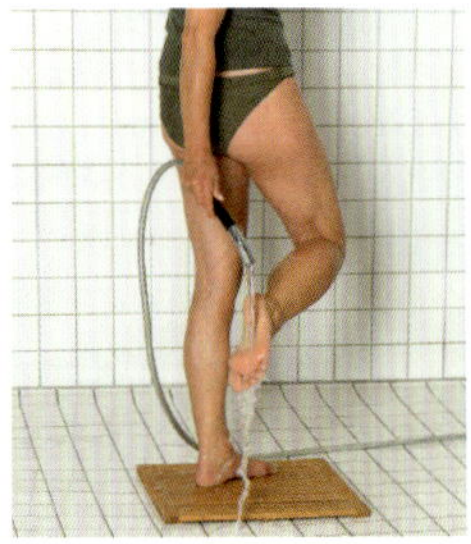

4. Nachdem Sie den Warm-kalt-Turnus 2-mal hintereinander ausgeführt haben, umspülen Sie die Fußsohlen mit kaltem Wasser. Um wieder warm zu werden, gehen Sie gleich zu Bett.

Beruhigende Wickel

Wickel sind altbewährte Hausmittel. Unter „Wickel" fasst man nicht nur echte Wickel, sondern auch Auflagen, Kompressen und Packungen zusammen. Sie können mit feuchten und/oder trockenen Tüchern ausgeführt werden.

Lavendelölwickel

Bei nervöser Unruhe und Schlafstörungen sorgen die ätherischen Öle von Lavendel für Entspannung und erholsamen Schlaf.

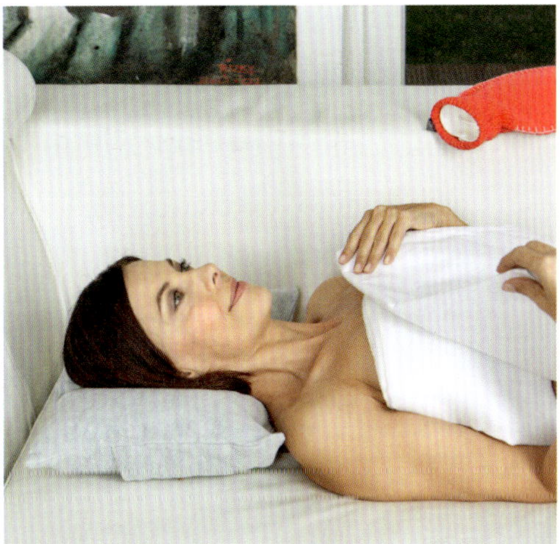

1. Sie brauchen 2 Baumwolltücher beziehungsweise 1 Baumwoll- und 1 Flanelltuch, Lavendelöl (10 Prozent) und eine Wärmflasche.

2. Verteilen Sie 2 Teelöffel Lavendelöl (Apotheke) auf dem Baumwolltuch. Legen Sie das Lavendeltuch auf die Brust. Decken Sie es mit einem trockenen Baumwoll- oder Flanelltuch ab.

3. Legen Sie die Wärmflasche auf den Wickel. Wenn er sich angenehm erwärmt hat, können Sie die Wärmflasche entfernen. Lassen Sie den Wickel so lange liegen, wie es Ihnen angenehm ist (gerne auch über Nacht).

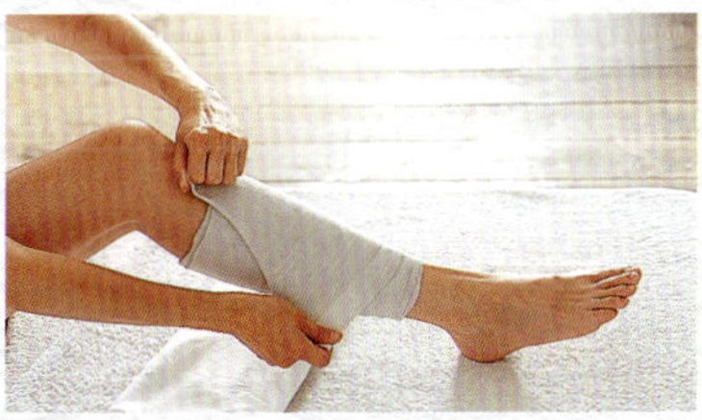

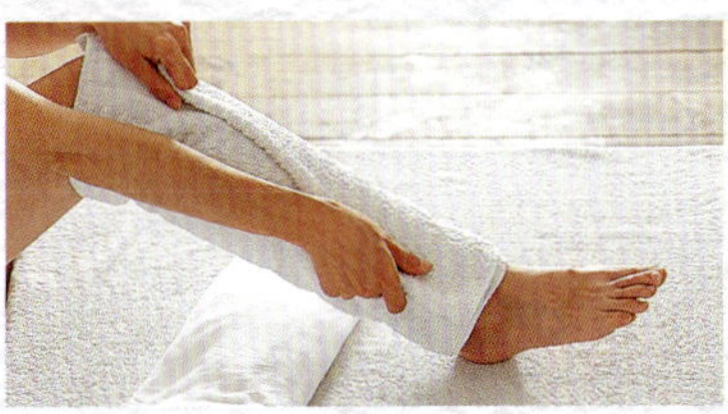

Die meisten kennen den **Wadenwickel** als Hausmittel zur Fiebersenkung. Doch der Kaltreiz entfaltet auch eine beruhigende Wirkung, ähnlich wie nasse Socken oder ein kaltes Fußbad. Für einen Wadenwickel ein dünnes Frotteehandtuch in lauwarmes Wasser tauchen, auswringen und fest um die Wade legen. Ein trockenes Handtuch als zweite Lage fest darüberwickeln und die Wade zusätzlich in ein dickes Wolltuch einpacken. Wickeln Sie so beide Beine ein und decken Sie sich gut zu. Die Wickel wechseln, wenn sie warm geworden sind. Für einen guten Schlaf reicht jedoch meist ein Durchgang.

Sachregister

Bildnachweis

Davidova, Tatiana: 173, 176; Fotolia: ASK-Fotografie: 66; emberiza: 96; Frank: 49; megakunstfoto: 96; nakedking: 152; Nobilior: 7; osoznaniejizni: 96; Scisetti Alfio: 97, 169; Taliun, Diana: 97; WavebreakMediaMicro: 37; GettyImages: Bettmann Archiv: 168; Delahaye, Catherine: 138; Lee, Kristin: 137; Henkensiefken, Helmut, Finepic: 4, 9, 51, 85, 167; Hollweck; Julia: 94, 107, 135, 150; iStock: Asia Images: 104; bukharova: 120; Dean Mitchell: 98; BraunS: 40; nesharm: 53; OcusFocus: 44; Vasileios Economou: 39; Wavebreak: 25; jump Fotoagentur: 129; Mauritius images: Alamy: 87; blickwinkel: 56; emotive images: 125; Frei, nora: 99; imageBROKER_Georg Stelzner: 52; Masterfile RM/Ty Milford mauritius: 77; Onoky: 67; UtCon Collection/Alamy: 12; Voss, Alexander: 11; Westend61/ Josefsson: 82; Nielsen, Dr. Kai-Uwe/ZS Verlag: 176, 177; Schurr, Nadine: 31, 35, 61, 111, 112; Schütz, Anke: 95, 136, 137; Shutterstock: azure1: 63; Diego Cervo: 29, 56; Elisseeva, Elena: 155; F8 studio: 165; igorstevanovic: 27; Jiri Hera: 63; Kastelic, Matej: 141; Kzenon: 142; Leonid and Anna Dedukh: 33; Oksana Bystritskaya: 48; Prixel Creative: 171; Zurijeta: 55; Zveaghintev, Andrei: 83; Stockfood: Adsbol, Mikkel: 157; Diez, Otmar: 97; The Picture Pantry: 99; Stocksy/Lumina: 17; Wikipedia/Halberstadt: 21; Wilfling, Michael: 47, 65, 69, 72, 73, 74, 75, 79, 80, 81, 89, 109, 114, 116, 117, 119, 123, 127, 132, 133, 145, 146, 148, 158, 174, 175, 177; Your Photo Today/SciencePhotoLibraryRF: 43

Dank

Für die freundliche Unterstützung und Fachberatung zu diesem Buch bedanke ich mich sehr herzlich bei:

Dr. med. Christian Kessler, Oberarzt am Immanuel Krankenhaus Berlin. Er ist Experte für traditionelle indische Medizin und Ayurveda sowie studierter Indologe. Im Rahmen einer Stiftungsprofessur für klinische Naturheilkunde forscht er am Institut für Sozialmedizin, Epidemiologie und Gesundheitsökonomie der Charité–Universitätsmedizin. Sein Motto: „Sei dir selbst eine Insel." (Siddhartha Gautama)

MR Dr. med. Rainer Wander, Facharzt für Allgemeinmedizin, Elsterberg. Er besitzt Zusatzqualifikationen in Chirotherapie, Homöopathie, Naturheilverfahren und spezieller Schmerztherapie. Außerdem war er langjähriger Präsident der Deutschen Gesellschaft für Akupunktur und Neuraltherapie (DGfAN) und ist bis heute national und international als Dozent tätig.

Dank auch an seine Frau **Dr. med. vet. Christiane Wander.** Ihr gemeinsames Motto: „Jeder kann nur mit seinem Wissen denken."

Adelheid Wünsch D.O., Physiotherapeutin und Osteopathin in eigener Praxis. Verleihung des Titels D.O. sowie des William-Garner-Sutherland-Preises des Collège d'Études Ostéopathiques COE Montreal/Kanada. Sie arbeitet unter anderem als Dozentin an der Osteopathie Akademie München (OAM). Ihr Motto: „Neugier, Austausch und Dankbarkeit sind gute Begleiter."

Gitte Baumeier, Physiotherapeutin, sektorale Heilpraktikerin und Honorardozentin an der Europäischen Akademie. Ihr Motto: „Gesund bleibt, wer einmal am Tag richtig lacht, einmal am Tag durch Bewegung ins Schwitzen kommt und viel an der frischen Luft ist. Denn Sauerstoff und Bewegung sind die besten Fitmacher für jede Zelle unseres Körpers."

Dipl.-Sporttherapeut Jürgen Reif, Leipzig. Er ist Experte für Rehasport und betriebliches Gesundheitsmanagement. Sein Motto: „Mensch, beweg dich!"

Weiterführende Literatur

Robert M. Bachmann/Karl-Ludwig Resch
Naturheilverfahren für die Praxis, Hippokrates Verlag, Stuttgart, 2003

Franz Eduard Brock
So hilft Kneipp bei Schlafstörungen, Verlag Orac im Verlag Kremayr & Scheriau, Wien, 1991

Gustav Dobos
Chronische Krankheiten natürlich behandeln, ZS Verlag, München, 2012

James A. Duke
Heilende Nahrungsmittel, Arkana Verlag (Random House), München, 2010

Michael Elies/Annette Kerckhoff/Ulrich Koch
Schlafstörungen: Selbsthilfe und Schlaftypen, KVC Verlag/Natur und Medizin e.V., Essen, 2015

Ingrid Füller
Wenn der Schlaf gestört ist, Stiftung Warentest, Berlin, 2002

Ingrid Gerhard/Natascha von Kanski
Die neue Pflanzenheilkunde für Frauen, ZS Verlag, München, 2012

Uwe Gröber
Mikronährstoffe, Wissenschaftliche Verlagsgesellschaft, Stuttgart, 2011

Maitri Hillebrecht
Akupressur – Der sanfte Weg zum Wohlbefinden, Fit fürs Leben Verlag, Weil der Stadt, 2003

Susanne Holst/Ulrike Meiser
Der große TRIAS-Ratgeber Gesunder Schlaf, Trias Verlag, Stuttgart, 2004

Roman Huber/Andreas Michalsen (Hrsg.)
Checkliste Komplementärmedizin, Haug Fachbuch, Heidelberg, 2014

Klaus Jörk/Bernd Kauffmann/Rocque Lobo (Hrsg.)
Was macht den Menschen krank? 18 kritische Analysen, Verlag Birkhäuser, Basel, 1991

Gerhard Klösch/John Dittami/Josef Zeitlhofer
Aufgedeckt – Wie Paare miteinander schlafen, Blanvalet Taschenbuch Verlag, München, 2009

Sebastian Kneipp
Pfarrer Kneipps Hausapotheke, Jopp/Oesch Verlag, Zürich, 2005

Kathrin Koll/Ulrike Keim/Angelika Wagner-Bertram
Gemmotherapie – Heilen mit Knospen, Gräfe und Unzer Verlag, München, 2015

Marcus Mau
Gesunder Schlaf, Verlag Wissen Kompakt, Frankfurt am Main, 2016

Resi Meier
Praktische Kneipp-Anwendungen, Jopp/Oesch Verlag, Zürich, 2005

Dieter Melchart/Rainer Brenke/Gustav Dobos/Markus Gaisbauer/Reinhard Saller
Naturheilverfahren: Leitfaden für die ärztliche Aus-, Fort- und Weiterbildung, Schattauer Verlag, Stuttgart, 2002

Frank Meyer/Michael Straub
Die magischen 11 der heilenden Pflanzen, Gräfe und Unzer Verlag, München, 2011

Ingeborg Münzing-Ruef
So heilt die Natur, Wilhelm Heyne Verlag, München, 1983

Pschyrembel
Naturheilkunde und alternative Heilverfahren, Walter de Gruyter, Berlin, 2006

Hans-Jürgen Reimann/Franz Eduard Brock
So hilft Kneipp bei Stress, Orac Verlag, Wien, 1991

Ludger Rensing/Michael Koch/Bernhard Rippe/Volkhard Rippe
Mensch im Stress, Springer Spektrum, Heidelberg, 2005

Franziska Rubin
Meine besten Gesundheits-Tipps fürs Älterwerden, ZS Verlag, München, 2015

Franziska Rubin
Meine besten Hausmittel, ZS Verlag, München, 2016

Gerti Samel/Barbara Krähmer
Heilende Energie der ätherischen Öle, Irisiana Verlag, München, 2013

Volker Schmiedel/Matthias Augustin
Handbuch Naturheilkunde, Haug Verlag, Heidelberg, 1997

Peter Spork
Das Schlafbuch, Rowohlt Verlag, Reinbek bei Hamburg, 2007

Christian Stock
Achtsamkeitsmeditation, Trias Verlag, Stuttgart, 2012

Brigitte Thelen
Bach-Blüten pocket, Börm Bruckmeier Verlag, Grünwald, 2003

Markus Wiesenauer/Suzann Kirschner-Brouns
Das große Homöopathie Handbuch, Gräfe und Unzer Verlag, München, 2007

Markus Wiesenauer
PhytoPraxis, Springer Verlag, Heidelberg, 2015

Jürgen Zulley/Barbara Knab
Unsere Innere Uhr, Mabuse-Verlag, Frankfurt am Main, 2014

Jürgen Zulley
So schlafen Sie gut, Verlag Zabert Sandmann, München, 2008

Adressen

Selbsthilfegruppen und Dachverbände

Selbsthilfegruppen und Verbände sind eine wichtige Stütze bei der Bewältigung von Schlafstörungen. Sie dienen dem Austausch Betroffener und vermitteln Informationen über medizinische Hintergründe, neue Erkenntnisse und Therapien sowie die Vertretung politischer und versorgungsbezogener Aspekte.

Allgemeiner Verband Chronische Schlafstörungen Deutschland e.V. (AVSD)
Der Verband informiert und berät zu chronischen Schlafstörungen und vertritt die Interessen seiner Mitglieder gegenüber der Politik, den Krankenkassen und Leistungserbringern.
Postfach 120212
42677 Solingen
Tel.: 0212/264 30 94
info@schlafapnoe-solingen.de
www.schlafapnoe-solingen.de

Bundesverband für Schlafapnoe und Schlafstörungen Deutschland e. V.
Der BSD ist die bundesweite Dachorganisation für alle Selbsthilfegruppen, die sich der Betroffenen mit Schlafapnoe und Schlafstörungen annehmen.
c/o Werner Waldmann
Panoramastraße 6
73760 Ostfildern
Tel.: 0711/478 06 96
info@bsd-selbsthilfe.de
www.bsd-selbsthilfe.de

Bundesverband Gemeinnützige Selbsthilfe Schlafapnoe Deutschland e.V. (GSD)
Vorsitzender: Karl-Heinz Klevers
Auf dem Felde 3
31675 Bückeburg
Tel.: 05722/27 02 40
info@gsdschlafapnoe.de
www.gsdschlafapnoe.de

Deutsche Gesellschaft für Schlafforschung und Schlafmedizin e.V. (DGSM)
Die Gesellschaft befasst sich mit der Erforschung des Schlafs und seiner Störungen sowie klinischen Diagnostik und Therapie von Schlaf-wach-Störungen. Informationsportal für Patienten.
DGSM-Geschäftsstelle
Hephata-Klinik
Schimmelpfengstraße 6
34613 Schwalmstadt-Treysa
Tel.: 06691/27 33
DGSM-Geschaeftsstelle@t-online.de
www.dgsm.de

RLS e.V.
Die Deutsche Restless Legs Vereinigung ist Ansprechpartner für Mitglieder, aber auch für Betroffene, Ärzte, Wissenschaftler und Interessierte. In Deutschland sind über 120 Ansprechpartner als Leiter von Selbsthilfegruppen tätig.
Schäufeleinstraße 35
80687 München
Tel.: 089/55 02 88 80
info@restless-legs.org
www.restless-legs.org

Deutsche Gesellschaft für Neurologie
Hier finden Sie aktuelle RLS-Leitlinien zu Diagnostik und Therapie:
www.dgn.org

CMD-Dachverband e.V. Craniomandibuläre Dysfunktion (CMD)
Da CMD-Betroffene unter ganz unterschiedlichen Symptomen leiden, finden viele Patienten in fachübergreifenden Netzwerken Hilfe.
Dörpfeldstraße 39
40699 Erkrath
Tel.: 02104/435 65
info@cmd-dachverband.de
www.cmd-dachverband.de

Deutsche Narkolepsie-Gesellschaft e.V. (DNG)
In diesem ältesten Selbsthilfeverband der Schlafmedizin haben sich Patienten, die an Narkolepsie und ähnlichen Erkrankungen des Schlaf-wach-Rhythmus leiden, sowie Ärzte, die auf diesem Fachgebiet forschen und behandeln, zusammengeschlossen.
Boninstraße 50
24114 Kiel
Tel.: 02921/943 78 64
buero@dng-ev.de
www.dng-ev.de/selbsthilfegruppen

Kliniken

Unter diesem Link finden Sie eine deutschlandweite Auswahl von Kliniken, die auf RLS spezialisiert sind:
www.beine-finden-ruhe.de/service/links-und-adressen

Schlaflabore

Hier finden Sie Schlaflabore mit DGSM-Zertifikat:
www.dgsm.de/schlaflabore.php

Hilfreiche Links

www.dasschlafmagazin.de
Das Schlafmagazin ist die erste unabhängige Patientenzeitschrift, die über Schlaf und Schlafstörungen informiert, insbesondere über Schnarchen, Schlafapnoe, RLS, Narkolepsie, Fatigue, Sekundenschlaf und Schlaflosigkeit.

www.schlafgestoert.de
Ein Ärzteteam informiert über das Thema Schlaf und empfiehlt nicht medikamentöse Therapien wie Entspannungstechniken, psychotherapeutische Angebote etc.

www.geton-training.de
Schlaftraining für Arbeitnehmer, Regeneration für besseren Schlaf bei beruflicher Belastung.

Die Autorin

„Wer schneller wieder gesund werden möchte, sollte Naturheilkunde und Hausmittel aus aller Welt mit der modernen Medizin kombinieren", empfiehlt Dr. med. Franziska Rubin. Sie ist vielen bekannt durch 18 Jahre „Hauptsache Gesund" im MDR-Fernsehen und ihre nunmehr acht Bücher, von denen die meisten Bestseller sind. Nach dem Medizinstudium in Köln moderierte sie zahlreiche TV-Sendungen, bevor sie mit ihrer Familie nach Australien auswanderte. Dort sucht sie nach australischen Heilpflanzen und ist nach wie vor gerne als medizinische Ratgeberin im deutschen Fernsehen zu Gast.

HINWEIS

Die Ratschläge in diesem Buch wurden mit größter Sorgfalt von Autorinnen und Verlag erarbeitet und geprüft. Eine Garantie kann jedoch nicht übernommen werden. Ebenso ist eine Haftung der Autorin bzw. des Verlags und seiner Beauftragten für Personen-, Sach- oder Vermögensschäden ausgeschlossen. Erkrankungen mit ernstem Hintergrund gehören in ärztliche Behandlung! Bei bereits bestehenden Beschwerden kann das Buch daher keinen fachärztlichen Rat ersetzen.

Kaiserstraße 14 b | D-80801 München

ISBN 978-3-89883-729-3
1. Auflage 2018

Projektleitung: Kathrin Ullerich
Texte: Dr. med. Franziska Rubin, Gudrun Strigin
Lektorat: Gertrud Köhn
Covergestaltung: ZERO Werbeagentur, München
Layoutgestaltung: Georg Feigl, Irene Schulz
Coverfoto: Helmut Henkensiefken, FinePic
weitere Abbildungen: siehe Bildnachweis S. 180
Bildredaktion: Henrike Schechter
Herstellung: Frank Jansen
Producing: Jan Russok
Druck & Bindung: optimal media GmbH, Röbel

Kurze Wege schonen die Umwelt
Dieses Buch wurde in Deutschland gedruckt

Die ZS Verlag GmbH ist ein Unternehmen der Edel AG, Hamburg.
www.zsverlag.de | www.facebook.com/zsverlag